Elisa Port

BRUST KREBS BESIEGEN

So finden Sie Ihren
Heilungsweg

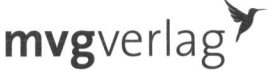

Bibliografische Information der Deutschen Nationalbibliothek

Die Deutsche Nationalbibliothek verzeichnet diese Publikation in der Deutschen Nationalbibliografie. Detaillierte bibliografische Daten sind im Internet über http://dnb.d-nb.de abrufbar.

Für Fragen und Anregungen:

info@mvg-verlag.de

1. Auflage 2018

© 2018 by mvg Verlag, ein Imprint der Münchner Verlagsgruppe GmbH
Nymphenburger Straße 86
D-80636 München
Tel.: 089 651285-0
Fax: 089 652096

Copyright der Originalausgabe: © 2015 by Elisa Port, MD

Die englische Originalausgabe erschien 2015 bei Ballantine Book unter dem Titel *The New Generation Breast Cancer Book. How to Navigate Your Diagnosis and Treatment Options and Remain Optimictic in an Age of Information Overload.*

This translation is published by an arrangement with Ballantine Books, an imprint of Random House, a division of Penguin Random House LLC.

Übersetzung: Birgit Walter
Redaktion: Matthias Michel
Umschlaggestaltung: Isabella Dorsch
Umschlagabbildung: Shutterstock/Vanatchanan
Satz: inpunkt[w]o, Haiger (www.inpunktwo.de)
Druck: GGP Media GmbH, Pößneck
Printed in Germany

ISBN Print 978-3-86882-857-3
ISBN E-Book (PDF) 978-3-96121-099-2
ISBN E-Book (EPUB, Mobi) 978-3-96121-100-5

Weitere Informationen zum Verlag finden Sie unter

www.mvg-verlag.de

Beachten Sie auch unsere weiteren Verlage unter www.m-vg.de

Inhalt

Einleitung.   11

Kapitel 1
Was jede Frau wissen sollte
Allgemeine Risiken und die Vorteile von Vorsorgeuntersuchungen.   25

Kapitel 2
Die Situation nach einem Befund
Was ist, wenn weitere Untersuchungen vorgeschlagen werden?
Was passiert bei einer Biopsie?   59

Kapitel 3
Wenn »positiv« nichts Gutes bedeutet
Die ersten Schritte nach einer Krebsdiagnose.   79

Kapitel 4
Auswahl der behandelnden Ärzte
Suchen Sie zuerst den richtigen Chirurgen   91

Kapitel 5
Diagnose Brustkrebs
Was bedeutet das? 105

Kapitel 6
Eine der schwierigsten Entscheidungen
Lumpektomie oder Mastektomie?. 123

Kapitel 7
Brustrekonstruktion
Die moderne plastische Chirurgie eröffnet hervorragende Möglichkeiten 161

Kapitel 8
Den Pathologiebericht verstehen
Welche Fachbegriffe sind relevant?..................................... 173

Kapitel 9
Chemotherapie und andere medikamentöse Behandlungen
Die Betreuung durch einen internistischen Onkologen 191

Kapitel 10
Strahlentherapie
Warum eine Bestrahlung auch nach der operativen Entfernung
des Tumors notwendig ist.. 223

Kapitel 11
Klinische Studien
Kann ein in der Testphase befindliches Medikament der
Behandlungsstandard der Zukunft sein?................................. 233

Kapitel 12
Die Phase der Rekonvaleszenz
Erholung und ärztliche Versorgung..................................... 243

Kapitel 13
Lebensstil
Besteht ein Zusammenhang zwischen Ernährung, Stress, Alkoholkonsum,
Rauchen und Brustkrebs? 259

Kapitel 14
Alternative und komplementäre Medizin
Welche Rolle kommt diesen Verfahren bei der Brustkrebsbehandlung zu?.... 271

Kapitel 15
Erbliche Vorbelastung
Welche Gene verursachen ein erhöhtes Brustkrebsrisiko?................. 283

Kapitel 16
Brustkrebs bei Männern
Eine wenig bekannte Form der Erkrankung 299

Kapitel 17
Brustkrebs und Schwangerschaft
Erkrankung und Kinderwunsch schließen sich nicht grundsätzlich aus 311

Kapitel 18
Rückkehr der Erkrankung
Verzweiflung und der Weg zur Hoffnung 325

Kapitel 19
Die 10 Prozent
Fälle, in denen die Behandlung nicht anschlägt. 337

Kapitel 20
Anlass zur Hoffnung
Der optimistische Blick in die Zukunft 345

Dank 353

Anhang 1
Aufklärung verbreiteter Irrtümer 357

Anhang 2
Von Familienangehörigen und Freunden häufig gestellte Fragen 365

Hilfreiche Internetseiten 373

Glossar 377

Über die Autoren 399

Wichtige Hinweise:

Was Sie in diesem Buch lesen, kann die diagnostische Expertise und den medizinischen Rat Ihres Arztes nicht ersetzen. Bitte wenden Sie sich an Ihren Arzt, bevor Sie eine Entscheidung treffen, die eine Auswirkung auf Ihre Gesundheit oder den weiteren Verlauf Ihrer Behandlung haben könnte. Dieses Buch soll Sie nur informieren.

Der Verlag weist ausdrücklich darauf hin, dass im Text enthaltene externe Links vom Verlag nur bis zum Zeitpunkt der Veröffentlichung eingesehen werden konnten. Auf spätere Veränderungen hat der Verlag keinen Einfluss. Eine Haftung des Verlags für externe Links ist ausgeschlossen.

Mit den Bezeichnungen Arzt, Internist, Chirurg etc. sind auch immer Ärztinnen, Internistinnen, Chirurginnen etc. gemeint.

Wenn im Folgenden von bestimmten Produkten und Medikamenten die Rede ist, bedeutet das Fehlen des Markenzeichens ® nicht, dass der Produktname nicht geschützt ist.

Einleitung

Wenn man selbst oder ein geliebter Mensch die Diagnose Brustkrebs erhält, ist »Glück gehabt!« mit Sicherheit die am wenigsten erwartete Reaktion. Brustkrebs ist weitverbreitet: Unter den Krebsleiden machen Tumore der Brustdrüsen pro Jahr ein Drittel aller festgestellten Ersterkrankungen aus. Dennoch ist der Gedanke, mit diesem Schicksal nicht allein zu sein, wenig tröstlich. Die Wahrheit jedoch lautet: Wenn Sie die Diagnose Brustkrebs erhalten haben, haben Sie allen Grund, optimistisch zu sein, denn die Überlebenschancen sind so groß wie nie zuvor. Die Rate liegt inzwischen bei etwa 90 Prozent. Das bedeutet: Wenn bei Ihnen Brustkrebs festgestellt wird, werden Sie aller Wahrscheinlichkeit nach über- und gut weiterleben. Noch beruhigender ist die Tatsache, dass die Sterberate bei Brustkrebspatientinnen innerhalb des letzten Jahrzehnts von Jahr zu Jahr deutlich abgenommen hat und sich dieser Trend eindeutig fortsetzt.

Vermutlich ist Ihnen bekannt, dass durch Früherkennungsverfahren wie die Mammographie Brustkrebserkrankungen heute meist schon im Anfangsstadium festgestellt werden, woraus sich gute Behandlungsmöglichkeiten und Heilungschancen ergeben. Dass auch Frauen, bei denen Brustkrebs im weiter fortgeschrittenen Stadium diagnostiziert wird, ein stetig wachsendes Spektrum an modernen Therapien zur Verfügung steht, haben Sie vielleicht ebenfalls schon gehört. Möglicherweise ist Ihnen aber nicht geläufig, dass bei der immer erfolgreicher werdenden Behandlung von Brustkrebs zunehmend auf chirurgische Eingriffe verzichtet wird. Die daraus resultierenden Möglichkeiten der Brustrekonstruktion sind besser als je zuvor. Allerdings fällt es vielen Frauen schwer, diese optimistisch stimmenden Botschaften aus der Flut an Informationen herauszuhören.

Im Alter von 48 Jahren führte Katherine* ein erfülltes Leben, das aus ihrer Perspektive kaum Wünsche offenließ. Sie bekleidete bei einem großen Technologieunternehmen eine anspruchsvolle Position im Bereich des Personalmanagements. Ihre Arbeit beinhaltete – wie die ihres Mannes – viele Geschäftsreisen. Ihre beiden Töchter, 13 und 15 Jahre alt, durchliefen gerade die mit der Pubertät verbundenen seelischen Höhen und Tiefen. Katherines 76-jährige Mutter, die 800 Kilometer entfernt lebte, war vor Kurzem eine neue Herzklappe eingesetzt worden, und Katherine hatte die letzten Wochen damit verbracht, sich nach einer guten Krankenpflege für ihre Mutter umzusehen.

Wie so viele von uns brachte sie all ihre Lebensaufgaben unter einen Hut, indem sie mit voller Energie zu Werke ging. Doch dann stand innerhalb von Sekunden ihr Alltag plötzlich still. Nach ihrer jährlichen Vorsorgeuntersuchung wurde ihr mitgeteilt, dass bei der Mammographie eine »Auffälligkeit« entdeckt worden sei und eine Biopsie vorgenommen werden müsste. Als die Ergebnisse der Biopsie vorlagen, musste ich Katherine die Nachricht übermitteln, die keine Frau hören will: »Sie sind an Brustkrebs erkrankt.«

Katherine reagierte auf diese Nachricht auf eine Art, die ich häufig bei Frauen beobachte und die vielleicht auch Sie gezeigt haben oder hätten: Nachdem der erste Schock überwunden war, saß sie lange an ihren Mann geschmiegt in meinem Büro, besprach mit mir ihre Behandlungsmöglichkeiten und traf einige wichtige Entscheidungen. Am Ende des Gesprächs war sie ausgelaugt, dank der gemeinsam entwickelten Strategie aber auch erleichtert. Die Besprechung hatte sie beruhigt und der Behandlungsplan machte ihr Mut. Sie konnte sich nun voll und ganz auf ihre Familie und die bevorstehende Operation konzentrieren. Sie verließ mein Büro mit Zuversicht und blickte optimistisch in die Zukunft.

---

* Die in diesem Buch angeführten Fallbeispiele basieren auf den Krankengeschichten von Patientinnen, die sich bei mir in Behandlung begeben haben. Alle medizinischen Fakten sind korrekt wiedergegeben. Die Namen der Patientinnen und Charakteristika, die deren Identität erkennbar machen könnten, wurden zum Schutz des Persönlichkeitsrechts geändert.

Im Laufe der nächsten ein bis zwei Tage gerieten Katherine Beherrschtheit und Entschlossenheit jedoch ins Wanken. Da ich diese Entwicklung immer wieder erlebe, war mit sofort klar, was passiert war: Nachdem sie meine Praxis verlassen hatte und nach Hause gefahren war, hatte sie im Internet die Informationen gelesen, die ihr die Suchmaschine zu ihrer Diagnose lieferte, und daraus eigene Schlüsse gezogen und Vorhersagen abgeleitet. Zwei Tage nach unserem Gespräch rief sie mich an und erkundigte sich vorsichtig, ob ein weiteres Treffen möglich wäre, da sie nun eine lange Liste an Fragen habe, die ihr bei der ersten Konsultation noch nicht bewusst gewesen seien. Glücklicherweise konnte ich ihr einen Termin gleich am folgenden Tag anbieten. Katherine war völlig verändert. Mitgebracht hatte sie einen zehn Zentimeter hohen Stapel an Ausdrucken. Einige Seiten waren mit Post-its markiert, einzelne Passagen hatte sie mit Textmarkern in drei verschiedenen Farben hervorgehoben. Sie sah mich mit einem warmen Blick an, doch ihre rot geränderten Augen ließen vermuten, dass sie seit unserer letzten Begegnung kaum geschlafen hatte. Katherine wirkte vollkommen verunsichert und äußerst niedergeschlagen.

Sie begann, mir ihre Fragen zu stellen. Sie hatte von einem neuen Medikament gelesen, das vor der Operation verabreicht werden kann, um die Größe des Tumors zu reduzieren, und sie wollte wissen, was ich davon hielt (das Arzneimittel war bei ihrer Form der Erkrankung nicht wirksam). In einem angesehenen Forum gaben alle Frauen an, dass eine Mastektomie Katherine bessere Überlebenschancen böte als eine Lumpektomie (diese Aussage war definitiv falsch – statistisch gesehen waren in Katherines Fall die Erfolgsaussichten bei beiden Verfahren gleich). Katherine hatte ihrer Lektüre außerdem die Empfehlung entnommen, sich auch die nicht befallene Brust entfernen zu lassen, um die Wahrscheinlichkeit eines erneuten Auftretens der Erkrankung weitestgehend zu minimieren (auch dieser Ratschlag traf bei Katherines Form der Erkrankung nicht zu).

Katherines Fragen kamen für mich nicht unerwartet, da in jüngster Zeit nicht nur die Wahrscheinlichkeit gestiegen ist, dass Frauen trotz einer Brustkrebserkrankung ein langes, erfülltes Leben führen können, sondern auch die Anzahl an verfügbaren Informationsquellen zugenommen hat. Nachdem sie die Diagnose erhalten haben, bekommen Frauen aus ihrem Freundeskreis in helfender Absicht E-Mails zugeschickt, die Links zu bestimmten Websites enthalten. Auch Familienmitglieder empfehlen Bücher und Artikel zum Thema oder bestehen darauf, ein Treffen mit einer Freundin zu arrangieren, die einen hervorragenden Arzt kennt oder eine außergewöhnliche Genesungsgeschichte zu erzählen hat. Die Tatsache, an einer häufig auftretenden Erkrankung zu leiden, bringt also den Vorteil mit sich, dass viel über die Krankheit bekannt ist, hat aber auch den Nachteil, dass jeder etwas über Brustkrebs weiß, zu wissen glaubt oder jemanden kennt, mit dem man unbedingt sprechen sollte.

Wenn vor 30 Jahren eine Frau aus der Generation unserer Mütter und Großmütter die Diagnose Brustkrebs erhielt, nahm sie das Wort »Krebs« nicht in den Mund oder flüsterte es bestenfalls. Zu jener Zeit war es noch nicht einmal gestattet, in Werbeanzeigen in Hochglanzmagazinen das Wort »Brust« zu verwenden. Als ich mich vor 20 Jahren mit der Behandlung von Brustkrebs zu beschäftigen begann, standen der Öffentlichkeit nur wenige Informationsquellen zur Verfügung. Das Internet lieferte kaum Hinweise und es gab nur wenige Bücher zu diesem Thema. Auch die Behandlungsmöglichkeiten waren wesentlich eingeschränkter.

Heutzutage ist das anders: Frauen, die die Diagnose Brustkrebs erhalten, stehen zahlreiche fundierte Informationsquellen zur Verfügung, darunter auch dieses Buch. Das Internet hat die Situation jedoch nicht nur zum Positiven verändert. Wenn man in eine Suchmaschine das Wort »Brustkrebs« eingibt, bekommt man buchstäblich Millionen von Seiten angezeigt. Im World Wide Web wird über dieses Thema auch nicht mehr nur im Flüsterton gesprochen. In Blogs und auf Twitter schildern Frauen offen ihren Behandlungsverlauf und posten während der Chemotherapie aufgenommene Selfies, die alle Nutzer einsehen können. Ich zolle diesen Frauen größten Respekt dafür, dass sie mithilfe dieses modernen Mediums einen Weg gefunden haben, mit ihrer Erkrankung umzugehen und anderen Betroffenen zu helfen, indem sie sie an ihrem Erleben teilhaben lassen.

Heutzutage ist also nicht mehr der fehlende Zugang zu Informationen, sondern die Fülle an Informationen – genauer gesagt die Menge an ungefilterten Informationen – problematisch. Manche Quellen, die man online findet, sind glaubwürdig, andere nicht. Einige Erkenntnisse sind für die jeweilige Erkrankung relevant, die meisten jedoch nicht. Tatsächlich ist die Menge an Informationen, die man benötigt, um für sich selbst auf die konkrete Diagnose bezogen die richtige Entscheidung zu treffen, im Vergleich zur Vielzahl der allgemein kursierenden Hinweise relativ gering. Der Zugriff auf Informationen sollte Klarheit schaffen und Handlungsmöglichkeiten eröffnen, doch wenn eine Anleitung zur Gewichtung der Fakten fehlt, entsteht der gegenteilige Effekt.

Katherine und ich nahmen uns die Zeit, all ihre Fragen zu klären, und sprachen ihren Behandlungsplan noch einmal durch. Ich würdigte den Fleiß und die Sorgfalt, mit der sich Katherine mit der allgemeinen Problematik beschäftigt hatte, lenkte ihr Augenmerk aber zurück auf den zentralen Aspekt: ihr konkretes Krankheitsbild. Unser Gespräch machte Katherine deutlich, dass ihre persönliche Recherche zwar ein bedeutender Bestandteil des Umgangs mit ihrer Erkrankung war, die von ihr gesammelten Hinweise jedoch einen Nachteil aufwiesen: Ohne fachliche Anleitung ist es schwierig, die Relevanz der einzelnen Informationen für die eigene Erkrankung einschätzen zu können. Diese Bewertung mussten wir gemeinsam vornehmen. Wir setzten unser Gespräch so lange fort, bis Katherine ihre Zuversicht und ihr Vertrauen in den ursprünglich vereinbarten Therapieplan wiedergewonnen hatte. Ich versicherte ihr noch einmal, dass die zur Verfügung stehenden Behandlungsmöglichkeiten in ihrem Fall mit großer Wahrscheinlichkeit äußerst erfolgreich sein würden. An diesem Tag verließ Katherine mein Büro erneut mit der Gewissheit, dass in ihrem Fall hervorragende Aussichten auf Heilung bestanden und sie auf dem besten Weg in ein gesundes Leben war. Tatsächlich trifft diese Perspektive inzwischen auf die Mehrheit der an Brustkrebs erkrankten Frauen zu.

Die Erfahrungen von Katherine und von buchstäblich Tausenden anderen Frauen, die ich in den vergangenen Jahren behandelt habe, haben mich dazu veranlasst, dieses Buch zu schreiben. Der mentale Drahtseilakt, den

Frauen vollführen müssen, um einerseits den Vorteil von rund um die Uhr zur Verfügung stehenden Informationen zu nutzen und sich andererseits von der überbordenden Fülle an Hinweisen abzugrenzen, kann an die Grenzen der persönlichen Belastbarkeit führen. Frauen, die heutzutage die Diagnose Brustkrebs erhalten, bewegen sich zweifelsohne in einer ganz anderen Welt, als es in den vergangenen Jahrzehnten der Fall war. Meiner Erfahrung nach ist die Mehrheit der Frauen für ein wenig Orientierungshilfe dankbar. Anders als Katherine erhalten viele Betroffene erst nach einiger Zeit einen Beratungstermin. Oft vergehen mehrere Tage oder sogar Wochen, bis eine Frau, die mit dem Befund Brustkrebs konfrontiert wurde, auf den Arzt trifft, der sie und ihre Angehörigen mit den für ihren Fall relevanten Informationen versorgt. Viele Patientinnen haben mir berichtet, dass sie die Zeit zwischen dem Erhalt der Diagnose und dem ersten Gespräch mit dem Arzt zur Ausgestaltung des Therapieplans als besonders belastend empfanden. Verunsichert durch die vielen offenen Fragen durchforsten die Frauen und ihre Familienmitglieder dann oft nächtelang (nach der Diagnose ist ohnehin an Schlaf nicht zu denken) das Internet und suchen verzweifelt nach verständlichen Informationen.

Dieses Buch möchte in dieser Situation Hilfestellung geben. Ob Sie beunruhigt sind, weil sie einen Knoten ertastet haben, ob bei Ihnen bereits Brustkrebs diagnostiziert wurde oder ob Sie sich Sorgen um eine Freundin machen – es ist möglich, den vor Ihnen liegenden Weg in der Gewissheit zu gehen, dass Sie allen Grund haben, optimistisch zu sein. Wie in meinen Patientengesprächen verfolge ich mit diesem Buch das Ziel, in allen Phasen der Krebsbehandlung mit Fachwissen zu beraten. Dieses Buch gibt Ihnen die Möglichkeit, sich auf jedem Abschnitt der Wegstrecke zu vergewissern, die richtige Richtung eingeschlagen zu haben, sodass Sie am Ende gesund und mit einer positiven Prognose hervorgehen, statt in der belastenden Flut an Eindrücken unterzugehen. Ich werde Sie dabei unterstützen, Prioritäten zu setzen und Ihre gedankliche Auseinandersetzung mit dem Thema Krebs auf jene Aspekte zu beschränken, die in Ihrem Fall von Bedeutung sind. Außerdem möchte Ich Ihnen dabei helfen, ein Gespür dafür zu entwickeln, welche Fragen Sie im Verlauf einer Brustkrebsbehandlung immer wieder stellen sollten.

Damit Sie sich eine Strategie zurechtlegen können, möchte ich Ihnen vorab einige wichtige Ratschläge an die Hand geben. Ich werde die hier angeführten Themen und Vorschläge in den einzelnen Kapiteln dieses Buches ausführlicher erläutern, doch scheint es mir wichtig, Ihnen gleich zu Beginn Ihres Entscheidungsprozesses und Faktensammelns einige zentrale Orientierungshilfen zu geben.

Wählen Sie die richtigen Ärzte aus

Die Behandlung von Brustkrebs ist multidisziplinär. Das bedeutet, dass im Verlauf der Behandlung mehrere Ärzte aus unterschiedlichen medizinischen Fachbereichen (Chirurgie, Innere Medizin, Strahlentherapie, Plastische Chirurgie) tätig werden. In Deutschland sind allerdings nicht die Chirurgen, sondern die Fachärzte für Gynäkologie und Geburtshilfe die richtigen Ansprechpartner, an die Sie sich zuerst wenden sollten.

Die Anzahl der Ärzte und der Fachrichtungen, denen sie angehören, variiert jedoch von Fall zu Fall: Nicht alle Frauen müssen alle der möglicherweise beteiligten Fachärzte konsultieren. Die Tatsache, dass die Brustkrebsbehandlung mehrere Disziplinen vereint, trägt dazu bei, dass vielen Betroffenen der Verlauf unübersichtlich und verwirrend erscheint. Mit der richtigen Anleitung ist der Weg jedoch leicht gangbar. Zunächst einmal ist es wichtig zu wissen, dass die Behandlung von Brustkrebs in der Regel sequenziell erfolgt. Wenn in Ihrem Fall zum Beispiel ein chirurgischer Eingriff, eine Chemotherapie und eine Bestrahlung erforderlich sind, finden diese Behandlungsschritte nicht gleichzeitig, sondern nacheinander statt, und in den einzelnen Phasen ist jeweils ein anderer Facharzt für Sie zuständig. Doch welche Maßnahme wird zuerst angewendet? Und wie nehmen Sie am besten mit den einzelnen Ärzten Kontakt auf? Ab Kapitel 4 wird Ihnen die wahrscheinliche Reihenfolge der einzelnen Behandlungsschritte vorgestellt. Die Information, zu welchem Zeitpunkt welcher Facharzt – Chirurg, Plastischer Chirurg, Onkologe, Radiologe et cetera – von Ihnen benötigt wird, ist für Sie aller Wahrscheinlichkeit schon kurz nach der Diagnose relevant, denn sicher möchten Sie sich ein Ärzteteam zusammenstellen, dem Sie vertrauen. Ich werde Ihnen erklären, wie das funktioniert.

2. Setzen Sie alles daran, von auf Brustkrebs spezialisierten Ärzten behandelt zu werden

Patientinnen, die von Ärzten betreut werden, die häufig Brustkrebsbehandlungen vornehmen – zum Beispiel in Kliniken mit hohen Fallzahlen – haben bessere Erfolgsaussichten. Eine in den USA durchgeführte Studie, die den Zusammenhang zwischen Fallzahlen und Ergebnisqualität untersuchte, ergab, dass nur 7 Prozent der Chirurgen eine »große Anzahl« an mammachirurgischen Eingriffen (also mehr als 50 Operationen pro Jahr) vornahmen und nur 25 Prozent der Patientinnen von Operateuren behandelt wurden, die dieses Kriterium erfüllten. Die restlichen 75 Prozent wurden von Chirurgen versorgt, die mit mittlerer bis geringer Häufigkeit Brustkrebsbehandlungen durchführten. Einige dieser Ärzte nahmen sogar nur ein- bis zweimal pro Monat Brustoperationen vor!

Die Studienergebnisse sind insofern relevant, als den Patientinnen, die in der Obhut von Chirurgen waren, die Brustkrebserkrankungen in hoher Fallzahl betreuen, wesentlich häufiger die modernsten Operationstechniken angeraten wurde. Ihnen wurde also die bessere Behandlung zuteil.[**] Das zugrunde liegende Prinzip leuchtet ein: Je häufiger und regelmäßiger man eine Tätigkeit ausübt – sei es beim Haareschneiden, bei Geschäftsverhandlungen oder im Bereich der Chirurgie –, umso erfahrener ist man darin und umso größer sind die Aussichten auf Erfolg. Bei Brustkrebsbehandlungen spielt diese Relation eine besonders große Rolle: Angesichts der rasanten Fortschritte und der Vielzahl der zur Verfügung stehenden Therapiemöglichkeiten ist es von zentraler Bedeutung, über breites Wissen zu verfügen und stets auf dem Laufenden zu bleiben (auf meinem Nachttisch liegt stets ein Stapel aktueller Fachzeitschriften und Publikationen).

Umgehen Sie also, wenn irgend möglich, Ärzte, die sich lediglich »zwischendurch auch mal« an Brustkrebsbehandlungen versuchen. Ärzte, die die Behandlung von Brustkrebs nur als Teilbereich ihres Leistungs-

---

[**]   A. M. McDermott, D. M. Wall, P. S. Waters et al. (2013): Surgeon and breast unit volume-outcome relationships in breast cancer surgery and treatment. In: Annals of Surgery.

spektrums ausüben und pro Monat oder Jahr nur wenige Patientinnen behandeln, verfügen unter Umständen nicht über den aktuellen Kenntnisstand, um Ihnen die besten Maßnahmen zu empfehlen. Die meisten Ärzte erreichen einen Umgang mit hohen Fallzahlen, indem sie sich spezialisieren.

In den USA kann eine Spezialisierung erfolgen, indem ein Mediziner nach dem Abschluss seines Studiums eine Weiterbildung in einem bestimmten Fachbereich absolviert oder indem er sich in seiner Praxis auf eine spezifische Form der Erkrankung oder ein Organsystem konzentriert. In Deutschland erfolgt die Spezialisierung nach der Approbation durch die Facharztweiterbildung. Zudem sind in Deutschland die Fachärzte für Gynäkologie und Geburtshilfe für die Mammacarcinompatientinnen zuständig. Innerhalb des Fachgebiets gibt es weiterer Spezialisierungen beispielsweise zum Gynäkoonkologen oder zertifizieten Brustoperateur.

Brustkrebspatientinnen erhalten also die beste Form der Behandlung von Ärzten, die sich ausschließlich mit dieser Erkrankung beschäftigen – in all ihren Facetten und mit sämtlichen Möglichkeiten der Bekämpfung. Bei der Zusammenstellung Ihres Teams an behandelnden Ärzten empfiehlt es sich also, wenn irgend möglich, auf Spezialisten zurückzugreifen: auf Mediziner, die sich innerhalb ihres Fachgebiets überwiegend oder ausschließlich mit der Behandlung von Brustkrebs beschäftigen. Spezialisten ausfindig zu machen, die in ihrem Fachbereich eine hohe Anzahl an Fällen betreuen, trägt dazu bei, sich der bestmöglichen Behandlung zu versichern.

3. Wählen Sie während des gesamten Behandlungsverlaufs Ärzte aus, die Ihnen Entscheidungsfindungen erleichtern

Nach einer Brustkrebsdiagnose müssen Sie viele Entscheidungen treffen: Lumpektomie oder Mastektomie? Chemotherapie oder keine Chemotherapie? Welche weiteren Behandlungsformen sind angeraten? In Entscheidungen, die bei einer Brustkrebserkrankung zu treffen sind, fließen in besonders hohem Maße neben fachlichen auch persönliche Kriterien ein. Oft sage ich zu meinen Patientinnen: »Ich bin Expertin in der Behandlung von

Brustkrebs, doch in allem, was Sie persönlich anbelangt, sind Sie die Expertin.« Da Brustkrebs eine Körperregion betrifft, die für jedermann wahrnehmbar und für das Selbstverständnis einer Frau oft von zentraler Bedeutung ist, steht bei der Behandlung viel auf dem Spiel. Die benötigten Informationen vom richtigen Spezialisten zu erhalten, beruhigt und stimmt optimistisch. Diese Gefühlslage bietet Ihnen die beste Basis, die richtigen Entscheidungen für den Behandlungsverlauf und für Ihre Zukunft zu treffen.

4. Denken Sie daran, dass eine Krebstherapie keine Notfallbehandlung ist

Es fällt schwer, sich von der Vorstellung zu lösen, dass ein bösartiger Tumor, minütlich, stündlich oder täglich wächst. Die meisten Frauen und deren Angehörige gehen nach einer Krebsdiagnose davon aus, dass Eile geboten ist. Es ist mehr als hilfreich zu wissen, dass das Wachstum von Krebsgeschwülsten anderen Gesetzen folgt: Auch ein Tumor, der urplötzlich aus dem Nichts aufgetaucht zu sein scheint, ist über Monate hinweg gewachsen. Mit einigen seltenen Ausnahmen ist eine Krebserkrankung also kein medizinischer Notfall. Es spricht nichts dagegen, nach der Diagnose erst einmal tief durchzuatmen und in Ruhe einen Behandlungsplan zu entwickeln. Wenden Sie sich nicht in Panik an den Arzt, der Ihnen als Erster einen Termin anbieten kann. Sie gehen kein Risiko ein, wenn Sie einige Tage oder Wochen warten, bis Sie mit den richtigen Ärzten in den richtigen Therapiezentren sprechen können.

5. Seien Sie sich stets bewusst, dass es keine Einheitslösungen gibt und kein Fall dem anderen gleicht

Die in Ihrem Fall richtigen Entscheidungen können Sie nur treffen, indem Sie die relevanten Fakten sammeln, diese mit einem Arzt besprechen, dem Sie vertrauen, und dann vor allem auf Ihre innere Stimme hören. Jede Brustkrebserkrankung ist individuell zu betrachten. Selbst bei zwei Frauen, die scheinbar die gleiche Diagnose erhalten haben, können sich die Fälle in Nuancen unterscheiden, die große Unterschiede in den Behandlungsmöglichkeiten oder -empfehlungen nach sich ziehen. Aufgrund dieser Tatsache sind die Rückschlüsse, die man aus einer Recherche im Internet, der Lektüre eines Fachartikels oder den Ratschlägen einer Freundin, die anscheinend »dasselbe Problem« hat, auf die eigene Situation ziehen kann, begrenzt. Bei Brustkrebserkrankungen kann man meiner Ansicht nach mit Sicherheit davon ausgehen, dass es keine Einheitslösungen gibt – tatsächlich variieren die Maßnahmen beträchtlich. Eine meiner Patientinnen, Jane, formulierte ihr Erleben nach der Brustkrebsdiagnose so: »Wenn mir noch einmal irgendjemand erklärt, was er tun würde, wenn er an meiner Stelle wäre, dann drehe ich durch! Niemand kann sich sicher sein, wie er sich verhalten würde, wenn er in meiner Situation steckte. Und selbst wenn er sich in derselben Situation befände, würde er anders empfinden als ich!« Dieses Buch wird Ihnen aufzeigen, wie Sie an die für Ihren konkreten Fall relevanten Informationen gelangen und damit die Möglichkeit erhalten, die richtige Behandlung einzuleiten.

6. Konzentrieren Sie sich auf das Wesentliche und blenden Sie alle anderen Informationen aus

Diese Aufgabe erscheint angesichts der Vielzahl an verfügbaren Quellen nicht leicht. Die Erwartung, dass sich Krebspatienten gegen die Flut an auf sie einstürmenden Informationen und Ratschlägen gänzlich abschirmen können, ist unrealistisch. Dieses Buch eröffnet Ihnen jedoch einen Weg, trotz des Ansturms optimistisch zu bleiben und eine positive Grundhaltung zu bewahren. Zunächst einmal gilt es, einige Informationen an sich abprallen zu lassen, Fakten von Fiktion zu unterscheiden und sich mit den vielen Mythen vertraut zu machen, die sich um Krebserkrankungen ranken, um diese anschließend ausräumen zu können. Nach dieser Analyse bleibt eine begrenzte Anzahl an Fragen übrig, die zu klären für Sie persönlich relevant ist. Zusätzlich zu Ihrer eigenen Recherche stehen Ihnen gemäß der in diesem Buch erteilten Empfehlungen zuverlässige, vertrauenswürdige Spezialisten zur Seite, an die Sie sich mit Ihren Sorgen wenden können.

Es ist wichtig, sich die genannten Strategien in jeder Behandlungsphase zu vergegenwärtigen. Innerhalb dieses Buches werden sie immer wieder im jeweiligen Kontext aufgegriffen. Die ersten Kapitel beschäftigen sich mit Vorsorgeuntersuchungen, Diagnostik und Vorbeugung. Die anschließende Erläuterung der einzelnen Schritte, die Sie nach einer Brustkrebsdiagnose aller Wahrscheinlichkeit nach erwarten, beinhaltet eine Beschreibung der verschiedenen Tumorarten und der daraus resultierenden Konsequenzen für die Behandlung. Danach stelle ich Ihnen die verschiedenen Operationsmethoden, medikamentösen Behandlungen und Strahlentherapien vor, zu denen man Ihnen unter Umständen raten wird. Heutzutage besteht unter den Patientinnen auch ein großes Interesse an den Möglichkeiten der Teilhabe an Forschungsergebnissen, an den Auswirkungen des individuellen Lebensstils auf die Diagnose und Behandlung von Krebserkrankungen sowie an der Rolle, die ergänzende oder alternative Heilmethoden und Spiritualität während oder nach einer Therapie spielen. Einzelne Kapitel dieses Buches widmen sich diesen wichtigen Themen.

Weitere Kapitel beschäftigen sich mit den Auswirkungen einer Brustkrebsdiagnose auf die Familienmitglieder und deren Risiko, ebenfalls an Krebs zu erkranken, sowie mit den selten auftretenden Fällen von Brustkrebs bei Männern. Viele Frauen denken bereits unmittelbar nach der Diagnose und in den frühen Phasen der Behandlung über das Ende der Therapie hinaus. Dieses Buch wird Antworten darauf geben, welche Nachsorgeuntersuchungen stattfinden und was passiert, wenn die Erkrankung erneut auftritt. Im Anhang finden Sie ein Glossar, das die in den einzelnen Kapiteln auftauchenden Fachbegriffe erklärt, sowie einen Katalog mit häufig von Angehörigen und Freunden gestellten Fragen.

Innerhalb der einzelnen Kapitel werden unter den Überschriften WISSENSWERTES und WEITERFÜHRENDE INFORMATIONEN spezifische Aspekte genannt, die Ihnen entscheidende Impulse für Ihre Behandlung geben. Am Ende eines jeden Kapitels führt Ihnen eine Zusammenfassung noch einmal die wichtigsten Aussagen vor Augen.

Ich komme täglich mit Frauen in Kontakt, bei denen medizinische Untersuchungen erstmals die Diagnose Brustkrebs ergeben haben, und versuche, so viel wie möglich über sie zu erfahren, um sie in bestmöglicher Weise durch eine Zeit zu führen, die fraglos zu den anstrengendsten ihres Lebens gehört. Ich spiele für kurze Zeit für Menschen, denen ich eben erst begegnet bin und die ich kaum kenne, eine zentrale Rolle, indem ich sie dabei unterstütze, lebensverändernde Entscheidungen zu treffen. Bei Brustkrebs gibt es, wie gesagt, keine Einheitslösung und auch keine Überlebensgarantie. Immer noch sterben Frauen – zu viele Frauen – an dieser potenziell tödlich verlaufenden Krankheit. Viel zu oft gibt es kein Happy End, doch die Heilungschancen sind heutzutage besser denn je. In der überwiegenden Zahl der Fälle kann ich meinen Patientinnen die Botschaft überbringen, dass es bei Anwendung des richtigen Behandlungsansatzes berechtigt ist, optimistisch zu sein. Die heutige Medizin hat bei Ersterkrankungen sehr viel zu bieten. Dank der Forschung und moderner Technologien steht eine stetig wachsende Zahl an immer besseren Behandlungsmethoden zur Verfügung. Die Überlebensraten steigen, während gleichzeitig immer weniger auf operative Eingriffe gesetzt wird. Die stärkere Berücksichtigung von kosmetischen Aspekten führt zu exzellenten Ergebnissen. Zahlreiche hoch spezialisierte Kliniken bieten in allen Bereichen die besten Therapiemöglichkeiten an.

Um noch einmal auf Katherine zu sprechen zu kommen: Sie verließ nach unserem zweiten Gespräch gestärkt mein Büro und verbrachte in den darauffolgenden Tagen viel Zeit mit ihrer Familie. Am Tag der Operation betrat sie gefasst und unverzagt den Behandlungsraum. Sie lächelte mich an und sagte: »Legen wir los.«

Kapitel 1
Was jede Frau wissen sollte

Allgemeine Risiken und die Vorteile von

Vorsorgeuntersuchungen

Es gibt sehr viele Gründe, warum Sie dieses Buch gerade lesen. Vielleicht sind Sie ganz allgemein daran interessiert, mehr über Brustkrebs zu erfahren (schließlich handelt es sich dabei um die häufigste Krebsart bei Frauen). Vielleicht gehen Sie davon aus, dass bei Ihnen ein erhöhtes Risiko für eine Erkrankung besteht und möchten sich vorausschauend mit zuverlässigen Informationen versorgen. Vielleicht hoffen Sie, mit den beim Lesen gewonnenen Erkenntnissen eine an Krebs erkrankte Angehörige oder Freundin unterstützen zu können. Das wahrscheinlichste Szenario aber ist, dass Sie dieses Buch zur Hand nehmen, weil der Verdacht besteht, dass Sie selbst an einer Brustkrebserkrankung leiden oder diese Diagnose bei Ihnen bereits gestellt wurde. Wenn dies der Fall ist, sind Sie vermutlich versucht, dieses Kapitel zu überspringen. Warum sollten Sie sich über das Brustkrebsrisiko und die Methoden zur Identifizierung einer Erkrankung informieren, wenn bei Ihnen das Vorhandenseins eines Tumors bereits festgestellt wurde? Tatsächlich ist dieses Kapitel dennoch für Sie relevant: Die Kenntnis der Risikofaktoren, die unter Umständen zum Auftreten der Erkrankung beigetragen haben, kann hilfreich sein. Außerdem liefert Ihnen dieses Kapitel Informationen über die Mammographie und andere bildgebende Verfahren, die in der Brustkrebstherapie über die Erstdiagnostik hinaus immer wieder Anwendung finden.

Mammographie

Bei vielen Frauen wird das Vorhandenseins eines Tumors im Rahmen einer Mammographie entdeckt. Diesen Frauen ist meist bewusst, welch unverzichtbare Rolle die Mammographie bei der Früherkennung von Brustkrebs spielt. Seit einigen Jahren kursieren jedoch widersprüchliche Ansichten über diese Form der Diagnostik, wodurch weithin Verunsicherung entsteht. Als auf die Behandlung von Brustkrebs spezialisierte Chirurgin werde ich häufig eingeladen, in öffentlichen Vorträgen über einzelne Aspekte der Früherkennung, Therapie und Nachsorge zu sprechen. In den anschließenden Gesprächsrunden werden mir zum Thema Mammographie häufig Fragen wie diese gestellt:

»Bei meiner Schwester wurde Brustkrebs diagnostiziert, nachdem sie einen Knoten ertastet hatte. Eine vier Wochen zuvor durchgeführte Mammographie hatte keinen Befund ergeben. Welchen Grund hätte ich, mich vorsorglich dieser Untersuchung zu unterziehen, wenn diese bei meiner Schwester doch offenkundig versagt hat?«

»Eine Freundin von mir erhielt im Alter von 38 Jahren die Diagnose Brustkrebs. Regelmäßige Mammographien werden erst ab einem höherem Lebensalter empfohlen. Sollte man Frauen nicht schon früher dazu raten?«

»Ich habe gehört, dass die Mammasonographie und die Magnetresonanztomographie bei Frauen mit dichtem Brustgewebe bessere Erfolge zeitigen als die Mammographie. Warum werden diese Verfahren nicht allen Frauen zur Früherkennung empfohlen?«

Die Tatsache, dass viele Frauen Fragen zur Mammographie stellen, erscheint mir nicht überraschend: Sie suchen nach Antworten zu einigen höchst kontrovers diskutierten Themen.

Wie jede andere Untersuchungsmethode liefert die Mammographie nicht immer fehlerfreie Ergebnisse. Das Verfahren wurde sowohl dafür kritisiert, dass Krebserkrankungen unterdiagnostiziert werden, also unerkannt bleiben, als auch dafür gerügt, Überdiagnosen hervorzubringen, sprich Erkrankungen festzustellen, die sich ohne die Untersuchung nicht bemerkbar gemacht und nicht zu Beschwerden geführt hätten. Aus diesen Kritikpunkten resultierte eine Debatte, ob und unter welchen Voraussetzungen die Mammographie überhaupt als Vorsorgeuntersuchung angewendet werden sollte. Tatsächlich ist die Mammographie trotz all dieser Variablen bei den meisten Frauen die wirksamste Methode zur Früherkennung von Krebs.

Es ist wichtig, sich die Fakten genau vor Augen zu führen: Die Mammographie ist das einzige Verfahren, das nachweislich die Gefahr, an Brustkrebs zu sterben, verringert, indem die Erkrankung frühzeitig erkannt wird. Bei Frauen im Alter von 40 bis 70 Jahren reduziert sich die Anzahl der Sterbefälle durch Anwendung dieser Untersuchungsmethode um mindestens 15 Prozent. Hinzu kommt, dass bei 80 bis 90 Prozent der Frauen, die an Brustkrebs erkranken, keinerlei Risikofaktoren vorliegen: keine vormaligen Erkrankungen innerhalb der Familie, keine genetische Vorbelastung et cetera. Das bedeutet, dass Brustkrebs bei jeder Frau auftreten kann und eine angemessene Vorsorge mittels radiologischer Verfahren in jedem Fall anzuraten ist.

Die Tatsache, dass die Heilungschancen bei Brustkrebs innerhalb der letzten Jahrzehnte signifikant gestiegen sind, ist zu einem großen Teil auf die verbesserte Früherkennung zurückzuführen, die wiederum auf der Anwendung von bildgebenden Verfahren und dabei vor allem der Mammographie basiert. Heutzutage werden 60 Prozent der Brustkrebserkrankungen in einem frühen Stadium erkannt. Meist werden die Tumore mittels Mammographie entdeckt und lokalisiert, bevor sie durch Abtasten der Brust seitens der Frau oder ihres Arztes erkennbar sind. Angesichts der zahlreichen widersprüchlichen Informationen gilt es also, das Wesentliche nicht aus dem Blick zu verlieren: Die Mammographie trägt wesentlich dazu bei, Krebserkrankungen frühzeitig zu erkennen und Leben zu retten.

Ablauf einer Mamographie

Die Mammographie ist ein radiologisches Verfahren zur Diagnostik der Brust. In der Regel wird eine beidseitige Mammographie vorgenommen, so auch bei den in jährlichen Abständen erfolgenden Vorsorgeuntersuchungen, die älteren Frauen angeraten werden.

In Deutschland wird dieses sogenannte Mammographiescreening bei Patientinnen zwischen 50 und 70 Jahren routinemäßig durchgeführt. Abgesehen vom Lebensalter kann eine Indiaktionsstellung zur Mammographie aber auch durch den behandelnden Frauanarzt erfolgen, wenn dieser etwas Auffälliges getastet oder sonographisch gesehen hat. Dann handelt es sich allerdings nicht um ein Screening, sondern um eine gezielte Untersuchung vor allem bei Veränderungen.

Bei einer Mammographie werden beide Brüste geröntgt. Von jeder Brust werden zwei Aufnahmen aus verschiedenen Richtungen angefertigt, sodass am Ende vier Röntgenbilder vorliegen. Für die alleinige Untersuchung der linken oder der rechten Brust – entsprechend werden nur zwei Röntgenaufnahmen gemacht – kann es verschiedene Gründe geben: Wenn eine bilaterale Mammographie einen auffälligen Befund ergibt, wird gelegentlich die betroffene Brust nach einiger Zeit – in der Regel nach drei bis sechs Monaten, bei befunden, die höchstwahrscheinlich gutartig sind, auch nach zwölf Monaten – noch einmal untersucht, um zu überprüfen, ob Veränderungen festzustellen sind. Frauen, denen aufgrund einer Krebserkrankung eine Brust entfernt wurde, erhalten nur eine Mammographie der erhaltenen Seite. Wenn eine Frau einige Monate nach einer beidseitigen Mammographie, die keinen pathologischen Befund ergab, einen Knoten ertastet, reicht es in einigen Fällen aus, nur die betroffene Brust noch einmal zu röntgen.

Bei einer Mammographie wird die Brust während der Aufnahme zwischen dem Objekttisch und einer Plexiglasplatte zusammengedrückt, damit sich das Brustgewebe flacher verteilt. Es dauert etwa eine Minute pro Bild beziehungsweise einige Minuten pro Brust, bis der Vorgang der richtigen Positionierung abgeschlossen und die Aufnahme getätigt ist. Es ist zweifelsohne nicht unbedingt angenehm, wenn die Brust von zwei Platten zusammengepresst wird. Einige Frauen empfinden eine Mammographie als schmerzhaft oder zumindest als unbehaglich. Oft wird gescherzt, dass Männer eine vergleichbare Untersuchung eines bestimmten Körperteils wohl kaum aushalten würden. Die während einer Mammographie empfundenen Beschwerden sind jedoch in der Regel von kurzer Dauer und bewegen sich in einem erträglichen Rahmen – vor allem, wenn die Untersuchung von einer erfahrenen, routinierten Fachkraft durchgeführt wird. Frauen mit empfindlichen Brüsten ist zu empfehlen, eine Mammographie nicht unmittelbar vor oder während der Menstruation durchführen zu lassen, da das Schmerzempfinden in dieser Zeit besonders hoch ist.

Auf den getätigten Aufnahmen zeichnen sich Mammakarzinome, das heißt in der Brust befindliche Krebsgeschwülste, meist als weiße Flecken mit unregelmäßiger Begrenzung vor dem dunklen Fett- und Bindegewebe der Brust ab. In dichtem Brustgewebe, das auf den Röntgenbildern ebenfalls weiß erscheint, lassen sich die Krebsgeschwülste nur schwer erkennen – es ist in etwa so, als würde man versuchen, einen Eisbären im Schnee ausfindig zu machen. Für Frauen, die ein dichtes Brustgewebe haben (wie es oft in jüngerem Alter der Fall ist), empfiehlt es sich, zusätzlich auf Verfahren wie die Mammosonographie zurückzugreifen und darauf zu bestehen, dass bei ihnen eine digitale Mammographie durchgeführt wird. Es ist erwiesen, dass die digitale Mammographie bei jüngeren Frauen mit dichtem Brustgewebe bei der Krebserkennung bessere Ergebnisse liefert. Mammographieaufnahmen werden außerdem auf Anzeichen von Kalkablagerungen untersucht, die auf eine Krebsvorstufe hindeuten können. Kalkablagerungen erscheinen als kleine Ansammlungen von weißen Punkten – sie sehen aus, als hätte man einige Salzkörner zusammengeschoben. Außerdem wird auf Asymmetrien geachtet: Wenn das Gewebe, vor allem im Vergleich zur anderen Brust, an einer Stelle verdichtet oder verzerrt erscheint, kann dies ebenfalls Anzeichen einer Krebserkrankung sein.

Die 3D-Mammographie zählt zu den vielversprechendsten Neuentwicklungen im Bereich der Krebsdiagnostik. Das Verfahren bringt zwar den Nachteil einer höheren Strahlenbelastung mit sich, liefert aber eine Serie von höchst detaillierten Schichtaufnahmen, die sich zu einem 3D-Bild der

Brust zusammensetzen lassen. Auf den Bildern, die man wie die Seiten eines Buches durchblättern kann, lassen sich Krebsgeschwülste, die zwischen sich überlagernden dichten Gewebestrukturen liegen, besser erkennen. Durch Anwendung dieses Verfahrens reduziert sich außerdem die Notwendigkeit weiterer Untersuchungen zur Abklärung eines Befunds – und damit die Anzahl beunruhigender Telefonanrufe und nervenzehrender Perioden des Abwartens für die Patientinnen. Die 3D-Mammographie wird bereits in vielen Praxen angewendet, ist aber noch nicht allgemein verbreitet.

WISSENSWERTES
Wie oft sollte eine Frau eine
Mammographie durchführen lassen?

Mein Ratschlag, der den Empfehlungen zahlreicher auf die Behandlung von Brustkrebs spezialisierter Ärzte in den USA, der American Cancer Society, des American College of Radiology und des National Comprehensive Cancer Network (NCCN) entspricht, lautet: Frauen sollten erstmals im Alter von 40 Jahren und anschließend jährlich eine Mammographie durchführen lassen. Das Risiko, an Brustkrebs zu erkranken, liegt bei Frauen bis zum Erreichen eines Lebensalters von etwa 80 Jahren im Durchschnitt bei 10 bis 12 Prozent. In der Regel steigt das Risiko mit zunehmenden Alter an – die meisten Frauen, die an Brustkrebs erkranken, sind um die 60 Jahre alt.

IRRGLAUBE: »Wenn es innerhalb der Familie bisher keine Brustkrebserkrankungen gab, liegt kein Risikofaktor vor und es ist nicht erforderlich, ab einem Alter von 40 Jahren regelmäßig zur Mammographie zu gehen.«

Die allgemein empfohlenen Untersuchungszyklen sind auf Frauen mit durchschnittlichem Erkrankungsrisiko zugeschnitten. Die Tatsache, dass bei 80 bis 90 Prozent der an Brustkrebs Erkrankten keine besonderen Risikofaktoren vorliegen, bedeutet, dass für jede Frau die Gefahr besteht, an Brustkrebs zu erkranken. Deshalb ist eine angemessene Vorsorge mittels radiologischer Verfahren für alle Frauen sinnvoll.

Warum wird der Beginn regelmäßiger Vorsorgeuntersuchungen nicht früher angesetzt?

Frauen, bei denen ein erhöhtes Brustkrebsrisiko vorliegt, müssen den Beginn einer regelmäßigen Untersuchung tatsächlich früher ansetzen (siehe unten). Für die Mehrheit der Frauen reicht es wegen des durchschnittlichen Risikos jedoch aus, im Alter von 40 Jahren die erste Mammographie durchführen zu lassen. Manche Ärzte raten jüngeren Patientinnen mit durchschnittlich ausgeprägtem Risiko zu einer »Basismammographie«. Ihre Empfehlung ist meist dadurch motiviert, dass sie in ihrer Praxis schlimme Erkrankungen bei sehr jungen Frauen beobachtet haben. Diese Erlebnisse prägen sich ein. In dem Bestreben, niemals irgendein Anzeichen einer Krebserkrankung zu übersehen, und verleitet von den außergewöhnlichen Fällen ordnen diese Ärzte für all ihre Patientinnen eine Mammographie bereits vor dem üblicherweise angesetzten Zeitraum an.

In Deutschland werden Basismammographien oftmals auch aus dem Grund durchgeführt, um für spätere Mamographien eine Vergleichsmöglichkeit zu haben. Sie wird lediglich Frauen mit überdurchschnittlichem Risiko empfohlen.

Allein aus der Erfahrung heraus, mit einer Brustkrebserkrankung bei einer 35-Jährigen konfrontiert gewesen zu sein, auch allen anderen Frauen dieses Alters zum Beginn der Früherkennungsuntersuchungen zu raten, ist jedoch wenig sinnvoll: Der Anteil der Frauen, die im Alter von 30 bis 40 Jahren an Brustkrebs erkranken, beträgt nicht einmal 1 Prozent. Frauen, die der allgemeinen Empfehlung folgen und vor Erreichen des 40. Lebensjahres keine Mammographie durchführen lassen, gehen also nur ein äußerst geringes Risiko ein, eine Brustkrebserkrankung nicht frühzeitig zu erkennen.

Falls Ihnen zu einer Mammographie geraten wird, obwohl Sie jünger als 40 Jahre sind und in Ihrer Familie keine Brustkrebserkrankungen bekannt sind, empfehle ich Ihnen, sich die unten aufgeführten Vor- und Nachteile eines früheren Beginns der Vorsorgeuntersuchungen anzusehen und anschließend mit Ihrem Arzt durchzusprechen.

Warum wird der Beginn regelmäßiger Vorsorgeuntersuchungen nicht später angesetzt?

Viele halten es für berechtigt, Frauen erst ab einem Alter von 50 Jahren zu regelmäßigen Früherkennungsuntersuchungen zu raten. In den USA ist die über die Mammographie geführte Debatte zum Teil zurückzuführen auf die im November 2009 von der U. S. Preventive Services Task Force (USPSTF) ausgesprochene Empfehlung, den Beginn der Vorsorge später anzusetzen. Die USPSTF hatte damals die von ihr ausgegebene Richtlinie von 40 auf 50 Jahre korrigiert. Die U. S. Preventive Services Task Force ist ein unabhängiges Gremium von im Bereich der medizinischen Grundversorgung und der Vorsorge tätigen Experten. Sie beurteilt anhand von empirischen Belegen die Effizienz von Behandlungsmethoden und erteilt medizinischen Einrichtungen Empfehlungen. Diese Ratschläge haben auf viele Ärzte und Patienten großen Einfluss.

Wie viele andere Ärzte, Institutionen und Organisationen, die auf die Behandlung von Brustkrebs spezialisiert sind, empfehle ich aus folgenden Gründen dennoch, Frauen bereits ab einem Alter von 40 Jahren regelmäßig zu einer Mammographie zu raten: Vereinfacht gesprochen halte ich die hinter der neuen Richtlinie der USPSTF stehende Begründung für nicht akzeptabel. Die USPSTF stützte ihre Entscheidung allem Anschein nach auf statistische Erhebungen, die besagen, dass bei Frauen im Alter von 40 bis 50 Jahren eine größere Wahrscheinlichkeit besteht, nach einer Mammographie zu weiteren Untersuchungen aufgefordert zu werden. Die nachfolgenden Röntgenbilder oder Biopsien entlarven die Entdeckung, die auf den ursprünglichen Aufnahmen gemacht wurde, dann oft als »falsch positiven Befund«. Ein falsch positiver Befund ist in der Radiologie (und überhaupt in der Diagnostik) so etwas wie ein Fehlalarm: Eine Auffälligkeit auf einem Röntgenbild, die auf eine Krebserkrankung hindeuten könnte, stellt sich als harmlos heraus. Die USPSTF argumentierte, dass vielen Frauen unnötige Untersuchungen und die damit verbundenen Belastungen (darunter auch das sorgenvolle Warten auf die Ergebnisse) erspart werden, wenn bei der Altersgruppe zwischen 40 bis 50 Jahren auf Mammographien verzichtet wird. Anschlussuntersuchungen, vor allem Biopsien, können für Frauen tatsächlich belastend und unangenehm sein. Meines Erachtens sprechen die unter Umständen umsonst erlittenen Strapazen dennoch nicht dafür, bei Frauen im Alter von 40 bis 50 Jahren keine Mammographien durchzuführen. Ich halte die Tatsache, dass in dieser Altersgruppe durch die regelmäßige Anwendung der Mammographie die brustkrebsbedingte Sterblichkeitsrate um mindestens 15 Prozent reduziert wird, für wesentlich bedeutender. Eine Reduktion von 15 Prozent bedeutet Zehntausende geretteter Leben pro Jahr. Ich stehe mit dieser Ansicht nicht allein: Die 2009 von der USPSTF ausgegebene Richtlinie wird von fast allen bedeutenden medizinischen Berufsverbänden, onkologischen Fachgesellschaften und Beratungsstellen in den USA vehement abgelehnt.

WEITERFÜHRENDE INFORMATIONEN

Die große Anzahl geretteter Leben ist das zentrale Kriterium, das den Erfolg der Mammographie belegt. Dieses Verfahren bietet jedoch weitere Vorteile, die weniger bekannt und dennoch bedeutend sind: Eine Krebsgeschwulst, die auf einer Mammographieaufnahme entdeckt wird, noch bevor sie beim Abtasten der Brust spürbar ist, kann in der Regel mit geringerem chirurgischen Aufwand entfernt werden. Kleinere Eingriffe wie die Lumpektomie ziehen nur geringfügige Veränderungen des äußeren Erscheinungsbilds der befallenen Brust nach sich und bieten den Vorzug, dass sich die Patientin schneller erholt. Außerdem kommen bei Erkrankungen, die bereits im Frühstadium erkannt werden, seltener aggressive Therapien zur Anwendung. Die Früherkennung von Brustkrebs bringt also elementare Vorteile mit sich – und Mammographien sind das beste Mittel dazu. Auch wenn es gelegentlich weitere Untersuchungen nach sich zieht, die sich letztendlich als unnötig erweisen, ist dieses Verfahren von unschätzbarem Wert.

IRRGLAUBE: »Die Mammographie trägt nicht dazu bei, die Sterberate zu reduzieren.«

Manchmal höre ich Frauen behaupten: »Mammographie hilft, Krebs zu verhindern.« Diese Aussage ist nicht korrekt. Das Auftreten einer Erkrankung kann durch das Verfahren der Mammographie nicht verhindert werden, doch diese Untersuchungsmethode trägt dazu bei, das Risiko zu verringern, an Krebs zu sterben, da die Erkrankung in den meisten Fällen frühzeitig erkannt wird. Vielen Frauen sind Studien bekannt, die suggerieren, dass radiologische Untersuchungen keine Reduzierung der krebsbedingten Sterberate zur Folge haben. Diese Behauptung verleitet dazu, sich erst in späterem Lebensalter für eine Mammographie zu entscheiden oder sich ganz dagegen zu verwehren. Warum sollte man sich diesem Verfahren unterziehen, wenn es keine besseren Überlebenschancen verspricht?

Es gibt tatsächlich Studien, die anscheinend beweisen, dass die durch die Anwendung von radiologischen Verfahren erzielte Reduzierung der krebsbedingten Sterbefälle nicht weit genug reicht, um die derzeit empfohlene Frequenz von Untersuchungen zu rechtfertigen. Der aktuellste dieser Forschungsberichte stammt aus dem Jahr 2014. Er stützt sich auf die Ergebnisse einer Untersuchung zur Effizienz der Mammographie, die vor 30 Jahren in Kanada durchgeführt wurde. Fazit dieses Berichtes ist, dass eine regelmäßig durchgeführte radiologische Diagnostik nicht zu einer Steigerung der Überlebensrate führt.

In dem 2014 veröffentlichten Bericht wird allerdings nicht erwähnt, dass die Aussagekraft der in Kanada durchgeführten Studie in Fachkreisen stark angezweifelt wurde – unter anderem, da Röntgengeräte von minderer Qualität verwendet worden waren und die Randomisierung des Basismaterials Fehlerquellen nicht ausschloss. (Vermutlich war der Gruppe, bei der die Überlebenschancen bei regelmäßig durchgeführten radiologischen Untersuchungen bewertet wurden, eine größere Anzahl an offensichtlich an Krebs erkrankten Frauen zugeordnet worden.)

Trotz dieser Kritikpunkte machen die Ergebnisse Schlagzeilen und stellen den Nutzen der Mammographie infrage. Diejenigen, die wie ich bei der Krebsbehandlung an vorderster Front stehen, halten dem entgegen, dass eine vor 30 Jahren durchgeführte, mit Fehlern behaftete Studie nicht Anlass geben darf, von den Frauen heutzutage erteilten Empfehlungen abzurücken.

In welchem Alter muss man keine Mammographie mehr durchführen lassen?

Unter den Studien, die belegen, dass die brustkrebsbedingte Streberate durch regelmäßig durchgeführte radiologische Untersuchungen sinkt, berücksichtigen nur wenige die Altersgruppe ab 70 Jahren. Die meisten dieser Erhebungen stammen aus den 1970er-Jahren – in dieser Zeit hatten Frauen nur eine durchschnittliche Lebenserwartung von gut 70 Jahren. Die Tatsache, dass es kaum Belege dafür gibt, dass auch Frauen über 70 von regelmäßigen Früherkennungsuntersuchungen profitieren, ist also möglicherweise darauf zurückzuführen, dass diese Altersgruppe in den Analysen bisher nicht ausreichend berücksichtigt wurde.

Heute liegt die durchschnittliche Lebenserwartung von Frauen bei über 80 Jahren. Eine Frau, die das Lebensalter von 85 Jahren erreicht, wird sogar mit großer Wahrscheinlichkeit über 90 Jahre alt! Bei der Entscheidung, ob in dieser Lebensphase noch eine Mammographie anzuraten ist, ist neben dem chronologischen auch das biologische Alter zu berücksichtigen. Die zugrunde liegende Frage lautet: Ist die Patientin gesund genug, um weitere Untersuchungen und gegebenenfalls einen chirurgischen Eingriff zu überstehen, falls die Mammographie einen Befund ergibt? Wenn das nicht der Fall ist und die bestehenden gesundheitlichen Probleme darauf hindeuten, dass die weitere Lebenserwartung der Frau begrenzt ist, ist eine Mammographie zur Früherkennung von Krebs üblicherweise von begrenztem Nutzen. Besteht hingegen die Aussicht, dass sich die Patientin noch lange einer guten Lebensqualität erfreuen kann, spricht nichts dagegen, eine Mammographie als Früherkennungsuntersuchung zu empfehlen. Viele meiner Patientinnen sind auch im Alter von über 80 Jahren noch sehr gesund und agil. Aufgrund der Tatsache, dass diese Frauen mit hoher Wahrscheinlichkeit ein Lebensalter von über 90 Jahren erreichen, rate ich ihnen zu regelmäßigen Kontrollen mittels Mammographie. Die Entscheidung, ob bei Frauen fortgeschrittenen Alters weiterhin in gleichmäßigen Abständen radiologische Untersuchungen durchgeführt werden sollten oder nicht, lässt sich also nicht pauschal fällen – sie muss von jeder Frau in Absprache mit ihrem Arzt individuell getroffen werden.

Risikofaktoren, die einen früheren Beginn von regelmäßigen Vorsorgeuntersuchungen erforderlich machen

Frauen mit durchschnittlichem Risiko, an Brustkrebs zu erkranken, sollten, wie oben dargelegt, ab dem Alter von 40 Jahren regelmäßig eine Mammographie vornehmen lassen. Schon der Begriff »durchschnittlich« weist jedoch darauf hin, dass es Abweichungen gibt. Einige Faktoren erhöhen die Wahrscheinlichkeit einer Erkrankung.

Das im Einzelfall vorliegende Risiko zu bestimmen, ist allerdings schwierig. Oft werden zur Einschätzung mathematische Modelle herangezogen. Viele dieser Kalkulatoren sind online verfügbar, für Laien ist es jedoch mühsam, sich mit der Funktionsweise der Programme auseinanderzusetzen und die Daten korrekt einzugeben. Vor allem aber lassen sich mit fehlendem Fachwissen die erzielten Ergebnisse und deren Relevanz schlecht einschätzen. Da neben Brustkrebsspezialisten auch die meisten Hausärzte und Gynäkologen im Umgang mit diesen Programmen und der Interpretation der Resultate vertraut sind, empfehle ich, bei der Bestimmung des persönlichen Brustkrebsrisikos mit einem Mediziner zusammenzuarbeiten. In den USA bieten die meisten der auf die Behandlung von Brustkrebs spezialisierten Kliniken Frauen, die befürchten, dass bei ihnen die Wahrscheinlichkeit des Auftretens einer Erkrankung erhöht ist, eine spezielle Betreuung an: Nach der Bestimmung des individuellen Risikos werden von den Ärzten konkrete Empfehlungen für die Vorsorge erteilt.

Da Brustkrebs weitverbreitet ist und fast jeder jemanden kennt, der daran erkrankt ist, neigen die meisten Frauen dazu, die Wahrscheinlichkeit einer eigenen Erkrankung zu überschätzen. Daher ist die exakte Bestimmung des persönlichen Risikos als durchschnittlich, leicht erhöht, hoch oder sehr hoch von entscheidender Bedeutung. Ein Arzt kann anhand von gezielten Fragen zu Ihrer bisherigen Krankengeschichte und den in Ihrer Familie vorliegenden Erkrankungen sowie durch Anwendung eines mathematischen Modells Ihr persönliches Risiko, an Brustkrebs zu erkranken, realistisch einschätzen und Sie in der Entscheidung, ob Sie den Beginn von Früherkennungsuntersuchungen früher ansetzen sollten oder nicht, unterstützen.

WISSENSWERTES

Frauen, in deren Familien vormalige Brustkrebserkrankungen bekannt sind, wird empfohlen, zu dem Zeitpunkt mit regelmäßigen Früherkennungsuntersuchungen zu beginnen, an dem sie zehn Jahre jünger sind als es die Jüngste ihrer Angehörigen war, als sie die Diagnose Brustkrebs erhielt. Wurde also zum Beispiel bei Ihrer Mutter im Alter von 47 Jahren Brustkrebs festgestellt, sollten Sie im Alter von 37 Jahren die erste Mammographie durchführen lassen.

Risikofaktoren, die einen früheren Beginn der Vorsorgeuntersuchungen nahelegen

1. Familiäre Vorbelastung

In den meisten Fällen ist ein erhöhtes Risiko, an Brustkrebs zu erkranken, auf die familiäre Krankengeschichte zurückzuführen: Sind innerhalb der Familie Fälle von Brustkrebs bekannt, steigt für die weiblichen Angehörigen das Risiko, ebenfalls daran zu erkranken. Allerdings variiert das Maß, in dem sich das Risiko erhöht. Bei manchen Frauen ergibt sich aus der familiären Vorbelastung nur ein minimal gesteigertes Risiko, das einen früheren Beginn der Vorsorgeuntersuchungen nicht erforderlich macht. In anderen Fällen liegt ein signifikant höheres Risiko vor und eine vorzeitige Kontrolle mittels Mammographie ist wichtig. Die Entscheidung, ob ein frühzeitiger Beginn der Vorsorgeuntersuchungen erforderlich ist, wird von den Ärzten anhand der folgenden Kriterien getroffen: Anzahl der an Brustkrebs erkrankten Frauen in der Familie, Grad der Verwandtschaft zu diesen Frauen (als besonders wichtig gelten Erkrankungen bei Verwandten ersten Grades wie Mutter oder Schwester, aber auch Brustkrebsvorkommen bei Familienangehörigen zweiten und dritten Grades, zum Beispiel bei Cousinen, ist noch Bedeutung zuzumessen) und das Lebensalter, in dem diese die Diagnose erhalten haben. Zwei Beispiele: Wurde bei Ihrer Großmutter im Alter von 77 Jahren Brustkrebs festgestellt, liegt bei Ihnen aller Wahrscheinlichkeit nach nur ein geringfügig erhöhtes Risiko vor. Wenn zwei Ihrer Schwestern die Diagnose Brustkrebs erhalten, noch bevor sie das Alter von 45 Jahren erreichen, ist die Wahrscheinlichkeit, dass auch Sie daran erkranken, signifikant größer. In einigen Fällen lässt sich nicht eindeutig bestimmen, in welchem Maß die familiäre Vorbelastung Einfluss auf das eigene Krebsrisiko hat: Tritt zum Beispiel bei einer Tante im Alter von 50 Jahren Brustkrebs auf, können die Auswirkungen auf Ihr eigenes Erkrankungsrisiko durchaus unterschiedlich sein. In solchen Situationen empfiehlt es sich, die familiäre Krankengeschichte mit einem Spezialisten durchzusprechen und dabei auch weitere Risikofaktoren zu eruieren.

2. Atypien und LCIS

Wenn eine Mammographie einen auffälligen Befund ergibt oder eine Frau einen Knoten ertastet, wird oft eine Biopsie durchgeführt. Die Gewebeanalysen ergeben meist ein normales Bild. Manchmal werden bei einer Biopsie jedoch Zellveränderungen entdeckt, die zwar nicht auf einen Tumor schließen lassen, aber Anzeichen eines erhöhten Krebsrisikos sind. Atypien und LCIS sind zwei Formen solcher Veränderungen. Wird bei einer Frau eine Atypie diagnostiziert, bedeutet das, dass ihr Risiko, im Lauf ihres Lebens an Brustkrebs zu erkranken, bei etwa 15 Prozent liegt und damit leicht erhöht ist (das durchschnittliche Risiko wird mit 10 bis 12 Prozent veranschlagt).

Die Abkürzung LCIS steht für lobuläres Karzinom in situ (*lobular carcinoma in situ*). Trotz der Bezeichnung »Karzinom« handelt es sich bei LCIS nicht um Brustkrebs, sondern es wird – genau wie das DCIS (*dukales carcinoma in situ*) – als Vorstufe eines invasiven Karzinoms angesehen. Es hat in diesem Stadium noch keine Möglichkeit zur Metastasierung. Ein Karzinom in situ kann die Basalmembran noch nicht durchbrechen, was den Unterschied zum invasiven Karzinom ausmacht. Trotzdem sollte es entfernt werden.

Die Wahrscheinlichkeit einer späteren Erkrankung erhöht sich bei Vorhandensein eines solchen Karzinoms *in situ* auf etwa 20 Prozent.

3. Hormonelle Einflüsse und reproduktive Faktoren

Zu diesen Einflussfaktoren zählen ein früher Menstruationsbeginn, das Ausbleiben einer Schwangerschaft oder eine späte Schwangerschaft, ein Verzicht auf das Stillen, ein spätes Einsetzen der Menopause und bestimmte Hormonersatztherapien. Für sich allein genommen tragen diese Faktoren nur in geringem Maße zu einer Erhöhung des Brustkrebsrisikos bei. Kommen mehrere dieser Einflüsse zum Tragen, ergibt sich ein anderes Bild. Bei einer 45-jährigen Frau, die mit 10 Jahren ihre erste Periode bekam und bei der Geburt ihres ersten Kindes älter als 30 Jahre war, liegt das Risiko, im Lauf ihres Lebens an Brustkrebs zu erkranken, bei etwa 15 Prozent.

4. Problematische Bestimmung der familiären Vorbelastung

Schwierigkeiten ergeben sich zum Beispiel bei Frauen, die adoptiert wurden und keinerlei Kenntnisse über die Krankengeschichte ihrer biologischen Vorfahren haben. Bei Frauen, in deren Familie es seit Generationen keine weiblichen Vorfahren gibt (wenn beispielsweise die Mutter an einer anderen Erkrankung als Brustkrebs früh verstorben ist, die Mutter nur Brüder hatte und der Vater ein Einzelkind ist), kann eine Vorbelastung ebenfalls schwer zu eruieren sein. In Fällen wie diesen lässt sich durch ein Gespräch mit einem Arzt ermitteln, inwieweit das Fehlen von Kenntnissen über die Familiengeschichte Maßnahmen zur weiteren Abschätzung rechtfertigt.

5. Genetische Vorbelastung durch eine BRCA-1- oder BRCA-2-Mutation

Es gibt zwei Faktoren, die ein besonders hohes Brustkrebsrisiko bedingen. Eine BRCA-1- oder BRCA-2-Mutation ist einer davon. Bei Frauen, bei denen dieser Gendefekt vorliegt, beträgt das Risiko, an Brustkrebs zu erkranken, 80 Prozent. Außerdem tritt bei dieser Gruppe mit einer Wahrscheinlichkeit von 20 bis 40 Prozent Eierstockkrebs auf.

Während Brustkrebs bei der Mehrheit der Frauen in einem Lebensalter von etwa 60 Jahren diagnostiziert wird, erkranken Frauen mit einer BRCA-1- oder BRCA-2-Mutation im Durchschnitt 20 Jahre früher, also im Alter von rund 40 Jahren. Patientinnen mit ererbten BRCA-Mutationen ist anzuraten,

bereits ab dem Alter von 25 Jahren regelmäßig eine Mammographie durchführen zu lassen. Innerhalb der Gesamtzahl an Brustkrebserkrankungen machen durch diesen Gendefekt ausgelöste Vorkommen jedoch nur einen kleinen Anteil aus, und selbst Frauen, die durch ihre familiäre Krankengeschichte
vorbelastet sind, weisen selten eine BRCA-1- oder BRCA-2-Mutation auf.
Deshalb ist es nicht erforderlich, dass sich jede Patientin, die an Brustkrebs
erkrankte Familienmitglieder hat, einem Gentest unterzieht. Frauen, bei denen eine BRCA-Mutation festgestellt wurde, rate ich jedoch dringend an, bereits in jungen Jahren mit der Brustkrebsfrüherkennung zu beginnen. (Weitere Informationen zu BRCA-Mutation finden Sie in Kapitel 15.)

6. Bestrahlung der Brustwand, vor allem wenn diese in jungen Jahren stattfindet
Auch dieser Faktor zieht ein besonders hohes Brustkrebsrisiko nach sich.
Viele Krebsbehandlungen machen es notwendig, »ein Loch aufzureißen, um
ein anderes zu stopfen«: Um eine lebensbedrohliche Erkrankung zu heilen,
muss oft auf Therapien zurückgegriffen werden, die das Risiko beinhalten,
dass der Krebs an anderer Stelle wiederkehrt. Die Behandlung eines Hodgkin-
Lymphoms, eines bösartigen Tumors des Lymphsystems, basiert auf Chemotherapie und/oder Bestrahlung. Ist bei Mädchen oder jungen Frauen zu
Behandlung eines Hodgkin-Lymphoms eine Bestrahlung der Brustwand erforderlich, zieht das für die Patientinnen ein um das 40-Fache erhöhtes Risiko nach sich, an Brustkrebs zu erkranken. Besonders kritisch ist die Situation,
wenn die Bestrahlung in der Phase der Brustentwicklung erfolgen muss. Wer
sich im Teenageralter der Behandlung eines Hodgkin-Lymphoms unterziehen musste, sollte bereits ab einem Alter von etwa 20 Jahren regelmäßig zur
Mammographie gehen – die Ausbildung von Brustkrebs lässt sich zum Teil
schon acht Jahre nach der Strahlentherapie feststellen.

Vorbeugende Maßnahmen für Frauen mit erhöhtem Brustkrebsrisiko
Viele Frauen mit erhöhtem Brustkrebsrisiko beschäftigt die Frage, ob es
Maßnahmen gibt, die Wahrscheinlichkeit eines Auftretens der Erkrankung
dennoch zu reduzieren. Während zur Behandlung von Brustkrebs inzwi-

schen viele Möglichkeiten zur Verfügung stehen, ist die Anzahl an wirkungsvollen Vorbeugungsmaßnahmen bedauerlicherweise begrenzt.

1. Da Fettleibigkeit und hoher Alkoholkonsum das Brustkrebsrisiko bei *allen* Frauen erhöhen, ist Frauen mit diagnostizierter erhöhter Wahrscheinlichkeit einer Erkrankung auf jeden Fall zu empfehlen, diesen Faktoren entgegenzuwirken. (Weitere durch den Lebensstil bedingte Risikofaktoren werden in Kapitel 13 beschrieben.)
2. Eine vorbeugende Amputation der Brüste (prophylaktische Mastektomie) wird üblicherweise nur Frauen empfohlen, bei denen, zum Beispiel aufgrund einer BRCA-Mutation, ein besonders hohes Risiko vorliegt (siehe auch Kapitel 15).
3. Bei Brustkrebserkrankungen wird nach der operativen Entfernung des Tumors meist das Arzneimittel Tamoxifen verwendet, um die Wahrscheinlichkeit eines Wiederauftretens der Erkrankung zu verringern (siehe Kapitel 9). In den USA wird das Medikament bei einigen Hochrisikopatientinnen auch zur Krebsprävention eingesetzt.

Auch in Deutschland gab es solche Ansätze, jedoch bisher noch nicht als Standardprozedere. Es ist zudem zu beachten, dass das Medikament nur wirkt, wenn die Tumorzellen Östrogen-/Gestagenrezeptoren aufweisen. Es kann also auch nach der Operation nur dann verwendet werden, wenn die Tumorzellen dafür geeignet sind.

Tamoxifen reduziert das Risiko einer Erkrankung um etwa 50 Prozent. Die Einnahme von Tamoxifen setzt beispielsweise bei Frauen, bei denen ein lobuläres Karzinom in situ diagnostiziert wurde, die Wahrscheinlichkeit, im Lauf des Lebens an Brustkrebs zu erkranken, von rund 20 Prozent auf etwa 10 Prozent herab. Man sollte meinen, dass die Mehrheit der mit einem hohen Brustkrebsrisiko behafteten Frauen – durch die verständlicherweise große Angst vor einem Auftreten der Krankheit motiviert – nur allzu bereitwillig zu einem Medikament greifen würde, das die Gefahr einer Erkrankung so drastisch reduziert. Überraschenderweise nimmt jedoch nur ein kleiner Teil der Patientinnen, bei denen sich Tamoxifen als Mittel zur Krebsprävention eignen würde, dieses Medikament ein. Eine Ursache ist der mangelnde Kenntnisstand vieler Ärzte: Zahlreiche Mediziner sind mit den Faktoren, die ein erhöhtes Krebsrisiko bedingen, nicht ausreichend vertraut, um eine Behandlung mit Tamoxifen bei den infrage kommenden Patientinnen einzuleiten. In Studien wurde aber auch nachgewiesen, dass die Mehrheit der Frauen, denen die Einnahme von Tamoxifen empfohlen wird, darauf verzichtet. Diejenigen, die durch ein erhöhtes Brustkrebsrisiko belastet, aber ansonsten gesund sind, begründen ihre Entscheidung in der Mehrzahl mit der Angst vor den Nebenwirkungen des Medikaments. In meiner Praxis ermutige ich Patientinnen, bei denen eine Behandlung mit Tamoxifen infrage kommt, zu dieser Form der Therapie. Für mich sind aber auch die Scheu vor den Nebenwirkungen und ein daraus resultierender Verzicht auf die Einnahme nachvollziehbar. (Weitere Informationen über Tamoxifen und die Nebenwirkungen dieses Medikaments finden Sie in Kapitel 15.)

IRRGLAUBE: »Brustimplantate erhöhen das Krebsrisiko und erschweren eine Diagnose per Mammographie.«
Beides ist falsch: Brustimplantate bringen kein erhöhtes Krebsrisiko mit sich. Sie führen auch nicht dazu, dass sich Krebsgeschwülste auf einem Röntgenbild schlechter identifizieren lassen. In guten radiologischen Praxen beherrschen die Mitarbeiter das Verfahren, eine ordentliche Darstellung des Gewebes zu erzielen, indem sie die Implantate nach hinten gegen die Brustwand schieben. Allerdings müssen meist zusätzliche Aufnahmen gemacht werden, um das die Implantate umgebende Brustgewebe von allen Seiten gut sichtbar zu machen. Brustimplantate führen nur dann zu Komplikationen, wenn aufgrund einer in der Mammographie festgestellten Auffälligkeit eine Biopsie durchgeführt werden muss: Liegt die betroffene Stelle tief in der Brust, haben viele Ärzte verständlicherweise Skrupel, eine lange, spitze Nadel einzuführen, mit der sie das Implantat anstechen könnten. In diesen Fällen ist oft ein operativer Eingriff erforderlich, bei dem der direkte Blick auf das Gewebe die Gefahr eine Beschädigung des

Implantats während der Entfernung des auffälligen Materials reduziert. Erfahrene Radiologen können Frauen mit Brustimplantaten, die sich einer Biopsie unterziehen müssen, zur richtigen Verfahrensweise raten.

Strahlenbelastung bei der Mammographie

Bei einer Mammographie wird die Brust mit Röntgenstrahlung durchleuchtet, um das Gewebe sichtbar zu machen. Vielen Frauen bereitet der Gedanke, sich aufgrund einer jährlich durchgeführten Mammographie (und gegebenenfalls weiterer radiologischer Untersuchungen nach einem auffälligen Befund) in erhöhtem Maße einer potenziell krebsfördernden Strahlenbelastung auszusetzen, verständlicherweise Sorge. Meiner Ansicht nach ist die Angst vor einer Krebserkrankung durch die in der Mammographie zum Einsatz kommende ionisierende Strahlung jedoch unbegründet und sollte nicht Anlass sein, auf eine regelmäßige Untersuchung zu verzichten. In unserem Alltag sind wir ständig Strahlenbelastungen ausgesetzt – Menschen, die in höher gelegenen Regionen leben, sogar in gesteigertem Maße, weil die Atmosphäre in diesen Lagen durchlässiger für elektromagnetische Wellen ist. Einer höheren Strahlenbelastung unterliegt man auch, wenn man regelmäßig Flugreisen unternimmt. Das Ausmaß der Belastung ist dennoch minimal und bedingt bei der Mehrheit der Frauen nicht das Auftreten von Krebs. Deshalb werden höher gelegene Regionen auch heute noch besiedelt und nach wie vor Flugreisen unternommen. Bei der Mammographie wird im Vergleich zu anderen Untersuchungsverfahren eine äußerst geringe Strahlendosis verwendet, die Belastung entspricht der von zehn Langstreckenflügen. Bei einer Diagnostik der Lunge mittels Computertomographie beispielsweise ist die Strahlenbelastung mehr als 20-mal so hoch wie bei einer Mammographie und entspricht der von 200 Langstreckenflügen.

Überdiagnosen

Dass mit der fortschreitenden technologischen Entwicklung der Mammographie und anderer bildgebender Verfahren und der daraus resultierenden exakteren Darstellungsformen auch die Anzahl an Überdiagnosen und Übertherapien steigt, ist unbestritten. Es gibt zum Beispiel kleine, langsam wachsende Tumoren, die, wenn sie unentdeckt bleiben, über viele Jahre hinweg keinerlei Gefahr darstellen. Eine Frau mit dieser Art von Krebs verstirbt unter Umständen an einer damit nicht in Verbindung stehenden Krankheit. Oft findet man dann nur zufällig im Nachhinein durch eine Autopsie heraus, dass diese Frau an Brustkrebs erkrankt war. Selbstverständlich macht es keinen Sinn, diese kaum bedrohlichen Erkrankungen zu therapieren.

Die heutige Medizin ist aber noch nicht so weit, lebensbedrohliche Tumoren von harmlos bleibenden exakt zu unterscheiden. Außerdem verbleiben die wenigsten Krebsgeschwülste in einem ungefährlichen Zustand. Aus der Sorge heraus, durch Nicht-Behandlung die Bekämpfung einer lebensbedrohlichen Erkrankung zu versäumen, werden deshalb alle entdeckten Tumoren, wie klein und unbedeutend sie auch erscheinen mögen, therapiert. Mit Sicherheit wird es eines Tages Methoden geben, Krebsvorkommen, die einer Behandlung bedürfen, von jenen, die keine Therapie erfordern, abzugrenzen. Zum gegenwärtigen Zeitpunkt ist das aber noch nicht der Fall. Ich gehe davon aus, dass der Medizin aufgrund der intensiven Forschungsarbeit in diesem Bereich in der Zukunft deutlich bessere Diagnosewerkzeuge zur Verfügung stehen werden. Bis dahin bleibt die Mammographie das zuverlässigste Verfahren.

Vorsorgeuntersuchung versus Abklärung eines Befunds

Bei der Mammographie und den anderen bildgebenden Verfahren, die im Bereich der Krebsdiagnostik eingesetzt werden, zum Beispiel der Sonographie und der Magnetresonanztomographie, ist zwischen zwei Anwendungsgebieten zu unterscheiden.

Vorsorgeuntersuchung

Eine Mammographie, die nicht zur Abklärung eines bereits bekannten Befunds oder einer spezifischen Anomalität eingesetzt wird, dient der Vorsorgeuntersuchung. Dieses Verfahren wird regelmäßig zur Früherkennung von Brustkrebs eingesetzt. Auch wenn die Mammographie und die körperliche Untersuchung ohne Befund bleiben, wird manchmal zur weiteren Vorsorge eine Sonographie (Ultraschalluntersuchung) angesetzt.

Abklärung eines Befunds

Eine Mammographie kann auch zur Abklärung einer Auffälligkeit dienen. Hat beispielsweise eine Frau beim Abtasten ihrer Brust einen Knoten bemerkt, wird zur exakten Diagnose des Befunds eine Mammographie und/oder Sonographie angesetzt.

Anwendungsbereiche der Sonographie

Bei der Früherkennung von Brustkrebs reicht es nicht aus, allein auf das Verfahren der Sonographie zurückzugreifen. Ultraschalluntersuchungen sind weitaus weniger effizient als die Mammographie. Wenn eine körperliche Untersuchung und eine Mammographie ohne Befund geblieben sind, wird nur bei 1 bis 2 Prozent der Frauen in einer zusätzlich angesetzten Sonographie Krebs entdeckt. Anders als eine Mammographie liefert selbst eine äußerst sorgfältig durchgeführte Sonographie nicht notwendigerweise ein lückenloses Gesamtbild der Brust. Während einer Ultraschalluntersuchung können immer nur einzelne Abschnitte des Gewebes sichtbar gemacht werden und es besteht die Gefahr, dass einzelne Segmente übersehen werden.

Im Rahmen der Früherkennung sollten Ultraschalluntersuchungen nur bei ausgewählten Patientinnen zusätzlich zu einer Mammographie durchgeführt werden. Als Mittel der weiterführenden Diagnostik empfehlen sie sich in den Fällen, in denen eine Mammographie bereits einen Befund geliefert oder ein Abtasten der Brust durch den Arzt oder die Patientin eine Auffälligkeit ergeben hat. Wie bei der Mammographie gibt es auch bei der Sonographie keine Einheitslösungen – die Vor- und Nachteile variieren je nach Patient. Mit Sicherheit lässt sich jedoch sagen, dass Ultraschalluntersuchungen nicht bei jeder Frau anzuwenden sind und die Sonographie in hohem Maße mit falsch positiven Befunden in Verbindung steht – je intensiver man sucht, desto mehr wird man finden. Bei der Entscheidung, ob es sinnvoll ist, zusätzlich zu anderen Früherkennungs- oder Diagnosemaßnahmen eine Sonographie vorzunehmen, kommen unter anderem folgende Faktoren zum Tragen:

- Das Vorliegen von Risikofaktoren, wie sie oben beschrieben wurden.
- Dichtes Brustgewebe kann dazu führen, dass sich auf Mammographieaufnahmen Krebsgeschwülste nicht von dem einheitlich hellen Hintergrund abheben. Frauen, bei denen bei einer Mammographieuntersuchung ein dichtes Brustgewebe festgestellt wurde, ist eine nachfolgende Ultraschalluntersuchung anzuraten. In einigen Bundesstaaten der USA sind Radiologen seit Kurzem per Gesetz dazu verpflichtet, ihre Patientinnen nach einer Mammographie über ihre Gewebedichte zu informieren und damit die Basis für die Entscheidung zu liefern, ob eine Sonographie als weiterführende Untersuchung sinnvoll ist. Angesichts der Tatsache, dass hinsichtlich der bei einer Mammographieuntersuchung ermittelten Dichte des Brustgewebes Informationspflicht besteht, ist zu erwarten, dass in den USA die Anzahl der empfohlenen Ultraschalluntersuchungen steigt und das Verfahren der Sonographie vermehrt Gegenstand fachlicher Diskurse wird. Entsprechend der auf den Aufnahmen erkennbaren Darstellungsform werden vier Ausprägungsformen von dichtem Brustgewebe unterschieden:

1. nahezu komplettes Fettgewebe (kein oder kaum dichtes Gewebe)
2. verstreute Bereiche dichten Gewebes (minimale Anteile dichten Gewebes)
3. heterogen dicht (große Anteile dichten Gewebes an verschiedenen Stellen der Brust)
4. sehr dicht (dichtes Gewebe in der gesamten Brust)

Je stärker die Ausprägungsform ist, umso schwieriger ist es, auf einem Röntgenbild in dem dichten Brustgewebe Anzeichen von Krebs zu erkennen, und umso mehr empfiehlt es sich, zusätzlich zur Mammographie eine Sonographie durchführen zu lassen, um eventuell unbemerkt gebliebene Tumoren ausfindig zu machen. In Ländern, in denen die Kommunikation der bei einer Mammographieuntersuchung erzielten Ergebnisse der Analyse des Brustgewebes nicht gesetzlich vorgeschrieben ist, können sich Frauen selbstverständlich selbst bei ihren behandelnden Ärzten danach erkundigen, ob in ihrem Fall zur Krebsvorsorge auch regelmäßige Ultraschalluntersuchungen sinnvoll sind.

Sonographie: Ablauf der Untersuchung

Im Vergleich zur Mammographie bietet die Sonographie den Vorteil, dass die Patientinnen keiner Strahlenbelastung ausgesetzt sind. Bei einer Ultraschalluntersuchung der Brust liegen die Patientinnen auf dem Rücken auf der Behandlungsliege. Damit die Ultraschallsonde besser über die Brust gleiten kann, wird auf die Haut ein wasserhaltiges Gel aufgetragen. Die Sonde ist etwa 15 Zentimeter lang. Sie weist meist die Form eines elektrischen Rasierapparates auf, allerdings mit einer glatten Oberfläche. Bei der Untersuchung platziert der Arzt die Sonde auf der Brust und bewegt sie systematisch so lange in kreisrunden Bewegungen, bis nach Möglichkeit der gesamte Brustbereich erfasst worden ist. Von der Sonde werden Schallwellen ausgesendet, die in das Brustgewebe eindringen. Diese Prozedur ist harmlos und verursacht keine Schmerzen. Die gewonnenen Bilddaten erlauben es, im Brustgewebe Strukturen zu erkennen, Zysten (mit Flüssigkeit gefüllte Hohlräume) von Tumoren (feste Gewebe) zu unterscheiden und Knoten zu identifizieren, die sich in ihrer Beschaffenheit von normalem Gewebe unterscheiden.

WEITERFÜHRENDE INFORMATIONEN

Auch wenn Mammographien erwiesenermaßen keine makellose Erfolgsbilanz erzielen und in 10 bis 15 Prozent der Fälle eine vorhandene Krebserkrankung nicht sichtbar machen, bedeutet das nicht, dass Ultraschalluntersuchungen eine allumfassende Lösung für dieses Problem bieten. Tatsächlich werden die Vorteile der Sonographie häufig überschätzt. Die Annahme, die 10- bis 15-prozentige Diagnoselücke ließe sich durch die Sonographie schließen, da sie den Großteil – wenn nicht alle – der in der Mammographie nicht entdeckten Tumoren erkennbar macht, entbehrt der Grundlage. Eine meiner Patientinnen, Mary, kam zu mir in die Klinik, nachdem sie in ihrer linken Brust einen Knoten ertastet hatte. Die daraufhin angefertigte Mammographie blieb ohne Befund, in der anschließend durchgeführten zielgerichteten Sonographie wurde der Knoten jedoch sichtbar (bei einer zielgerichteten Sonographie wird nur der durch das Abtasten als kritisch identifizierte Teil der Brust untersucht). Eine Biopsie lieferte schließlich das Ergebnis, dass es sich tatsächlich um einen bösartigen Tumor handelte. Angesichts dieses Untersuchungsverlaufs ließe sich nun vermuten, dass der Krebs durch die

Sonographie entdeckt wurde. Tatsächlich aber wurde die Krebserkrankung durch das Abtasten der Brust festgestellt! Die Ultraschalluntersuchung lieferte die Bestätigung und schuf bessere Voraussetzungen für die Biopsie, die die Diagnose erbrachte.

Anwendungsbereiche der Magnetresonanztomographie

Die Magnetresonanztomographie (MRT) ist als Verfahren zur Früherkennung von Brustkrebs ebenfalls umstritten. Sie empfiehlt sich zum gegenwärtigen Zeitpunkt nur für Frauen mit besonders hohem Erkrankungsrisiko. Wie die Sonographie bietet die Magnetresonanztomographie zwar einerseits den Vorteil einer ausbleibenden Strahlenbelastung, andererseits aber den Nachteil einer im Vergleich zur Mammographie deutlich höheren Anzahl von falsch positiven Befunden. Sie eignet sich keinesfalls als allen Frauen anzuratendes Verfahren der Früherkennung. Aktuell beschränkt sich die Anwendung der Magnetresonanztomographie selbst bei Risikopatientinnen auf die Gruppen, bei denen eine besonders hohe Neigung zu Brustkrebserkrankungen besteht. Dazu gehören, wie beschrieben, Frauen, bei denen eine BRCA-Mutation vermutet wird oder nachgewiesen ist, die sich in jungen Jahren einer Bestrahlung der Brustwand unterziehen mussten oder aufgrund einer Kombination von Risikofaktoren mit 20- bis 25-prozentiger Wahrscheinlichkeit eine Brustkrebserkrankung befürchten müssen.

Bei anderen Risikogruppen – zum Beispiel bei Patientinnen mit einer diagnostizierten Atypie oder bei Frauen, deren Erkrankungsrisiko sich im leicht bis mäßig erhöhten Bereich von 15 bis 20 Prozent bewegt – ist wenig über die Vorteile der MRT bekannt. Über die Effizienz der Magnetresonanztomographie als jährlich angewandte Form der Nachsorgeuntersuchung – sprich deren Potenzial, bei an Brustkrebs erkrankten Frauen nach abgeschlossener Erstbehandlung ein Wiederauftreten des Krebses beziehungsweise eine Neuerkrankung der anderen Brust festzustellen – liegen ebenfalls kaum Forschungsergebnisse vor.

Da es sich bei der MRT nicht um ein klassisches Verfahren zur Früherkennung von Brustkrebs handelt, sollte man die Entscheidung, sich einer solchen Untersuchung zu unterziehen, nicht leichtfertig treffen. Der Entschluss sollte auf den im Einzelfall vorliegenden Risikofaktoren und den in anderen bildgebenden Verfahren gewonnenen Ergebnissen basieren. Bei Frauen, die keine Hochrisikopatientinnen sind, kann eine Magnetresonanztomographie eine unnötige Biopsie sowie weitere MRTs und andere Untersuchungen nach sich ziehen. Die Wahrscheinlichkeit, dass eine Kette von zusätzlichen Tests folgt, ist wesentlich größer als die Wahrscheinlichkeit, dass durch eine MRT eine bestehende Krebserkrankung identifiziert wird.

Magnetresonanztomographie: Ablauf der Untersuchung

Die Magnetresonanztomographie ist ein bildgebendes Verfahren, mit dem sich fast alle Körperteile untersuchen lassen. Für eine Analyse der Brust sind jedoch bestimmte Geräte und eine spezielle Software erforderlich, die nicht in jeder Einrichtung verfügbar sind. In Zentren, die auf die Behandlung von Brustkrebs spezialisiert sind, und in Universitätskliniken ist die benötigte Zusatzausstattung meist vorhanden. Wenn Sie in einer kleineren Einrichtung betreut werden, sollten Sie sich danach erkundigen, ob ein für die Untersuchung der Brust geeignetes MRT-Gerät zur Verfügung steht. Bei einer MRT-Untersuchung liegen die Patientinnen meist bäuchlings auf einer Liege, die in das röhrenförmige Gerät hineingefahren wird. Um bösartige Gewebeveränderungen besser von gesunden Strukturen unterscheiden zu können, wird während der Untersuchung intravenös das Kontrastmittel Gadolinium verabreicht. Die Untersuchung dauert 30 bis 45 Minuten. Die Magnetresonanztomographie arbeitet nicht mit Röntgenstrahlung, sondern mit Magnetfeldern und Radiowellen, von denen keine schädlichen Nebenwirkungen bekannt sind. Auch das Kontrastmittel Gadolinium gilt als ungefährlich – bisher wurden nur wenige Nebenwirkungen, darunter gelegentlich auftretende allergische Reaktionen, festgestellt. Da allerdings noch nicht ausreichend erforscht ist, ob Gadolinium auch bei Schwangeren bedenkenlos angewendet werden kann, sollten Frauen in dieser Lebensphase von MRT-Untersuchungen absehen. Bei Trägerinnen von Herzschrittmachern und anderen metallischen Implantaten ist eine Magnetresonanztomographie in der Regel nicht möglich, da das Risiko besteht, dass die im Körper verbauten Metallteile von den starken Magnetfeldern anzogen werden und verrutschen.

Sofern die Untersuchung nicht wegen eines Rückenleidens oder eines anderen orthopädischen Problems erfolgt, wodurch schon das Hinlegen beschwerlich ist, erscheint die Vorstellung, in einer Röhre zu liegen, nicht unangenehm. Viele bekommen jedoch Platzangst. Durch Ausweichen auf einen »offenen« Magnetresonanztomographen lässt sich dieses Problem zwar grundsätzlich umgehen, für den Brustbereich sind diese Geräte jedoch kaum geeignet. Menschen, die Beklemmungen empfinden, wenn sie sich in engen oder abgeschlossenen Räumen aufhalten, stellt eine MRT-Untersuchung vor große Schwierigkeiten. Bei einigen Hochrisikopatientinnen ist die Magnetresonanztomographie als Verfahren zur Früherkennung von Brustkrebs jedoch unverzichtbar. Erkundigen Sie sich bei Ihrem Arzt nach Entspannungsmöglichkeiten, zum Beispiel durch Meditation, oder Beruhigungsmitteln, die Ihnen die Prozedur erleichtern, falls Ihnen aufgrund Ihrer persönlichen Indikatoren zu einer MRT-Untersuchung geraten wird und Sie Angst davor haben.

<hr>

Hochmoderne Untersuchungsverfahren, die in naher Zukunft verbreitet Anwendung finden könnten

Viele Biotechnologie-Unternehmen beschäftigen sich mit der Entwicklung neuer Technologien zur Früherkennung und Diagnose von Brustkrebserkrankungen. Die Ansätze sind oft vielversprechend, allerdings steht der Nachweis, dass eine Anwendung bei der Mehrheit der Frauen entscheidende Vorteile erzielt, noch aus. Die folgenden noch recht jungen Verfahren werden in den USA in einigen renommierten, auf die Behandlung von Brustkrebs spezialisierten Kliniken bei ausgewählten Patientinnen als Untersuchungsmethoden angewandt:

1. Die Wissenschaft geht seit geraumer Zeit davon aus, dass Krebszellen in erhöhtem Maße Wärme ausstrahlen. Sollte sich diese Annahme als zutreffend erweisen, ließen sich Krebserkrankungen möglicherweise mithilfe der Thermographie nachweisen. Die Thermographie ist eine Methode, die Wärmefelder bildlich darstellen

kann. Aufgrund ihrer erhöhten Temperatur würden sich Krebszellen vom umliegenden gesunden Gewebe als Punkte mit abweichender Farbgebung abheben.

2. Jüngste Ansätze vereinen Elemente der Positronen-Emissions-Tomographie (PET) mit den Verfahren der Mammographie und der Magnetresonanztherapie. Die PET ist ein nuklearmedizinisches Verfahren, das Stoffwechselvorgänge im Körper sichtbar macht. Da Krebszellen im Vergleich zu gesundem Gewebe mehr Glukose absorbieren, erscheinen sie nach Verabreichung von radioaktiv markiertem Traubenzucker in der Bildgebung in anderer Färbung. Die Positronen-Emissions-Tomographie könnte dazu beitragen, bei einem durch die Mammographie erzielten auffälligen Befund abzuklären, ob es sich tatsächlich um Krebs handelt.

3. In den USA wird in vielen Fachkliniken zusätzlich zu den Standarduntersuchungsverfahren die Methode des Breast-Specific Gamma Imaging (BSGI) angewendet, die sich ebenfalls auf die Absorption von radioaktiven Markern durch Krebszellen stützt. Die Frage, inwieweit dieses Verfahren dazu beitragen kann, Krebszellen von gesundem Gewebe zu unterscheiden und die Anzahl der in der Mammographie und der Magnetresonanztomographie hervorgebrachten falsch positiven Befunde zu reduzieren, ist Gegenstand intensiver Forschung.

Experimentelle Verfahren: ein warnendes Beispiel

Vor einigen Jahren erregte in den USA eine als »Ductal Lavage« bezeichnete Methode großes Interesse. Sie wurde tatsächlich in einigen Arztpraxen angewendet. Bei diesem Verfahren wurde eine Nadel durch die Brustwarze geführt, um Flüssigkeit und Zellmaterial aus dem Milchgang zu entnehmen. Zugrunde lag die Annahme, aus der Analyse des Zellmaterials Rückschlüsse auf das bei der jeweiligen Patientin vorliegende Brustkrebsrisiko ziehen zu können. Außerdem ging man davon aus, mit dieser Methode eine bereits bestehende Erkrankung identifizieren zu können, selbst wenn sie mittels bildgebender Verfahren nicht entdeckt worden war. Die Tatsache, dass die »Ductal Lavage« zur Anwendung gebracht wurde, noch bevor ihre Validität wissenschaftlich bewiesen und die Testergebnisse eindeutig definiert worden waren, führte jedoch zu großen Problemen: Wurde von einem Arzt Material entnommen, bei dem es sich dem Anschein nach um Tumorzellen handelte, wusste niemand etwas damit anzufangen. War es dennoch möglich, dass die betreffende Patientin nicht an Krebs erkrankt war? Ja. Wie groß war die Wahrscheinlichkeit, dass keine Erkrankung vorlag? Eine Einschätzung war nicht möglich. Wenn es sich bei entnommenem Material eindeutig um Krebszellen handelte, bestand natürlich die Möglichkeit, dass sich bei der Patientin eine Erkrankung ausgebildet hatte, doch es war nicht möglich, den Tumor zu lokalisieren, wenn er durch bildgebende Verfahren nicht sichtbar gemacht werden konnte. Wurden in den nachfolgenden Standarduntersuchungen keine Ergebnisse erzielt, blieb die weitere Vorgehensweise also unklar. Da die Ärzte, die die Methode der »Ductal Lavage« praktizierten (in der Mehrzahl Hausärzte und Gynäkologen) in den seltensten Fällen wussten, wie sie mit den Ergebnissen verfahren oder mit auffälligen Befunden umgehen sollten, verschwand das Verfahren rasch wieder von der Bildfläche. Es wird heutzutage von Medizinern, gleich welcher Fachrichtung, grundsätzlich nicht mehr empfohlen oder angewendet.

Wenn Ihnen Ihr Arzt zu einem experimentellen Verfahren, sprich zu einer von den Standarduntersuchungen Mammographie, Sonographie und Magnetresonanztomographie abweichenden Methode der Früherkennung rät, empfiehlt es sich, genau in Erfahrung zu bringen, wie er mit den Ergebnissen umzugehen gedenkt. Stellen Sie einem Arzt, der eine neue Untersuchungsmethode empfiehlt, die folgenden Fragen: »Welche Ergebnisse sind bei diesem Verfahren zu erwarten?« »Welche Schritte schließen sich an den jeweiligen Befund an?« Gibt Ihnen Ihr Arzt auf die zweite Frage hin zu verstehen, dass er sich diesbezüglich nicht sicher ist und Sie deshalb nach der Untersuchung gerne an einen Spezialisten überweisen wird, schlagen Sie besser den umgekehrten Weg ein: Suchen Sie einen Spezialisten auf, bevor Sie die Untersuchung in Angriff nehmen. Verfahren, die wissenschaftlich nicht ausreichend abgesichert sind, können einen Rattenschwanz an unnötigen Nachfolgeuntersuchungen, Biopsien, Stress und Anspannung nach sich ziehen – und trotz der zusätzlichen Untersuchung ist nicht garantiert, dass am Ende eindeutige Ergebnisse vorliegen. Vor zusätzlich zu den Standardverfahren angebotenen Untersuchungen mit unbekanntem Stellenwert ist Vorsicht geboten. Denken Sie an die Schattenseiten und führen Sie sich vor Augen, dass das Prinzip »je mehr, umso besser« hier nicht zum Tragen kommt.

Untersuchungszyklen: Warum kürzere Abstände nicht notwendigerweise zu besseren Ergebnissen führen

Aus der Tatsache, dass regelmäßig durchgeführte radiologische Untersuchungen die Wahrscheinlichkeit einer frühzeitigen Diagnose von Krebserkrankungen erhöhen, leiten viele die Schlussfolgerung ab, dass eine höhere Frequenz der Früherkennungsmaßnahmen noch größere Vorteile bieten würde. Ich werde oft von Patientinnen gefragt, warum ich Ihnen nicht zwei- bis dreimal pro Jahr zu einer Mammographie rate. Sie wären dazu bereit, sich häufiger einer Untersuchung zu unterziehen, wenn sich dadurch das Risiko, dass eine Krebserkrankung unentdeckt bleibt, reduzieren würde. Wenn bei einer Mammographieuntersuchung eine bestehende Erkrankung nicht zu erkennen ist, liegt das in den meisten Fällen jedoch daran, dass sich dieses Krebsvorkommen grundsätzlich nicht auf einem Röntgenbild sichtbar machen lässt (selbst wenn das Vorhandensein bekannt ist). In 10 bis 15 Prozent aller Fälle lässt sich eine vorhandene Krebserkrankung nicht durch eine Mammographieuntersuchung feststellen. Ein Tumor, der von Anfang an nicht auf einer Röntgenaufnahme sichtbar ist, kann nicht dadurch ausfindig gemacht werden, dass man die Anzahl der Untersuchungen erhöht. Jede Frau muss bedauerlicherweise akzeptieren, dass es – unabhängig von dem in ihrem Fall zu empfehlenden Untersuchungsrhythmus – kein Verfahren und keine Kombination von Verfahren gibt, die, in welchen Intervallen oder mit welcher Häufigkeit sie auch vorgenommen werden, die Früherkennung von Krebs zu 100 Prozent garantieren.

Tumorwachstum zwischen zwei Mammographieuntersuchungen

Gelegentlich kommt es vor, dass eine Patientin, deren Mammographie ohne Befund geblieben war, wenige Wochen später einen Termin bei mir vereinbart, weil sie einen Knoten ertastet hat. Wenn sich der Knoten als Tumor erweist, reagiert die Patientin natürlich besonders bestürzt und verärgert: »Ich habe keinen einzigen Mammographietermin versäumt. Wie kann es sein, dass der Krebs bei meiner letzten Untersuchung nicht entdeckt wurde?« Dieses Szenario ist möglich, da sich einige Krebsgeschwülste – unabhängig von der Frequenz der körperlichen oder radiologischen Untersuchung – nicht durch bildgebende Verfahren sichtbar machen lassen. Manche dieser Tumoren sind so aggressiv, dass sie in der kurzen Zeitspanne zwischen zwei Untersuchungen sehr schnell wachsen. Diese Vorkommen wirken auf Ärzte und Patientinnen äußerst entmutigend und erschüttern unseren Glauben daran, dass uns regelmäßige Kontrollen und zeitnahes Handeln Sicherheit bieten. Glücklicherweise sind solche Fälle selten. Eine regelmäßige Vorsorge trägt nichtsdestotrotz dazu bei, dass Krebserkrankungen früher erkannt werden und damit besser behandelt werden können. Außerdem bestehen bei zwischen den einzelnen Untersuchungen auftretenden Tumoren prinzipiell die gleichen Aussichten auf Behandelbarkeit und Heilbarkeit wie bei den auf einem Röntgenbild entdeckten Erkrankungen.

WEITERFÜHRENDE INFORMATIONEN

Die Qualität einer Früherkennungsuntersuchung mithilfe der beigebenden Verfahren der Mammographie, Sonographie und Magnetresonanztomographie wird von zwei Faktoren bestimmt: der technischen Ausstattung der Praxis und der Kompetenz des Radiologen, der die Bilder analysiert und die erzielten Ergebnisse bewertet. Für Laien ist es zwar schwierig, die Güte der verwendeten Gerätschaften zu beurteilen, in den USA helfen jedoch gesetzliche Bestimmungen Patientinnen dabei, eine Praxis vorbildlichen Standards zu finden:

1. In der Regel versichern sich Patientinnen des besten Standards, wenn sie sich an auf die Behandlung von Brustkrebs spezialisierte Einrichtungen wenden oder an Kliniken, die Brustkrebserkrankungen in hohen Fallzahlen therapieren. Neben einer hochmodernen technischen Ausstattung bieten diese Zentren den Vorteil, sofern erforderlich, eine Biopsie vornehmen zu können. Die von Ihnen gewählte radiologische Praxis sollte in jedem Fall digitale Röntgengeräte verwenden. Praxen, die keine digitale Mammographie anbieten, hinken hinter dem technischen Fortschritt her.

2. Bei der Wahl des behandelnden Arztes ist es wichtig, auf einen Radiologen zurückzugreifen, der auf die Diagnose von Brustkrebserkrankungen spezialisiert ist. Bei der Analyse des durch eine Mammographie, Sonographie oder Magnetresonanztomographie gewonnenen Bildmaterials erzielen Fachärzte, die sich täglich mit großer Häufigkeit damit beschäftigen, die besten Ergebnisse. Das heißt, es werden einerseits weniger Krebserkrankungen übersehen und andererseits weniger Überdiagnosen gestellt. Für nicht spezialisierte Radiologen ist es schwierig, mit der schnell voranschreitenden technischen Entwicklung der zur Darstellung des Brustgewebes verwendeten Verfahren Schritt zu halten: Einem Mediziner, der zusätzlich zur Begutachtung von Mammographieaufnahmen immer wieder auch mit der Analyse der Ergebnisse einer MRT des Gehirns oder einer Thorax-CT beschäftigt ist, ist es schlichtweg nicht möglich, dieselbe Kompetenz in der Früherkennung von Brustkrebs zu entwickeln, die ein Arzt erlangen kann, der sich ausschließlich mit Mammographieuntersuchungen beschäftigt. In den Fällen, in denen eine Mammographie einen Befund ergibt, ist es einem spezialisierten Radiologen außerdem besser möglich, weitere Untersuchungen durchzuführen – zum Beispiel eine Biopsie, die besondere Qualifikationen erfordert – und die daraus gewonnenen Ergebnisse zu beurteilen. Die meisten der auf die Früherkennung von Brustkrebs spezialisierten Radiologen haben eine entsprechende Fachausbildung genossen und begutachten etwa 2000 Mammographieaufnahmen pro Jahr.

3. Wenn Sie die radiologische Praxis wechseln, sollten Sie von der von Ihnen neu gewählten Einrichtung dazu aufgefordert werden, die in ihren bisherigen Mammographieuntersuchungen erstellten Aufnahmen mitzubringen. Da sich auch vom Befund her unauffällige Aufnahmen des Brustgewebes in Nuancen voneinander unterscheiden, ist es wichtig, neu erstellte Röntgenbilder mit älteren zu vergleichen, um Veränderungen feststellen zu können. Dieser Abgleich ist zentraler Bestandteil der Bewertung der durch bildgebende Verfahren gewonnenen Ergebnisse und betrifft somit auch MRT- und Ultraschallbilder.

Ob die von Ihnen gewählte Praxis über digitale Röntgengeräte verfügt und welcher Arzt die Analyse der getätigten Aufnahmen durchführen wird, können Sie ganz einfach telefonisch erfragen.

Früherkennung durch Abtasten der Brust

Ebenso wie die Mammographie ist das Abtasten der Brust als Methode zur Früherkennung von Krebs Gegenstand von Kontroversen. Sollten Frauen diese Form der Untersuchung eigenständig vornehmen? Welche Nachteile könnten damit verbunden sein? Das größte Manko ist die aus der Verunsicherung heraus entstehende Angst. Wie kann eine Frau, die in Ihrer Brust eine Unregelmäßigkeit ertastet, beurteilen, ob es sich um eine ernst zu nehmende Auffälligkeit handelt? Wie lassen sich bei allgemein knotigem Brustgewebe besorgniserregende Verhärtungen von harmlosen unterscheiden?

Meinen Empfehlungen nach setzt ein eigenständiges Abtasten der Brust voraus, mit dem eigenen Körper vertraut zu sein und eine genaue Vorstellung davon zu haben, was im persönlichen Fall normal ist. So, wie es von zentraler Bedeutung ist, neu aufgetretenen Muttermalen und dunklen Flecken auf der Haut Beachtung zu schenken, ist es entscheidend, auf Veränderungen im eigenen Brustgewebe zu achten. Um Veränderungen überhaupt wahrnehmen zu können, ist eine gute Kenntnis des Normalzustands nötig.

Nichtsdestotrotz kann das Abtasten der Brust schwierig und beunruhigend sein, vor allem wenn das Brustgewebe von Natur aus knotig und unregelmäßig ist. Tatsächlich aber gibt ein ungleichmäßig verdichtetes Brustgewebe keinen Anlass zur Sorge: Es tritt bei vielen Frauen auf und kann Normalzustand sein. Wenn sich die Brust bei mehrmaligem Abtasten innerhalb eines Monats plötzlich verhärtet anfühlt, ist auch dies nicht als Warnsignal zu werten: Die Beschaffenheit ändert sich innerhalb des Zyklus einer Frau. Beim Abtasten der Brust wird nach »dominanten« Stellen gesucht – nach Verhärtungen oder Verdickungen, die vorher nicht vorhanden waren. Um beurteilen zu können, ob eine Veränderung vorliegt, ist es, wie gesagt, wichtig zu wissen, wie sich die eigene Brust normalerweise anfühlt. Beim Abtasten sollten Sie nach folgenden Merkmalen suchen:

- Einem Knoten, der vorher nicht vorhanden war oder größer geworden ist. Ein Knoten gibt noch mehr Anlass zur Sorge, wenn er sehr fest, aber von unregelmäßiger Form ist.
- Einer bislang nicht vorhandenen Verdickung des Gewebes. Verdickungen sind schwieriger zu identifizieren als ein Knoten. Sie fühlen sich oft wie eine Wulst oder längliche Schwellung an. Verdickungen sind vor allem dann bedenklich, wenn sie asymmetrisch auftreten, sprich in der anderen Brust nicht vorhanden sind.
- Einer kleinen Delle oder Einbuchtung in der Haut. Diese Merkmale lassen sich auch auf der Unterseite der Brust leicht mit einem Blick in den Spiegel feststellen. Diese Einbuchtungen sehen so aus, als würde die Haut von etwas Daruntersitzendem nach innen gezogen.
- Jede Form von Veränderung der Brustwarze – zum Beispiel einer Einbuchtung, einer Verhärtung, einer Verschorfung oder einer Schuppung. Sie sind vor allem dann bedenklich, wenn sie asymmetrisch auftreten, sprich bei der anderen Brustwarze nicht vorhanden sind.
- Ausfluss aus der Brustwarze. Dieses Merkmal ist vor allem dann kritisch, wenn der Ausfluss blutig ist, nur an einer Brust und spontan, das heißt von selbst und nicht erst nach Zusammendrücken der Brust, auftritt. Spontaner Ausfluss macht sich meist in Form von Flecken im BH oder im Pyjama bemerkbar. In vielen Fällen beruht er nicht auf einer Krebserkrankung, sondern hat andere Ursachen. Ein erstmaliges Auftreten kann jedoch auf Brustkrebs hindeuten und sollte in jedem Fall untersucht werden.
- Einer Veränderung der Hautfarbe oder der Beschaffenheit der Haut. Wenn die Haut gerötet ist oder ungewöhnlich dick erscheint, sodass sie sich ledern oder wie eine Orangenschale anfühlt, sollte ein Arzt konsultiert werden – vor allem, wenn dieses Symptom nicht während der Stillzeit auftritt und nicht auf eine bereits bekannte Entzündung der Brust zurückzuführen ist.
- Einem vergrößerten oder harten Knoten oder Lymphknoten in der Achselhöhle.

Ich rate dazu, das Abtasten der Brust etwa einmal im Monat vorzunehmen, aber nicht zwanghaft. Für Frauen vor den Wechseljahren empfiehlt es sich, diese selbstständige Untersuchung sieben bis zehn Tage nach Beginn der Regelblutung durchzuführen. Wenn Sie das Abtasten der Brust einige Male vorgenommen haben, werden Sie mit dem »Normalzustand« Ihres Gewebes vertraut sein und generell weniger Besorgnis empfinden.

ZUSAMMENFASSUNG

· Frauen, die keiner Risikogruppe angehören, sollten ab dem Alter von 40 Jahren regelmäßig eine Mammographie durchführen lassen.

· Frauen mit familiärer Vorbelastung, sprich mit in jungen Jahren an Brustkrebs erkrankten Familienmitgliedern, ist unter Umständen ein früherer Beginn der Mammographieuntersuchungen anzuraten.

· Für Frauen mit dichtem Brustgewebe oder erhöhtem Brustkrebsrisiko stellen Ultraschalluntersuchungen eine sinnvolle Ergänzung zur Mammographie dar.

· Die Magnetresonanztomographie wird nur bei Hochrisikopatientinnen zur Brustkrebsfrüherkennung eingesetzt.

· Das regelmäßige Abtasten der Brust ist eine sinnvolle Früherkennungsmaßnahme.

· Auch wenn die einzelnen Maßnahmen gewissenhaft und sorgfältig durchgeführt werden, besteht keine Garantie, dass jede Brustkrebserkrankung frühzeitig erkannt wird.

Kapitel 2
Die Situation nach einem Befund

Was ist, wenn weitere Untersuchungen vorgeschlagen werden? Was passiert bei einer Biopsie?

Jennifer unterzog sich im Alter von 52 Jahren wie gewohnt ihrer jährlichen Mammographieuntersuchung. Eine Woche später bekam sie von ihrer Arztpraxis einen Brief, der den Satz enthielt: »Es müssen weitere Untersuchungen und/oder eine Biopsie vorgenommen werden.« Als sie sich telefonisch danach erkundigte, wie diese Nachricht zu verstehen sei, teilte man ihr in klaren Worten mit: »Wir haben auf den Aufnahmen etwas entdeckt und müssen uns das genauer ansehen.«

Ob sie nun völlig überraschend kommt (nach einer Routineuntersuchung) oder vielleicht schon sorgenvoll erwartet wird (weil zu Hause beim Abtasten der Brust ein Knoten bemerkt wurde) – diese Aussage möchte keine Frau nach einer Mammographie hören. Diese Nachricht bedeutet jedoch nicht notwendigerweise, dass die entdeckte Auffälligkeit besorgniserregend ist – und wenn sie Anlass zur Sorge gibt, leitet der Arzt mit der von ihm erteilten Aufforderung die richtigen Schritte ein: Um festzustellen, ob es sich bei einer in der Mammographieaufnahme erkennbaren Auffälligkeit tatsächlich um einen Tumor handelt, müssen weitere Untersuchungen vorgenommen werden.

Nachfolgende Untersuchungen

Wenn eine Mammographie einen auffälligen Befund ergibt, werden in der Regel zunächst weitere Röntgenaufnahmen angefertigt, die den betreffenden Bereich in vergrößerter Darstellung zeigen. Oft wird der als kritisch identifizierte Bereich auch in einer zielgerichteten Sonographie untersucht. Den meisten Einrichtungen ist es möglich, diese Nachfolgeuntersuchungen relativ kurzfristig (innerhalb einer Woche) anzuberaumen. Die Praxen kommen damit dem Bedürfnis vieler Frauen entgegen, die nach einem auffälligen Mammographiebefund möglichst schnell herausfinden möchten, ob eine besorgniserregende Erkrankung vorliegt. Auch wenn die angstvolle Reaktion vieler Patientinnen, mit den Anschlussuntersuchungen keinen Tag warten zu wollen, nachvollziehbar ist, muss man sich vor Augen führen, dass es bei einem auffälligen Mammographiebefund nicht um einen medizinischen Notfall handelt. Es ist jedoch angemessen, bis zur Durchführung der Nachfolgeuntersuchungen nicht mehr als vier Wochen zu warten. Im besten Fall wird nach der erneuten Röntgenuntersuchung sofort Entwarnung gegeben, weil sich ein vermeintlicher Knoten als harmlose Zyste entpuppt oder sich auf den vergrößerten Aufnahmen erkennen lässt, dass es sich bei einem auffällig verdichteten Gewebesegment lediglich um eine Überlappung zweier gesunder Strukturen handelt. Wenn bei einer Nachfolgeuntersuchung eine Zyste, eine Überlappung oder eine harmlose Verdickung des Gewebes diagnostiziert wird, wird von den Ärzten in der Regel der nächste Mammographietermin dem üblichen Rhythmus der allgemeinen Vorsorgeuntersuchungen entsprechend angesetzt. Nur in einigen Fällen wird eine frühere Mammographieuntersuchung empfohlen, um wirklich auf der sicheren Seite zu sein.

Wird durch eine erneute Röntgenuntersuchung die Auffälligkeit des Mammographiebefunds bestätigt, wird meist als Nächstes eine Biopsie durchgeführt.

Biopsie

In dieser Behandlungsphase sind üblicherweise Ihr Hausarzt oder Ihr Gynäkologe (die Ärzte, die die zweite Mammographie angeordnet haben) und Ihr

Radiologe Ihre Ansprechpartner. Diese Ärzte sprechen mit Ihnen die Untersuchungsergebnisse durch und empfehlen weitere Maßnahmen. Manchmal werden Patientinnen bereits nach dem ersten Mammographiebefund an einen auf die Behandlung von Brustkrebs spezialisierten Chirurgen überwiesen. Die Meinung dieses Facharztes kann schon zu diesem frühen Zeitpunkt wichtig sein, selbst wenn sich der anfängliche Verdacht durch die zweite Röntgenuntersuchung nicht bestätigt. In jedem Fall aber ist die Biopsie das Standardverfahren, das zur Anwendung kommt, wenn der in der radiologischen und/oder körperlichen Untersuchung erzielte Befund besorgniserregend ist.

Bei der Biopsie ist grundsätzlich zwischen zwei Formen zu unterscheiden: der Nadelbiopsie und der offenen Biopsie, die einen chirurgischen Eingriff darstellt.

Nadelbiopsie: Ablauf der Untersuchung

Eine Nadelbiopsie wird üblicherweise in einer radiologischen Praxis durchgeführt. Der Eingriff findet in der Regel mit örtlicher Betäubung statt – entweder durch eine Infiltrationsanästhesie, bei der das den Schmerz ausschaltende Mittel in das Gewebe injiziert wird, oder durch eine Oberflächenanästhesie, bei der das Anästhetikum auf die Körperoberfläche aufgebracht wird. Bei der Nadelbiopsie werden nach den bildgebenden Verfahren, auf die die Ärzte zurückgreifen können, um den »Weg« der Nadel durch das Gewebe sichtbar zu machen, folgende Varianten unterschieden:

· Bei einer *stereotaktischen* oder *röntgengesteuerten Stanzbiopsie* liefert ein Mammographiegerät das für die Gewebeentnahme erforderliche Bildmaterial. Wie bei einer regulären Mammographie wird die Brust der Patientin zusammengedrückt, dann bewegt der Radiologe die Nadel auf den als kritisch identifizierten Bereich zu. Die Vorstellung, dass die Brust erst zusammengepresst und dann auch noch von einer Nadel durchstochen wird, mag schrecklich erscheinen. Der Eingriff wird aber unter örtlicher Betäubung vorgenommen und ein versierter Arzt arbeitet rasch und präzise, um die für die Patientin unangenehme Prozedur möglichst schnell wieder zu beenden.

· Bei einer *ultraschallgesteuerten Stanzbiopsie* wird auf das Verfahren der Sonographie zurückgegriffen: Die Gewebeentnahme erfolgt während einer Ultraschalluntersuchung, die Ultraschallbilder dienen dem Arzt zur Orientierung.

· Bei einer *MRT-gesteuerten Stanzbiopsie* wird das Gewebe entnommen, während sich die Patientin im Magnetresonanztomographen befindet. Die Nadel wird anhand der MRT-Bilder gesteuert.

Die drei Varianten unterscheiden sich grundsätzlich nicht in der Verfahrensweise und bringen dieselbe Art Nadel zum Einsatz. Es wird lediglich jeweils auf ein anderes bildgebendes Verfahren zurückgegriffen, das die für das Steuern der Nadel erforderliche Darstellung des Brustgewebes liefert. Patientinnen, in deren näherer Umgebung es keine auf die Untersuchung des Brustbereichs spezialisierte radiologische Praxis gibt, die diese Form der Biopsie anbietet – zum Beispiel, weil sie auf dem Land wohnen –, können sich auch an einen auf die Behandlung von Brustkrebs spezialisierten Chirurgen wenden. Diese Fachärzte besitzen meist die für das Durchführen einer Biopsie erforderlichen Qualifikationen und sind in ihren Praxen mit den benötigten Mammographie- und Ultraschallgeräten ausgestattet.

Die Biopsie dauert 15 bis 30 Minuten – das Positionieren von Patientin und Geräten sowie die Vorbereitungsarbeiten für die Aufnahmen eingeschlossen. Das Einführen der Nadel und die Gewebeentnahme selbst nehmen jedoch weniger als fünf Minuten in Anspruch. Mithilfe der Stanznadel wird ein Stück des verdächtigen Gewebes entnommen. Beim Einführen der Nadel entsteht ein kleines Loch in der Haut. Nach der Biopsie kann ein leichter Wundschmerz auftreten, auch kleine Blutergüsse sind möglich. Der Eingriff führt kaum zu Vernarbungen des innenliegenden Gewebes. Auch auf der Haut bleiben nur um den Einstichbereich kleine Narben zurück. In seltenen Fällen treten särkere Blutergüsse auf, die sich jedoch von selbst zurückbilden. Stanzbiopsien werden in der Regel ambulant durchgeführt. Die Patientinnen erholen sich meist schnell und können spätestens am darauffolgenden Tag wieder ihrem Alltag nachgehen.

- Bei einer *Feinnadelaspirationsbiopsie* (FNB) wird eine dünnere Nadel verwendet. Während bei der Stanzbiopsie ein Segment des verdächtigen Gewebes entfernt wird, werden bei der Feinnadelaspirationsbiopsie nur einige Zellen entnommen. Diese Form der Biopsie wird häufig durchgeführt, nachdem der Arzt beim Abtasten eine Auffälligkeit in der Brust oder in einem Lymphknoten festgestellt hat. Die Nadel wird an der ertasteten Stelle durch die Haut ins Gewebe geführt. Die Feinnadelaspirationsbiopsie ist eine relativ einfache und schnelle Prozedur, die auch in einer Hausarztpraxis durchgeführt werden kann. Da jedoch statt der vollständigen Gewebeprobe nur eine kleine Menge Zellen entnommen wird, liefert sie weniger aussagekräftige Befunde als die Stanzbiopsie.

Offene Biopsie: Ablauf der Untersuchung

Eine offene Biopsie stellt einen wesentlich größeren Eingriff dar als eine Nadelbiopsie: Zur Gewebeentnahme wird eine kleine Operation durchgeführt. Es ist zwar möglich, diesen Eingriff unter örtlicher Betäubung vorzunehmen, in der Regel findet er aber unter Vollnarkose und deshalb in einem Krankenhaus statt. In der 30- bis 45-minütigen Operation wird mit einem Skalpell ein kleiner Schnitt gesetzt, das verdächtige Gewebe wird teilweise entnommen und die Wunde anschließend vernäht. Eine offene Biopsie erfordert keinen längeren Krankenhausaufenthalt – sie wird in der Regel ambulant durchgeführt. Oft werden die Patientinnen jedoch wegen des zu erwartenden Wundschmerzes und der nach der Operation auftretenden leichten Hämatome für einen oder mehrere Tage krankgeschrieben. Nach einer offenen Biopsie ist zur Genesung ein längerer Zeitraum anzusetzen als nach einer Nadelbiopsie. Wenn der Beruf einer Frau den Oberkörper beanspruchende Tätigkeiten wie Heben oder Tragen beinhaltet, sollte bis zur Wiederaufnahme der Arbeit mindestens eine Woche vergehen. In dieser Zeit sollte auch von sportlichen Betätigungen Abstand genommen werden. Nach einer offenen Biopsie bleibt meist eine sichtbare

Narbe zurück. Häufig kann der Schnitt jedoch an einer wenig auffälligen Stelle gesetzt werden – zum Beispiel am Rand der Areola, dem Brustwarzenhof, dessen Pigmentierung eine Vernarbung nicht allzu deutlich hervorstechen lässt.

Vorteile der Nadelbiopsie

Eine Nadelbiopsie ist ein minimalinvasives Verfahren. Sie führt im Vergleich zu einer offenen Biopsie zu einer wesentlich schnelleren Erholung der Patientin und zu einer geringeren Narbenbildung. In der großen Mehrheit aller Fälle liefert eine von einem erfahrenen, versierten Facharzt durchgeführte Nadelbiopsie eindeutige, zuverlässige Ergebnisse. Da sich also mit dieser mit einer geringeren Belastung verbundenen Methode aussagekräftige Befunde erzielen lassen, ist sie, wenn irgend möglich, einer Operation vorzuziehen. Erweist sich das – wie es oft der Fall ist – in einer Nadelbiopsie entnommene Gewebe eindeutig als gesund, ist für die Patientin während des gesamten Behandlungsverlaufs kein einziger chirurgischer Eingriff nötig.

Die Nadelbiopsie bietet zudem den Vorteil, dass die Ergebnisse der Analyse des entnommenen Materials meist schon ein bis zwei Tage später vorliegen. Wenn es sich bei dem untersuchten Gewebe tatsächlich um Krebs handelt, wird diese Diagnose also gestellt, *bevor* die Patientin sich einem chirurgischen Eingriff unterziehen muss. Die Patientin hat nun die Möglichkeit, den Befund in Ruhe mit ihrem Arzt zu besprechen, die bestehenden Optionen durchzugehen und einen konkret auf die vorliegende Diagnose zugeschnittenen Operationsplan zu entwickeln. Bei einer offenen Biopsie unterzieht sich die Patientin bereits zur Gewebeentnahme einem, wenn auch kleinen, chirurgischen Eingriff. Die Analyseergebnisse liegen meist später vor als nach einer Nadelbiopsie – es vergehen oft mehrere Tage. Wird das entnommene Material als Teil einer bösartigen Geschwulst identifiziert und damit eine Krebsdiagnose gestellt, wurde bei der Patientin also bereits eine Operation durchgeführt und in den meisten Fällen müssen weitere folgen. Die Anzahl der chirurgischen Eingriffe lässt sich folglich dadurch verringern, dass man zunächst durch eine Nadelbiopsie die Informationen sammelt, die über das weitere Vorgehen entscheiden.

WISSENSWERTES

Eine Nadelbiopsie ist einer offenen Biopsie, wann immer möglich, vorzuziehen. Als Chirurgin verdiene ich mit Operationen meinen Lebensunterhalt. Dennoch rate ich meinen Patientinnen, wann immer es der Einzelfall erlaubt, zur Nadelbiopsie als im Vergleich zur offenen Biopsie vorteilhafteres Verfahren. Als minimalinvasives Verfahren schädigt die Nadelbiopsie den Körper in geringerem Maße. Außerdem wird durch Anwendung dieser Methode die Zahl der im Falle einer Krebserkrankung erforderlichen Operationen reduziert. Erweist sich das bei einer Nadelbiopsie entnommene Material als gesundes Gewebe, entfällt die Notwendigkeit chirurgischer Eingriffe aller Wahrscheinlichkeit nach sogar ganz. Eine Nadelbiopsie ist also, sofern sie anwendbar ist, immer der beste Weg.

Notwendigkeit einer offenen Biopsie

Unter bestimmten Bedingungen ist es nicht möglich, eine Nadelbiopsie durchzuführen. Die folgenden Gegebenheiten machen eine offene Biopsie notwendig:

- Einige Stellen im Brustgewebe (zum Beispiel sehr oberflächlich oder sehr tief gelagerte) sind nicht mit einer Nadel zu erreichen.
- Es ist äußerst schwierig, bei Frauen mit sehr kleinen Brüsten eine Nadelbiopsie durchzuführen. Wird beispielsweise eine kleine Brust bei einer stereotaktischen Stanzbiopsie im Mammographiegerät zusammengedrückt, kann die Nadel durch das gesamte Brustgewebe schießen, ohne die verdächtige Stelle zu erreichen.
- Bei Frauen mit Brustimplantaten wird häufig der offenen Biopsie der Vorzug gegeben, um zu vermeiden, dass die Implantate durch die Nadel beschädigt werden.
- Wenn es einer Patientin aufgrund ihres Gesundheitszustands nicht möglich ist, während des für die Nadelbiopsie benötigten Zeitraums in der erforderlichen Position ruhig liegen zu bleiben, wird oft zu einer offenen

Biopsie geraten. Darunter fallen Frauen, die an Rückenschmerzen, an der Muskelzittern auslösenden Parkinson-Krankheit oder an einer cerebralen Bewegungsstörung leiden. Für Patientinnen, die beim Liegen Atembeschwerden haben (zum Beispiel verursacht durch Herzinsuffizienz oder Adipositas) kommt ebenfalls eher eine offene Biopsie infrage.

· Wenn der behandelnde Arzt einen Knoten ertastet, auf den mittels bildgebender Verfahren erstellten Aufnahmen der Brust aber kein verdächtiger Bereich erkennbar ist, kann keine Nadelbiopsie durchgeführt werden, da die für die Steuerung erforderliche Darstellbarkeit fehlt. Bleiben eine Mammographie oder eine Ultraschalluntersuchung ohne Befund, schließt das jedoch nicht aus, dass es sich bei einem ertasteten Knoten um einen Tumor handelt. Eine weiterführende Untersuchung ist also ratsam. In diesen seltenen Fällen möchte der behandelnde Arzt durch eine Entnahme des verdächtigen Gewebes sicherstellen, dass eine mögliche Krebserkrankung nicht unerkannt bleibt.

WEITERFÜHRENDE NFORMATIONEN

Wenn bei Ihnen keiner der oben genannten Gründe vorliegt und Ihnen Ihr Arzt dennoch zu einer offenen Biopsie rät, empfiehlt es sich, eine zweite Meinung einzuholen. Manche Chirurgen, vor allem jene, die nicht auf die Behandlung von Brustkrebs spezialisiert sind, bevorzugen das Verfahren der offenen Biopsie ohne angemessene Begründung. In den USA wurde durch Studien nachgewiesen, dass in bestimmten Regionen – zum Beispiel in ländlichen Gebieten oder in Gegenden, in denen keine auf die Behandlung von Brustkrebs spezialisierten Chirurgen niedergelassen sind – in unangemessener Häufigkeit offene Biopsien durchgeführt werden und die Nadelbiopsie bei den für dieses Verfahren infrage kommenden Patientinnen zu selten angewendet wird. Eine offene Biopsie sollte nur in 10 Prozent aller Fälle vorgenommen werden. Jüngere Studien belegen außerdem, dass Chirurgen, die keine auf die Behandlung von Brustkrebs ausgerichtete Zusatzausbildung durchlaufen haben und deshalb unter Umständen nicht über ausreichende Kenntnisse hinsichtlich der zu bevorzugenden Diagnosemaßnahmen verfügen, ihren Patientinnen mit größerer Wahrscheinlichkeit zu einer offenen Biopsie raten als sie zur Nadelbiopsie an einen Radiologen zu überweisen. Deshalb lohnt es sich, den oben erteilten Ratschlag noch einmal zu wiederholen: Holen Sie eine zweite Meinung ein, wenn Ihr Arzt Ihnen zu einer offenen Biopsie rät und bei Ihnen keiner der oben genannten Gründe vorliegt, die gegen eine Nadelbiopsie sprechen.

IRRGLAUBE: »Nadelbiopsien führen dazu, dass der Krebs streut.«
Irgendwann einmal hörte ich in meinem Umfeld die Auffassung, eine Nadelbiopsie bewirke, dass die Krebszellen ausstreuen – und dass nach einer Nadelbiopsie möglichst schnell ein chirurgischer Eingriff stattfinden muss, um die durch die Nadel verursachte Gefahr der Ausbreitung der Krebszellen einzudämmen. Diese Behauptung ist falsch! Die Nadelbiopsie ist ein äußerst wichtiges Verfahren zur Früherkennung von Krebs in der Brust und in anderen Organen. Sie führt nicht dazu, dass die Krebszellen streuen. Mit der Nadelbiopsie sind minimale Risiken verbunden – es kann zum Beispiel zu Blutungen und Infektionen kommen. Die Gefahr, dass durch die Nadel Tumorzellen verschleppt werden und sich an anderer Stelle ansiedeln, besteht jedoch nicht. Sich aus Angst vor einem Ausstreuen der Krebszellen gegen eine Nadelbiopsie zu entscheiden, ist also nicht der richtige Weg.

Markierung als Teil der Nadelbiopsie

Im Vorbereitungsgespräch wird Sie der mit der Behandlung betraute Radiologe oder Chirurg auch darüber informieren, dass bei der Nadelbiopsie zur Kennzeichnung des verdächtigen Gewebes ein Marker eingebracht wird. Bei diesem Marker handelt es sich um einen kleinen, üblicherweise aus Titan gefertigten Clip, der auf Mammographieaufnahmen sichtbar ist. Die Clips gibt es in verschiedenen Formen – zum Beispiel in Gestalt einer winzigen Schleife, die an das internationale Symbol »Pink Ribbon« erinnert, mit dem auf die Problematik von Brustkrebserkrankungen hingewiesen wird, aber auch in Form einer Sanduhr oder eines Zylinders. Wenn mehrere Biopsien durchgeführt werden müssen, können zur Markierung der einzelnen Stellen unterschiedliche Clips verwendet werden. Einer Markierung per Clip kann bedenkenlos zugestimmt werden – die Prozedur ist ungefährlich und nicht schmerzhaft. Wenn die verdächtige Stelle sehr klein ist, macht es eine Markierung dem Arzt leichter, das möglicherweise krankhaft veränderte Gewebe anzusteuern und zu entfernen.

In einer stereotaktischen oder ultraschallgesteuerten Stanzbiopsie ist der als verdächtig identifizierte Zielbereich häufig sehr klein. Oft kann die besorgniserregende Stelle gleich komplett entfernt werden. Häufig geben zum Beispiel auf der Mammographieaufnahme entdeckte Kalkablagerungen (Mikrokalk) den Anlass zur Biopsie. Mikrokalk erscheint auf den Bildern in Form von winzig kleinen weißen Punkten. Sind nach einer Früherkennungsuntersuchung auf den Röntgenbildern Kalkablagerungen sichtbar, wird üblicherweise eine Biopsie angeraten. Kalkablagerungen können über den gesamten Brustbereich verteilt auftreten, manchmal beschränken sie sich jedoch auf ein kleines Areal von vielleicht fünf Millimetern. Bei der Stanzbiopsie wird ein Teil des mikrokalkhaltigen Gewebes mit einer Hohlnadel von wenigen Millimetern Durchmesser umschlossen und herausgelöst. Ist der in der Biopsie angesteuerte Bereich von Natur aus sehr klein, werden bei der Gewebeentnahme unter Umständen alle sichtbaren Kalkablagerungen entfernt. Das entnommene Gewebe (Biopsat) wird von einem Pathologen untersucht – die Ergebnisse liegen einige Tage später vor. In 20 Prozent aller Fälle stellt sich durch die Untersuchung heraus, dass die Kalkablagerungen auf eine Krebserkrankung zurückzuführen sind. Wurden in der Biopsie alle sichtbaren Kalkablagerungen entfernt, ist es dem Arzt nach der Krebsdiagnose nicht mehr möglich, den ursprünglich betroffenen Bereich in einer Mammographie genau zu identifizieren. Die Tatsache, dass alle Ablagerungen beseitigt wurden und nicht mehr auf den Röntgenbildern erscheinen, bedeutet aber nicht, dass sämtliche Krebszellen entfernt wurden! Auf die Biopsie muss ein chirurgischer Eingriff folgen, in dem auch das umliegende Gewebe entfernt wird, denn in den meisten Fällen beschränkt sich die Krebserkrankung nicht auf den durch Kalkablagerungen gekennzeichneten Bereich. Das für die Operation relevante Areal lässt sich auf den Mammographieaufnahmen nur dann erkennen, wenn bei der Biopsie an der betreffenden Stelle ein Clip plaziert wurde.

Auch bei großen Tumoren können bei der Biopsie gesetzte Clips von entscheidender Bedeutung sein. In einigen Fällen wird zum Beispiel vor dem chirurgischen Eingriff eine Chemotherapie durchgeführt, durch die der Tumor schrumpft. Ohne Clip ist es dem Chirurgen später oft nicht möglich, die Stelle mit dem zu entfernenden Gewebe zu finden. (Weitere Informationen zur Behandlung mittels Chemotherapie vor einem chirurgischen Eingriff bietet Kapitel 9.)

WISSENSWERTES

Da die bei der Biopsie eingebrachten Marker sehr klein sind, spürt man sie nicht. Auch wenn sich das bei der Biopsie entnommene Gewebe als gesund erweist und die Notwendigkeit eines chirurgischen Eingriffs zu Entfernung des umliegendem Bereichs entfällt, können die Marker problemlos in der Brust verbleiben. Übrigens schlägt auch kein Metalldetektor bei der Sicherheitskontrolle am Flughafen wegen des Clips Alarm. Sie können also auch nach einer Biopsie Flugreisen unternehmen, ohne eine Leibesvisitation befürchten zu müssen (zumindest nicht wegen des gesetzten Markers).

Mögliche Ergebnisse einer Nadelbiopsie

Bei einer Nadelbiopsie wird an einer als verdächtig eingestuften Stelle ein kleines Gewebestück entnommen. Ist das verdächtige Areal sehr klein, wird durch die Biopsie ein großer Anteil des auffälligen Gewebes entfernt. Von einem großen Areal wird durch die Biopsie nur ein kleiner Teil entfernt. Unabhängig von der Relation, die zwischen entnommenem und verbliebenem Material besteht, liefert das durch die Biopsie gewonnene Material ein exaktes Bild von der Beschaffenheit des Gewebes in der gesamten als kritisch eingestuften Region. Die Ergebnisse einer Nadelbiopsie lassen sich in drei Kategorien einteilen:

1. »Gutartig« = normal
2. »Bösartig« = Krebs
3. »Unbestimmt« (oder, wie ich zu meinen Patientinnen zu sagen pflege, »zwischen normal und Krebs«)

Die Klassifizierung des entnommenen Gewebes als gutartig oder bösartig liefert den Chirurgen die wichtigste Information, um über das weitere Vorgehen zu entscheiden. Lautet der Befund »gutartig«, sind oft keine weiteren Maßnahmen erforderlich. Wird als Ergebnis Krebs festgestellt, werden gemeinsam mit der Patientin die nächsten Schritte besprochen.

Bei einer durch eine Nadelbiopsie identifizierten Krebserkrankung lassen sich die folgenden Kriterien genau bestimmen:

1. Ob es sich um ein invasives oder um ein nicht invasives Karzinom (duktales Karzinom in situ) handelt (weitere Informationen über Krebsarten siehe Kapitel 5).
2. Ob im Falle eines invasiven Karzinoms ein duktales oder ein lobuläres Karzinom beziehungsweise eine andere seltene Form des Krebses vorliegt (weitere Informationen über Krebsarten siehe Kapitel 5).
3. Welche Faktoren das Wachstum des Karzinoms bestimmen. Durch eine Nadelbiopsie lässt sich ermitteln, ob ein hormonempfindlicher Tumor vorliegt, sprich ob Wachstum und Ausbreitung des Karzinoms durch die Hormone Östrogen und Progesteron gefördert werden (weitere Informationen siehe Kapitel 8). Eine Nadelbiopsie gibt auch Auskunft über den HER2/neu-Status. Etwa 20 Prozent aller Brustkrebspatientinnen werden als »Her2/neu positiv« diagnostiziert. Diese Information beeinflusst den weiteren Behandlungsverlauf maßgeblich (siehe Kapitel 8).

WEITERFÜHRENDE INFORMATIONEN

Bei bestimmten Tumorarten liefern die durch die Nadelbiopsie gewonnenen Ergebnisse wichtige Hinweise für die Reihenfolge der Behandlungsschritte. Beispielsweise wird bei Patientinnen mit triple-negativem Mammakarzinom (mit Tumoren, an deren Oberfläche Östrogen-, Progesteron- und Her2/neu-Rezeptoren fehlen) und bei Frauen mit Her2/neu-positivem Befund oft *vor* einem operativen Eingriff eine Chemotherapie durchgeführt (weitere Informationen zur Durchführung einer Chemotherapie vor einem chirurgischen Eingriff siehe Kapitel 9). Die anhand der entnommenen Gewebeprobe ermittelten Eigenschaften der Tumorzellen sollten also vor Behandlungsbeginn genau in Augenschein genommen werden. Wenn bei Ihnen ein triple-negatives Karzinom festgestellt wurde oder der Befund »Her2/neu positiv« vorliegt, sollten Sie mit dem Chirurgen, der in Ihrem Fall die Nadelbiopsie durchgeführt hat, darüber sprechen, ob ein Onkologe in die Entscheidung über die richtige Reihenfolge der Therapiemaßnahmen eingebunden werden sollte.

Aussagen, die sich nach einer Nadelbiopsie nicht treffen lassen

Einige Aspekte lassen sich nicht durch eine Nadelbiopsie ermitteln. Zum Beispiel erhält man keine Informationen über das Stadium der Krebserkrankung – wie weit sie fortgeschritten ist, lässt sich nur durch eine Operation feststellen. Da bei der Biopsie nur ein kleiner Teil des Tumorgewebes entnommen wird, sind keine Aussagen über die Größe des Karzinoms möglich. Außerdem lässt sich nicht feststellen, ob die Krebszellen bereits in die Lymphknoten gestreut haben. Damit werden die beiden wesentlichen Kriterien, die der Definition des Stadiums einer Brustkrebserkrankung dienen, durch eine Nadelbiopsie nicht erfasst. Des Weiteren lässt eine Biopsie keine Rückschlüsse darauf zu, ob und inwieweit auch andere Gewebebereiche der Brust krankhafte Veränderungen aufweisen. Aus diesen Gründen stützt sich die Entscheidung, in welcher Form der chirurgische Eingriff erfolgen soll, oft nicht nur auf die Befunde aus einer einzigen Nadelbiopsie. In die Planung fließen zum Beispiel auch Informationen ein, die durch weitere Biopsien an anderen Stellen der Brust oder an der zweiten Brust gewonnen werden. Ihr behandelnder Chirurg wird Sie über die in Ihrem Fall erforderlichen zusätzlichen Diagnosemaßnahmen, wie weitere Biopsien oder Mammographieuntersuchungen, informieren.

In 10 Prozent aller Fälle lautet der Biopsiebefund »unbestimmt«. Ein solches Ergebnis liegt vor, wenn die Menge des entnommenen Gewebes zu einer Beurteilung des vollständigen als verdächtig eingestuften Areals nicht ausreicht oder wenn die Gewebeprobe »atypische«, also veränderte Zellen, enthält, die häufig in der Umgebung eines Tumors vorkommen. Nach einem unbestimmten Biopsiebefund wird oft in einem chirurgischen Eingriff eine größere Gewebeprobe entnommen (das ist nur mit einem operativen Verfahren möglich), um eine genauere Analyse des verdächtigen Areals zu ermöglichen und sicherzustellen, dass ein möglicherweise vorhandener Tumor nicht übersehen wird. Wird in einer Operation das um den Bereich der in der Nadelbiopsie entnommenen Probe liegende Gewebe entfernt, folgt erneut eine pathologische Untersuchung des entnommenen Materials. Das Laborergebnis liegt nach wenigen Tagen vor. In 20 Prozent der Fälle werden bei der Untersuchung tatsächlich Tumorzellen entdeckt. An diese Krebsdiagnose schließen sich oft weitere chirurgische Eingriffe an. Diese Behandlungskette führt viele Frauen zu folgender Argumentation: »Warum sollte ich mich überhaupt einer Nadelbiopsie unterziehen, wenn anschließend doch der gesamte Bereich entfernt werden muss? Warum zwei Eingriffe – eine Nadelbiopsie und eine Operation – vornehmen lassen, wenn sich doch alles in einem erledigen lässt?« Nadelbiopsien liefern jedoch in der Mehrzahl eindeutige Diagnosen: gutartig oder bösartig. Der Befund »unbestimmt« tritt selten auf. Welches Ergebnis erzielt werden wird, lässt sich natürlich im Vorfeld nicht absehen. Es empfiehlt sich also nicht, aus der Sorge heraus, dass ein unbestimmter Befund erzielt werden könnte, einem chirurgischen Eingriff gegenüber der Nadelbiopsie den Vorzug zu geben. In den meisten Fällen liefert eine Nadelbiopsie sofort einen konkreten Befund.

Biopsien aufgrund neu aufgetretener oder größer werdender Knoten

Ein neu aufgetretener oder größer werdender Knoten in der Brust ist stets ein Alarmsignal. Hinter einer zu ertastenden Auffälligkeit können jedoch verschiedene Phänomene stehen – nicht immer handelt es sich um einen bösartigen Tumor.

Knoten bedeuten nicht immer Brustkrebs

Zu den häufigen Ursachen tastbarer Knoten zählen:

Zysten

Zysten sind bläschenartige, mit Flüssigkeit gefüllte Hohlräume im Gewebe. Sie treten in den verschiedensten Größen auf. Bei Frauen vor den Wechseljahren sind Zysten eine häufige Erscheinung. Ihre Ausprägung schwankt innerhalb des Zyklus – kurz vor Einsetzen der Periode treten sie am prominentesten hervor. Zysten lassen sich in Ultraschalluntersuchungen meist gut von festen Knoten unterscheiden. Einfache Zysten sind meist harmlos und erfordern keine medizinischen Maßnahmen. Durch große oder prall gefüllte Zysten verursachte Schmerzen lassen sich durch Punktion beseitigen. Dabei wird mithilfe einer Nadel die Flüssigkeit aus den Hohlräumen entfernt. Zysten verschwinden üblicherweise nach einer Punktion, doch auch ein erneutes Auftreten ist kein Anlass zur Sorge und zieht keinen operativen Eingriff zur Entfernung der Zysten nach sich.

Gutartige Knoten

Auch bei Knoten fester Konsistenz besteht – vor allem bei Frauen vor den Wechseljahren – die Möglichkeit, dass es sich um gutartige Geschwülste handelt. Bei gutartigen Knoten handelt es sich häufig um *Fibroadenome*. Diese Knoten treten oft schon bei Mädchen im Teenageralter auf. Eine vermehrte Ansammlung von gutartigen Geschwülsten und Zysten wird als *Fibrozystische Mastopathie* bezeichnet. Sie kommt bei den meisten Frauen im Laufe des Lebens vor.

Trotz dieser möglicherweise gutartigen Ursachen gilt jedoch, dass jeder neu auftretende oder größer werdende Knoten untersucht werden muss, um eine Krebserkrankung auszuschließen oder rechtzeitig zu erkennen.

Warum eine Biopsie notwendig ist, obwohl Mammographie und Ultraschalluntersuchung ohne Befund geblieben sind

»Es ist alles im grünen Bereich, stimmt's?«, erkundigte sich eine meiner Patientinnen, Beth, voller Hoffnung. »Leider nein«, antwortete ich. Beth, etwa 40 Jahre alt, hatte eines Tages während des Duschens einen Knoten in ihrer Brust bemerkt. Ihr Hausarzt hatte eine Mammographie und eine Ultraschalluntersuchung eingeleitet. Beide Untersuchungen zeigten keinen auffälligen Befund. Trotz dieses erfreulichen Ergebnisses bat mich Beths Hausarzt darum, weitere Untersuchungen vorzunehmen. Da jeder nicht spezifizierte, neu aufgetrete Knoten so lange als gefährlich gilt, bis der Nachweis erbracht ist, dass es sich nicht um einen Tumor handelt, holte Beths Arzt meine Unterstützung ein – in der Hoffnung, die Annahme bestätigt zu sehen, dass keine weiteren Maßnahmen notwendig waren. Bereits vor Beginn der Untersuchungen vermutete ich jedoch, dass weitere Schritte erforderlich sein würden. Bei *jedem* nicht spezifizierten Knoten muss der genaue Befund ermittelt werden. Weisen die Röntgen- oder Ultraschallbilder keine Auffälligkeit auf, bedeutet das zwar, dass es sich bei dem festgestellten Knoten nur mit geringer Wahrscheinlichkeit um einen Tumor handelt, die Möglichkeit, dass eine Krebserkrankung vorliegt, wird dadurch aber nicht ausgeschlossen. Die Beschaffenheit eines neu aufgetretenen Knotens muss stets durch eine Biopsie geklärt werden, auch wenn Mammographieaufnahmen oder Ultraschallbilder aufgrund des »normalen« Befunds Entwarnung zu geben scheinen.

Entfernung gutartiger Knoten

In einigen Fällen raten Ärzte dazu, vor allem größere Knoten operativ zu entfernen, auch wenn eine Nadelbiopsie den Nachweis erbracht hat, dass es sich um eine gutartige Geschwulst handelt. Frauen, die die Absicht haben, bald Kinder zu bekommen, wird meist empfohlen, den Eingriff durchführen zu lassen, bevor sie schwanger werden. Gutartige Knoten wachsen während der Schwangerschaft aufgrund der hormonellen Stimulation an. Dieser Umstand erschwert die Unterscheidung, ob bei einem größer werdenden Knoten Krebsverdacht besteht und eine Operation angesetzt werden sollte – die aufgrund der Narkose für Mutter und Kind gefährlich ist. Chirurgen raten jüngeren Frauen deshalb oft als Präventivmaßnahme zur Entfernung eines Knotens.

Wird ein Knoten nicht entfernt, sollte Ihr Arzt unbedingt darauf bestehen, Sie nach zwei bis drei Tagen noch einmal zu untersuchen. Verschwindet der Knoten von selbst, hat sich das Problem erledigt. Tumoren lösen sich nicht auf und werden auch nicht kleiner. Verbleibende und vor allem größer werdende Knoten sind jedoch besorgniserregend und sollten über einen Zeitraum von zwei bis drei Monaten beobachtet und unter Umständen entfernt werden. Wenn eine Kontrolle aufgrund Ihrer Lebensumstände schwierig ist (weil Sie zum Beispiel einen neunmonatigen Aufenthalt in Tibet planen oder wegen Ihrer beruflichen Belastung Arzttermine schlecht einhalten können), empfiehlt sich eine prophylaktische Entfernung.

WEITERFÜHRENDE INFORMATIONEN

Wenn Ihr Arzt Ihnen mitteilt, dass keine weiteren Untersuchungen oder Nachfolgemaßnahmen erforderlich sind, nachdem bei Ihnen durch Abtasten oder in einer Mammographieaufnahme ein Knoten festgestellt wurde, empfiehlt es sich, eine zweite Meinung einzuholen. Auch wenn ein Knoten völlig harmlos aussieht, kann nur durch eine Biopsie der Nachweis erbracht werden, dass er tatsächlich gutartig ist.

IRRGLAUBE: »Jeder Knoten muss operativ entfernt werden.«
Viele Frauen gehen davon aus, dass ein durch Abtasten ermittelter Knoten oder eine auf Röntgen- oder Ultraschallbildern erkennbare Auffälligkeit in jedem Fall eine operative Entfernung des verdächtigen Gewebes nach sich

zieht. Deshalb bevorzugen sie es, die Nadelbiopsie zu überspringen und sich gleich einer Operation zu unterziehen, in der der Knoten vollständig entfernt wird. Den Erkenntnissen der modernen Medizin folgend wird heute jedoch vor einem chirurgischen Eingriff eine Nadelbiopsie vorgenommen. Sofern keine Gründe vorliegen, die die Durchführung einer Nadelbiopsie ausschließen (siehe Abschnitt »Notwendigkeit einer offenen Biopsie« oben), sollte kein Arzt die Empfehlung aussprechen, sofort zu einer vollständigen Entfernung des verdächtigen Gewebes überzugehen.

WEITERFÜHRENDE INFORMATIONEN

Ärzte, die nicht auf die Behandlung von Brustkrebs spezialisiert sind, machen vor allem bei jüngeren Patientinnen oft den Fehler, einen Knoten erst über längere Zeit zu beobachten, bevor sie zu einer Nadelbiopsie raten. Abzuwarten, ob ein Knoten sich im Lauf der Zeit verändert, kann aber bedeuten, einem Tumor beim Wachsen zuzusehen. Ein ertasteter oder auf einer Mammographieaufnahme entdeckter Knoten stellt keinen medizinischen Notfall dar. Man muss nicht alles stehen und liegen lassen und sich sofort einer Biopsie unterziehen. Mehr als ein bis zwei Monate bis zur Diagnose verstreichen zu lassen, ist jedoch nicht empfehlenswert. Die von ärztlicher Seite empfohlenen Maßnahmen sollten auf jeden Fall sicherstellen, dass eine Krebserkrankung nicht unerkannt bleibt oder zu spät bemerkt wird (auch deshalb empfiehlt es sich, einen auf die Behandlung von Brustkrebs spezialisierten Mediziner aufzusuchen). Die Behauptung vieler Ärzte, die Entnahme einer Gewebeprobe »durch eine große Operation« würde die Patientinnen entstellen, könnte der Wahrheit nicht ferner sein. Die Nadelbiopsie ist, wie oben beschrieben, ein minimalinvasives Verfahren und hinterlässt so gut wie keine Narben. Selbst wenn der Knoten durch eine Operation komplett entfernt werden muss, kennt ein auf die Behandlung von Brustkrebs spezialisierter Chirurg Mittel und Wege, den Schnitt klein zu halten und an wenig prominenter Stelle zu setzen. Einem erfahrenen Chirurgen gelingt die Gratwanderung, das verdächtige Gewebe vollständig zu entfernen und ein medizinisch sauberes Ergebnis zu erzielen, ohne die Größe oder die Form der Brust dabei signifikant zu verändern.

ZUSAMMENFASSUNG

- Eine Nadelbiopsie ist einer offenen Biopsie, wann immer möglich, vorzuziehen.

- Ein ertasteter Knoten kann eine Biopsie nach sich ziehen, auch wenn Röntgen- oder Ultraschallbilder ein normales Bild zeigen.

- Das Einbringen eines Markers bei der Nadelbiopsie ist von zentraler Bedeutung.

Kapitel 3
Wenn »positiv« nichts Gutes bedeutet

Die ersten Schritte nach einer Krebsdiagnose

Eine meiner Patientinnen, Wendy, ging äußerst gewissenhaft ihren Früherkennungsuntersuchungen nach. Sie ließ einmal im Jahr eine Mammographie durchführen. Da bei ihr eine familiäre Vorbelastung bestand, suchte sie mich zusätzlich jedes Jahr zu weiteren Untersuchungen auf, die unsere Klinik im Rahmen eines speziellen Programms für Risikopatientinnen anbietet. Sie legte den Termin meist auf den Tag nach ihrem Geburtstag – mit der Begründung, dass eine gute Nachricht, sprich eine Mammographieaufnahme ohne Befund, dann ein hübsches Geschenk für sie wäre, und ihr eine schlechte Nachricht, sprich eine in der Untersuchung festgestellte Erkrankung, zumindest nicht die Feier ruinieren würde. Als Wendy 61 Jahre alt war, waren auf ihren Röntgenbildern Kalkablagerungen zu sehen. Sie willigte in meinen Vorschlag ein, eine Biopsie vorzunehmen. Als ich Wendy mitteilte, dass durch die Gewebeuntersuchung ein duktales Karzinom in situ (DCIS, *ductal carcinoma in situ*) nachgewiesen wurde, blieb bei ihr nur das Wort »Karzinom« hängen. Wendy ging vom Schlimmsten aus.

»Was bedeutet das?«, fragte sie mich nervös.

Ich würde einer Frau nach einer Krebsdiagnose niemals mitteilen, dass sie Glück gehabt hat, doch in diesem Fall konnte ich Wendy erklären, dass es sich bei einem duktalen Karzinom in situ um die Form von Brustkrebs handelt, die sich am besten behandeln lässt und bei der die Wahrscheinlichkeit einer Heilung am größten ist.

Außerdem gab ich ihr folgende Ratschläge:

1. Bleiben Sie nach Möglichkeit ruhig

Die meisten Frauen sind nach einer Krebsdiagnose verständlicherweise verängstigt und schockiert und geraten teilweise sogar in Panik. Deshalb ist es wichtig, einen Weg zu Hoffnung und Optimismus zu finden. Die Heilungsraten von Brustkrebs sind so hoch wie nie zuvor. Wenn eine Erkrankung frühzeitig erkannt wird, liegt die Wahrscheinlichkeit einer Genesung oft bei über 90 Prozent. Bei einem duktalen Karzinom in situ, wie es bei Wendy vorlag, beträgt die Überlebensrate sogar 98 bis 99 Prozent. Bleiben Sie, wenn irgend möglich, nach einer Krebsdiagnose ruhig. Von einem Mediziner betreut zu werden, der Ihnen Zuversicht und eine Spur von Gelassenheit vermittelt, ist hilfreich. Schließen Sie von Anfang an Ärzte von Ihrer Behandlung aus, die Ihnen nicht das Gefühl der Ruhe geben können, die Ihnen die nachfolgenden Schritte nicht in verständlicher Form erklären können oder die sich nicht die Zeit nehmen, all Ihre Fragen zu beantworten.

Ein wenig Besonnenheit zu entwickeln, bietet viele Vorteile – niemandem fällt es leicht, unter großem Druck wichtige Entscheidungen zu treffen. In einem ruhigen Gemütszustand gelingt es Ihnen besser, die Informationen, die Sie nach einer Krebsdiagnose erhalten, zu verarbeiten, darüber nachzudenken und den für Sie richtigen Weg der Behandlung zu wählen.

2. Machen Sie sich bewusst, dass kein medizinischer Notfall vorliegt

Es stimmt ein wenig tröstlich, dass eine Krebsdiagnose meist keinen medizinischen Notfall konstituiert. Anders als bei einer Blinddarmentzündung oder bei einem Darmverschluss muss die Patientin nicht innerhalb weniger Stunden einer lebenserhaltenden Operation zustimmen. Viele hängen der Vorstellung nach, dass sich der Krebs rasend schnell verbreitet und noch während man im Wartezimmer des Arztes eine Zeitschrift durchblättert oder einige Seiten dieses Buches liest im ganzen Körper streut. Auch ein äußerst aggressiver Tumor nimmt jedoch nicht binnen eines Tages, einer Woche oder eines Monats an Größe zu – er dehnt sich erst nach einem längeren Zeitraum aus. Es spricht nichts dagegen, sich nach einer Krebsdiagnose ein bis zwei Wochen Zeit zu nehmen, um die ersten Behandlungsschritte genau zu durchdenken und sich mit den richtigen Medizinern in den besten Einrichtungen in Verbindungen zu setzen, statt sich von dem Arzt behandeln zu lassen, bei dem man am schnellsten einen Termin bekommt. Die Heilungschancen werden dadurch nicht reduziert. Allerdings sollte man den Therapiebeginn nicht zu lange hinauszögern: Sobald Sie sich auf einen Behandlungsplan festgelegt haben (die folgenden Kapitel werden Ihnen bei den einzelnen Entscheidungen helfen), gibt es keinen Grund mehr zu zögern. Ein Abwarten kann auch den psychischen Druck erhöhen. Am besten beginnt man vier bis sechs Wochen nach der Diagnose mit der Behandlung.

3. Sie sind nicht schuld

Es ist wichtig, sich vor Augen zu führen, dass Brustkrebs in der Regel keine selbst verschuldete Erkrankung ist. Während starkes Übergewicht Diabetes begünstigt und Rauchen das Risiko einer Lungenkrebserkrankung erhöht, wird das Auftreten eines Mammakarzinoms kaum durch die Art der Lebensführung beeinflusst. Die lebensstilbedingten Faktoren, die das Brustkrebsrisiko erhöhen (siehe Kapitel 13), sind selten die alleinigen Ursachen für eine Erkrankung. Nach einer Brustkrebsdiagnose treten viele starke Emotionen auf. Schuldgefühle sollten nicht dazu gehören.

Über die Erkrankung sprechen: viele Menschen einbeziehen oder den Kreis klein halten

Nach einer Brustkrebsdiagnose denkt jede Patientin darüber nach, wem sie von ihrer Erkrankung erzählen und von wem sie während der Behandlung begleitet werden möchte. Wie viele Personen man einbezieht, ist stets eine persönliche Entscheidung. Vor einer Operation erkundige ich mich immer bei meiner Patientin, an wen ich mich im Wartezimmer wenden kann, um vom Verlauf des Eingriffs zu berichten. Manchmal finde ich eine ganze Gefolgschaft vor, die angespannt auf Nachricht wartet. Einige Frauen werden nur von ihrem Ehemann oder Lebensgefährten, einer guten Freundin oder einer Nachbarin ins Krankenhaus begleitet, da sie nur wenige Personen mit ihrer Erkrankung »behelligen« möchten. (Falls das auch Ihre Einstellung ist, lassen Sie mich nur eines sagen: Sie wären überrascht, wie viele Menschen bereit wären zu helfen, wenn sie von Ihrer Erkrankung wüssten.) Manche Menschen leben recht zurückgezogen – weil sie ungern viele Personen in ihr Privatleben einbeziehen oder weil sie sich nur wenigen in ihrem Umfeld nahe genug fühlen, um sie an persönlichen Angelegenheiten teilhaben zu lassen. Auf die Frage, mit wie vielen Menschen man über die eigene Erkrankung sprechen sollte, gibt es keine »richtige« Antwort – ob Sie den Kreis klein oder groß halten, ist allein Ihre Entscheidung.

Wenn Sie viele liebende Menschen um sich haben, die Ihnen während Ihrer Therapie zur Seite stehen möchten (und die Sie gern ins Vertrauen ziehen), sollten Sie bedenken, dass es Vor- und Nachteile hat, sich mit einer größeren Anzahl Personen über die eigene Erkrankung auszutauschen.

Viele Menschen einbeziehen

Die Vorteile eines größeren Netzwerks an Unterstützern liegen auf der Hand: Während Ihrer Behandlung und Ihrer Genesung werden Ihnen von vielen Seiten Fürsorge und Hilfe zuteil. Einige Menschen sind prädestiniert dafür, in den Behandlungsverlauf und die damit verbundenen Entscheidungsprozesse einbezogen zu werden: Ihrem Ehemann oder Lebensgefährten sollte in jedem Fall bei der Klärung der Frage, welcher Weg für Sie als Patientin und für Sie beide als Paar der richtige ist, eine entscheidende Rolle zukommen. Einer besten Freundin, einem Bruder oder einer Schwester sind vielleicht Facetten Ihrer Persönlichkeit bekannt, die bei einzelnen Entscheidungen berücksichtigt werden sollten.

Die Personen, die Sie als engste Begleiter wählen, sollten bei den ärztlichen Besprechungen zugegen sein, Fragen stellen und die Rolle Ihres Fürsprechers einnehmen. Nach einer Krebsdiagnose kann es für die Patientin beim ersten Gespräch mit dem Arzt schwierig sein, all die für sie völlig neuen Informationen aufzunehmen. Freunde und Familienmitglieder können Unterstützung leisten, indem sie gut zuhören, sich Notizen machen und die einzelnen Aspekte anschließend noch einmal mit Ihnen durchgehen. Ihren Begleitern können Sie Ihre Gedanken und Gefühle anvertrauen, und diese Menschen machen Ihnen bewusst, dass Sie bei der Bewältigung Ihrer Erkrankung nicht alleine sind.

Zu erleben, wie viele Menschen bereitwillig Hilfe leisten, wenn sie von einer Krebserkrankung erfahren, kann zutiefst berühren. Es ist immer wieder überraschend, in welch großer Anzahl entfernte Angehörige, Freunde, Arbeitskollegen, Gemeindemitglieder oder Nachbarn Unterstützung bieten, indem sie zum Beispiel die Kinder zur Schule bringen, den Kühlschrank mit selbst gekochten Mahlzeiten füllen oder in der Kirche ein Gebet sprechen, wenn die erkrankte Person selbst nicht am Gottesdienst teilnehmen kann. Diese Freundschaftsdienste und Liebenswürdigkeiten geben Auftrieb und machen Mut. Sie scheinen dafür zu sprechen, dass es vorteilhafter ist, möglichst viele Menschen von der eigenen Erkrankung wissen zu lassen, doch man sollte sich auch die Nachteile bewusst machen, die ein ausgedehntes Netzwerk an Beteiligten mit sich bringt.

Den Kreis klein halten

Je mehr Menschen von Ihrer Erkrankung wissen, umso mehr Ratschläge und Empfehlungen werden Sie zu hören bekommen: »Meine Schwester hat im vergangenen Jahr die Diagnose Brustkrebs erhalten. Du musst unbedingt mit ihrem Arzt sprechen!«, »Lass auf keinen Fall eine Nadelbiopsie durchführen. Ich habe gehört, dass der Krebs dadurch streut!«, »Ich hatte auch Brustkrebs. Entscheide dich auf jeden Fall für eine Lumpektomie statt einer Mastektomie – das ist weitaus weniger traumatisierend!« Diese Menschen meinen es allesamt gut, doch sie sind keine Experten für die Behandlung von Brustkrebs. Die Entscheidungen, die Sie für Ihren Behandlungsverlauf treffen, sollten nicht auf der Meinung von Laien basieren. Die

Ausprägung einer Brustkrebserkrankung ist höchst individuell und die Behandlung stets auf den konkreten Fall zugeschnitten. Eine Therapie, die bei einer Patientin angemessen war, ist nicht notwendigerweise auch für eine andere geeignet. Gehen Sie ruhig ein wenig auf Distanz, wenn aus Ihrem persönlichen Umfeld zu viele auf eigener Erfahrung basierende Ratschläge oder Fragen an Sie gerichtet werden oder wenn Ihnen die Form der Hilfestellung unproduktiv erscheint. Meiner Ansicht nach dürfen Sie durchaus dankbar sein, dass andere Ihnen zu helfen versuchen. Dennoch sollten Sie die Ihnen erteilten Ratschläge mit Skepsis behandeln, da die Wahrscheinlichkeit groß ist, dass diese in Ihrem Fall nicht zutreffen oder, da sie auf den Erfahrungen aus einer Jahre zurückliegenden eigenen Erkrankung basieren, nicht mehr dem aktuellen medizinischen Stand entsprechen.

Als Chirurgin erlebe ich auch immer wieder die schwierige Situation, dass am Tag der Operation ein Familienmitglied oder ein Freund der Patientin »hereinschneit« und den bereits beschlossenen Behandlungsplan infrage stellt. Oft habe ich diese Bezugsperson vorher noch nie gesehen. Manchmal handelt es sich um einen weit entfernt lebenden Verwandten, der nur zur Operation anreisen kann, manchmal um einen Menschen, der einfach nur betonen will, dass er im Leben der Patientin eine Rolle spielt. In den meisten Fällen sorgt ein solcher Auftritt in letzter Minute bei der Patientin für Verunsicherung. Diejenigen, die von Anfang an unterstützend zur Seite standen, fühlen sich vor den Kopf gestoßen, der behandelnde Arzt hat mit der entstandenen Unruhe zu kämpfen. Innerhalb von Familien herrschen oft komplizierte Beziehungsgeflechte vor und eine Brustkrebsdiagnose bringt für alle Angehörigen viele Probleme mit sich. Meine Empfehlung an Patientinnen lautet, das Ruder nicht aus der Hand zu geben und das Mitspracherecht der Unterstützer in jeder Behandlungsphase klar zu definieren und gegebenenfalls auch einzuschränken.

Mit den Kindern sprechen

Fast alle Mütter, die die Diagnose Brustkrebs erhalten, denken zuerst an ihre Kinder. In welchem Ausmaß werden vor allem kleinere Kinder durch die Erkrankung der Mutter beeinträchtigt sein? Wie lassen sich die Auswirkungen auf die Kinder minimieren? Und vor allem: Wie bringt man den Kindern die Nachricht am besten bei? Da jede Mutter jeden Moment und auf lange Sicht für ihre Familie da sein möchte, sind ihre Gedanken sofort nach der Diagnose auf eine baldige Heilung ausgerichtet. Eine rasche Genesung hat für sie höchste Priorität. Wenn ich von meinen Patientinnen gefragt werde, gebe ich ihnen gern Empfehlungen für die Kommunikation mit ihren Kindern. Meine Ratschläge orientieren sich am Alter der Kinder, stehen aber unter dem Vorbehalt, dass ich die Kinder natürlich nicht kenne. In letzter Konsequenz weiß jede Patientin selbst am besten, was für sie und ihre Familie das Richtige ist.

Kinder aller Altersgruppen

Unabhängig vom Alter der Kinder rate ich dazu, die Diagnose nach Möglichkeit nicht sofort mitzuteilen. Es besteht keine Notwendigkeit, die Nachricht unmittelbar nach Verlassen der Arztpraxis zu kommunizieren. Abzuwarten, bis eine klare Strategie zur Behandlung feststeht, und erst dann aus einer Position der Ruhe und Zuversicht heraus mit den Kindern zu sprechen, ist wesentlich sinnvoller. Kinder aller Altersgruppen benötigen das Gefühl von Sicherheit. Das können Sie ihnen nur vermitteln, indem Sie deutlich machen, dass Sie die Situation im Griff haben.

Kinder im Alter von null bis fünf Jahren

Bei Kindern dieser Altersgruppe ist die Fähigkeit, die Diagnose Brustkrebs zu begreifen, nicht oder nur in äußerst geringem Maße vorhanden. Selbst wenn Ihr Nachwuchs so klug ist, dass er bereits in drei Sprachen bis Hundert zählen kann, wird es ihm aller Wahrscheinlichkeit nach nicht möglich sein, ihre Erkrankung genau zu verstehen. Detailreiche Beschreibungen sorgen nur für Verwirrung. Viel wichtiger ist es, dem Kind die mit Ihrer Erkrankung verbundenen Auswirkungen auf das Familienleben zu erklären. Ändert sich der Tagesablauf des Kindes? Werden Sie eine Zeit lang nicht zu Hause oder in ihrer Belastbarkeit eingeschränkt sein? Es empfiehlt sich, nicht zu früh über die Situation zu sprechen. Treffen Sie erst dann eine Entscheidung, welche Informationen wirklich wichtig sind, wenn Ihr Operationstermin kurz bevorsteht. Einem drei- bis fünfjährigen Kind sollten Sie auf jeden Fall erklären, wie lange Sie sich im Krankenhaus aufhalten werden: »Mami muss nächste Woche eine Nacht im Krankenhaus bleiben. Oma wird auf dich aufpassen. Du wirst bei ihr übernachten und ihr beide macht es euch richtig schön!« Wenn Sie Ihrem Kind die Auswirkungen, die Ihre Erkrankung auf seinen Alltag haben wird, in einfachen, bestärkenden Worten erklären, kommt es mit der Situation besser zurecht.

Die Informationen, die man einem Kind dieser Altersgruppe erteilt, sollten sich stets auf die aktuelle Situation oder auf unmittelbar bevorstehende Ereignisse beziehen. Nach der Diagnose steht zum Beispiel oft nicht fest, ob eine Chemotherapie erforderlich sein wird. Einem Kleinkind zu erzählen, dass Mami *vielleicht* in vier Wochen ihre Haare verlieren wird, ergibt wenig Sinn – auch weil das Kind diesen Hinweis einen Monat später vermutlich vergessen haben wird. Erst wenn die Situation konkret wird, sollte eine entsprechende Mitteilung erfolgen.

Kinder im Alter von fünf bis elf Jahren

Auch wenn Kinder dieser Altersgruppe über wesentlich bessere Fähigkeiten verfügen, die ihnen erteilten Informationen zu verstehen, zu verarbeiten und im Gedächtnis zu behalten, sind für sie vor allem die mit Ihrer Erkrankung verbundenen Veränderungen im Lebensalltag belastend. Sprechen Sie mit Ihren Kindern über Unregelmäßigkeiten, die sich im Tagesablauf ergeben, oder über Zeiten, in denen Sie nicht zu Hause sind, in möglichst einfachen Worten. Bereiten Sie Ihre Kinder auf durch die Behandlung verursachte Veränderungen in Ihrem äußeren Erscheinungsbild vor (weitere Informationen über Haarausfall als Nebenwirkung der Chemotherapie siehe Kapitel 9). Das Wort »Krebs« sollte mit Bedacht verwendet werden: Für viele Kinder ist es gleichbedeutend mit »Tod«. Bei den meisten Brustkrebserkrankungen sind diese beiden Begriffe jedoch alles andere als deckungsgleich.

Da Kinder in diesem Alter äußerst sensibel sind, kann es sie belasten, wenn sie merken, dass ihre Mutter Angst hat oder verunsichert ist. Versuchen Sie, unabhängig von der Ihnen erteilten ärztlichen Prognose und Ihrer eigenen Gefühlslage, im Umgang mit Ihren Kindern eine optimistische, positive Haltung einzunehmen. Sollte sich Ihr Gesundheitszustand verschlechtern, können Sie Ihre Kinder immer noch langsam an die kritische Situation heranführen.

Wenn Sie beabsichtigen, andere Erwachsene von ihrer Erkrankung wissen zu lassen, lohnt es sich, zuerst Ihre Kinder zu informieren. Für Kinder ist es immer besser, die Nachricht von ihren Eltern zu erfahren, als zufällig einen Nachbarn oder Verwandten über die Diagnose sprechen zu hören. Heutzutage besitzen Kinder dieser Altersgruppe oft schon eigene PCs oder Smartphones beziehungsweise haben Zugriff auf die Geräte der Eltern. Achten Sie darauf, dass Ihr Kind keine mit Ihrer Erkrankung in Zusammenhang stehenden Textnachrichten zu lesen bekommt, bevor Sie ihm nicht selbst von ihrer Situation erzählt haben. Zeigen Sie sich in diesem Gespräch, unabhängig von Ihrer tatsächlichen Gefühlslage, zuversichtlich, dass es Ihnen bald wieder gutgehen wird.

Nehmen Sie Ihre Kinder nach Möglichkeit nicht zu Ihren Behandlungsterminen mit. Für viele Kinder dieses Alters sind die Aufenthalte beim Arzt oder in der Klinik verstörend. Selbstverständlich sollte man dieses Prinzip nicht überstrapazieren. Termine abzusagen, weil für die Kinder zu Hause kein Betreuer gefunden werden kann, ist keine Lösung: Ein Aussetzen oder Hinauszögern der Krebstherapie kann die Familie vor weitaus größere Probleme stellen als der Umgang mit einem Kind, das von den Eindrücken in der Arztpraxis verunsichert oder nach der langen Zeit im Wartezimmer schlichtweg gelangweilt ist.

Kinder im Alter von zwölf bis siebzehn Jahren

Kinder in diesem Alter sind erwachsen genug, um zu verstehen, was die Diagnose Brustkrebs bedeutet. Dennoch sollten Sie sich genau überlegen, was Sie sagen und wie Sie es formulieren, damit Ihre Kinder das Gefühl von Sicherheit und Zuversicht nicht verlieren.

Kindern dieser Altersgruppe tut es in der Regel gut, wie gewohnt die Schule zu besuchen, den üblichen Freizeitaktivitäten nachzugehen und den eigenen Wochenrhythmus aufrechtzuerhalten, während Sie die einzelnen Phasen Ihrer Therapie durchlaufen. Manchmal ist es jedoch erforderlich, auf die Hilfe von Verwandten, Freunden oder Nachbarn zurückzugreifen, um einen reibungslosen Ablauf des Alltags zu gewährleisten. Gelegentlich erlebe ich, dass Patientinnen Kinder im Teenageralter zu ihren Behandlungsterminen mitbringen. Während sie einerseits erwarten, bei den Arztterminen Aufmunterung und Unterstützung zu erfahren, stellen sie sich andererseits die Frage, ob die Funktion als Beistand den Nachwuchs nicht überfordert. Für Kinder kann dieser Rollentausch, bei dem sie als Beschützer eines Elternteils auftreten müssen, äußerst belastend sein. In manchen Familien ist der Kreis an Helfern jedoch sehr klein. In diesen Fällen sind die eigenen Kinder für die Patientinnen oft eine wichtige Quelle des Trostes – oder es ist schlichtweg nicht möglich, für die Dauer des Arzttermins eine Betreuung zu organisieren. In den USA stehen in den meisten Fachkliniken Sozialpädagogen zur Verfügung, die bei der Bewältigung dieser Probleme helfen können. In vielen Einrichtungen können die Kinder sogar an von Fachkräften betreuten Unterhaltungsprogrammen teilnehmen, während ihre Mütter ihre Behandlungstermine wahrnehmen.

Mädchen im Teenageralter reagieren auf eine Brustkrebserkrankung der Mutter oft besonders sensibel und zeigen sich angesichts des durch die familiäre Vorbelastung gestiegenen eigenen Risikos besorgt. Beruhigen Sie Ihre Tochter, indem Sie sie wissen lassen, dass für sie zum gegenwärtigen Zeitpunkt so gut wie keine Gefahr einer Erkrankung besteht. Führen Sie ihr vor Augen, dass sie bei einer – nun mit höherer Wahrscheinlichkeit auftretenden – Brustkrebsdiagnose in späteren Lebensjahren aufgrund des anhaltenden medizinischen Fortschritt mit noch besseren Behandlungsmethoden und Heilungschancen rechnen kann.

Kinder im Alter ab achtzehn Jahren

Auch wenn die Kinder bereits erwachsen sind und vielleicht schon nicht mehr im Elternhaus leben, kann die Mitteilung, dass ihre Mutter an Brustkrebs erkrankt ist, Angst und Verunsicherung auslösen. In meiner Praxis sehe ich täglich Eltern um die Entscheidung ringen, wann und wie sie ihren erwachsenen Kindern die Nachricht beibringen. Empfiehlt es sich abzuwarten, bis der Sohn seine Abschlussprüfung an der Universität bestanden hat? Sollte die kurz vor der Hochzeit stehende Tochter tatsächlich noch davor informiert werden? Auf diese Fragen gibt es keine einfachen Antworten. Bei erwachsenen Kindern können Sie jedoch darauf vertrauen, dass Sie sie am allerbesten kennen. Diese Verbundenheit wird es Ihnen ermöglichen, einen für alle Beteiligten gangbaren Weg zu finden. Erneut ist es von Vorteil, ein erstes Gespräch erst dann zu führen, wenn Sie sich bezüglich Ihres Behandlungsplanes sicher sind. Auch wenn Sie Ihre erwachsenen Kinder vermutlich nicht allzu lange in Unkenntnis lassen möchten, da dies als Vertrauensbruch gewertet werden könnte, empfiehlt es sich, erst ein wenig Gelassenheit und Ruhe zu entwickeln. Auch für Kinder dieser Altersstufe kann es äußerst belastend sein, die Eltern aufgewühlt und verängstigt zu erleben.

ZUSAMMENFASSUNG

· Bleiben Sie nach Möglichkeit ruhig.
· Bleiben Sie nach Möglichkeit optimistisch.
· Wann, in welcher Form und mit wie vielen Menschen Sie über Ihre Diagnose sprechen, ist allein Ihre Entscheidung.

Kapitel 4
Auswahl der behandelnden Ärzte
Suchen Sie zuerst den richtigen Chirurgen

Bis zur Diagnosestellung werden die meisten Frauen von ihrem Hausarzt, ihrem Gynäkologen oder ihrem Radiologen betreut. Wenn eine Krebserkrankung festgestellt wird, sind zur weiteren Behandlung verschiedene Fachärzte erforderlich. Viele Frauen gehen davon aus, dass sie nach einer Brustkrebsdiagnose sofort einen Onkologen aufsuchen müssen – schließlich handelt es sich bei einem Onkologen doch um einen auf die Behandlung von Krebserkrankungen spezialisierten Mediziner. Diese Definition ist grundsätzlich richtig, allerdings sind innerhalb der Onkologie drei verschiedene Disziplinen zu unterscheiden: die Tumore operierenden Fachrichtungen, die internistische Onkologie als spezieller Bereich der Inneren Medizin und die Radioonkologie. Die Behandlung von Brustkrebs ist multidisziplinär. Das bedeutet, dass im Verlauf der Therapie mehrere Ärzte aus unterschiedlichen medizinischen Fachbereichen (Chirurgie, Innere Medizin, Strahlentherapie, Plastische Chirurgie) tätig werden.

In Deutschland werden Brustkrebsergrankungen von Frauenärzten (Facharzt für Gynäkologie und Geburtshilfe) behandelt. Unter ihnen gibt es Experten (Gynäkoonkologen und Senologen), die sich auf Brustkrebs spezialisiert haben.

Die Anzahl der beteiligten Spezialisten variiert von Fall zu Fall: Nicht bei jeder Frau sind Ärzte aus allen Disziplinen involviert. Auch die Reihenfolge, in der die einzelnen Fachärzte auf den Plan treten, ist unterschiedlich: Während es in einem Fall erforderlich sein kann, erst einen Chirurgen und dann einen Arzt aus dem Bereich der internistischen Onkologie zu konsultieren, kann in einem anderen Fall zunächst die Behandlung durch einen internistischen Onkologen, dann durch einen Chirurgen und anschließend durch einen Radioonkologen notwendig sein. Da die Behandlung von Brustkrebs in der Regel sequenziell erfolgt, sprich die einzelnen Therapiemaßnahmen nacheinander angesetzt werden, ist in jeder einzelnen Phase ein bestimmter Facharzt für die Betreuung der Patientin zuständig. Nach Abschluss des von ihm verantworteten Behandlungsschritts gibt der Arzt den Stab an den für die nachfolgende Maßnahme zuständigen Spezialisten weiter. Angesichts der vielen Variablen erscheint es vielen Betroffenen zunächst sehr schwierig, für sich selbst den richtigen Behandlungsweg zu finden. Diese Aufgabe ist jedoch gut zu bewältigen. Es reicht, den ersten Schritt zu tun: Nach einer Brustkrebsdiagnose ist meist ein Chirurg beziehungsweise ein im chirurgischen Bereich tätiger Onkologe die erste Anlaufstelle. Bei einer Ersterkrankung ist ein operativer Eingriff in der Regel Teil des Behandlungsplans. Wenn es sich in Ihrem Fall nicht empfiehlt, die Operation gleich als erste Behandlungsmaßnahme durchzuführen (auf die möglichen Ursachen werde ich später eingehen), wird Ihr Chirurg Sie davon in Kenntnis setzen, Ihnen die Gründe erläutern und Sie bei der Suche nach einem internistischen Onkologen unterstützen.

Es lohnt sich, bei der Suche nach einem Chirurgen sorgfältig vorzugehen, da ihm nicht nur die Verantwortung für den erforderlichen Eingriff obliegt: Er versorgt Sie auch mit allen Informationen, die Sie benötigen, um die richtigen Entscheidungen zu treffen. Ein auf die Behandlung von Brustkrebs spezialisierter Chirurg stellt außerdem den Kontakt zu den Fachärzten her, die die eventuell notwendigen weiteren Therapiemaßnahmen durchführen. Ist in Ihrem Fall zum Beispiel bei der Operation zusätzlich die Anwesenheit eines plastischen Chirurgen erforderlich, leitet Ihr Chirurg die Kooperation mit diesem Spezialisten in die Wege. Er unterstützt Sie auch bei der Suche nach Fachärzten, die für die Behandlungsschritte zuständig sind, welche sich an die Operation anschließen. Wenn es sich in Ihrem Fall beispielsweise empfiehlt, sich von einem Radioonkologen oder internistischen Onkologen hinsichtlich zusätzlicher Therapiemaßnahmen (siehe Kapitel 9 und 10 für weitere Informationen) beraten zu lassen, gibt Ihnen Ihr Chirurg oft die richtigen Adressen an die Hand.

Manche Frauen suchen bereits vor Erhalt der Diagnose einen Chirurgen auf. Auch wenn es übertrieben scheint, diesen Facharzt zu einem Zeitpunkt zu konsultieren, an dem noch nicht geklärt ist, ob überhaupt eine Krebserkrankung vorliegt – zum Beispiel, um »nur einen Knoten« entfernen oder eine Biopsie durchführen zu lassen –, bringt diese Vorgehensweise Vorteile mit sich. Wenn eine Brustkrebserkrankung festgestellt wird, ist die Entscheidung, ob und in welcher Form ein chirurgischer Eingriff stattfinden soll, für den weiteren Behandlungsverlauf von zentraler Bedeutung. Es lohnt sich also, sich frühzeitig zu vergewissern, dass man bei dem konsultierten Chirurgen in den richtigen Händen ist. Wie aber findet man den richtigen Chirurgen? Meine Empfehlung lautet, sich an einen ausgewiesenen Spezialisten oder an eine auf die Behandlung von Brustkrebs spezialisierte Klinik zu wenden.

Um rasch eine Diagnose zu erhalten, begeben sich Frauen – aus eigenem Antrieb oder auf Anraten ihres Hausarztes – oft bei einem nicht spezialisierten Chirurgen in Behandlung. Eine meiner Patientinnen, Melissa, wurde von ihrem Hausarzt, der sie untersuchte, nachdem sie in ihrer rechten Brust nahe der Achselhöhle einen kleinen Knoten ertastet hatte, an einen Chirurgen überwiesen, der eine Praxis im selben Gebäude betrieb. Der Chirurg teilte ihr mit, dass der Knoten sofort entfernt werden müsste und dass Eile geboten wäre, da es sich um eine bösartige Geschwulst handeln könnte. Auf Melissas Frage hin, ob es nicht sinnvoll wäre, vor einer Operation eine weitere Mammographie oder andere Untersuchungen vorzunehmen, erklärte der Chirurg, dass eine erneute Röntgenuntersuchung kein verändertes Bild ergeben würde und ein sofortiges Entfernen des verdächtigen Gewebes der sicherste Weg wäre. Bevor sie die Praxis verließ, willigte Melissa ein, sich in den nächsten Tagen einer Operation zu unterziehen. Zurück zu Hause kamen ihr Zweifel an dieser Entscheidung. Melissa nahm telefonisch mit mir Kontakt auf. Ich teilte ihr mit, dass ihre Skepsis berechtigt war: Es bestand keine Notwendigkeit, sofort einen chirurgischen Eingriff durchführen zu lassen. Durch weitere Untersuchungen würde sich ermitteln lassen, ob überhaupt eine Entnahme des Knotens erforderlich sei. Die Konsultation eines nicht spezialisierten Chirurgen, die zunächst zeitsparend und praktisch erschien, bedeutete für Melissa letztendlich mehr Aufwand und zog für sie eine größere seelische Belastung nach sich.

Selbstverständlich dürfen auch nicht spezialisierte Chirurgen Brustoperationen durchführen. Eingriffe im Brustbereich sind Bestandteil der Facharztausbildung für Chirurgie. Folglich besitzt jeder Chirurg – zumindest auf dem Papier – die Qualifikation, Brustkrebspatientinnen zu behandeln. Bis in die 1980er-Jahre hinein war es üblich, dass an Brustkrebs erkrankte Frauen von nicht spezialisierten Chirurgen betreut wurden. Damals standen nur wenige Informationen über die Behandlungsmöglichkeiten und nur ein Operationsverfahren zur Verfügung: die radikale Mastektomie. Es bestand keine Notwendigkeit, sich in einer Weiterbildung mit spezifischen Vorgehensweisen zu beschäftigen oder im konkreten Fall verschiedene Optionen gegeneinander abzuwägen – weil es schlichtweg keine Alternative gab!

Heutzutage können Ärzte bei der Behandlung von Brustkrebs auf eine Reihe von Operationsverfahren zurückgreifen. Vielfältige Faktoren bestimmen die Entscheidung, welcher Form der Behandlung der Vorzug zu geben ist: der Lumpektomie oder der Mastektomie, der unilateralen (einseitigen) oder der bilateralen (beidseitigen) Mastektomie (weitere Informationen siehe Kapitel 6). Inzwischen setzt die Behandlung von Brustkrebs außerdem Kenntnisse von Methoden wie der Sentinel-Lymphknotenbiopsie, von genetischen Faktoren und von bildgebenden Verfahren wie der Magnetresonanztomographie voraus. Die Erwartung, dass ein Chirurg, der montags eine Blinddarmoperation durchführt, dienstags eine Gallenblase entfernt und mittwochs einen Eingriff bei einer Brustkrebspatientin vornimmt, bei der Beratung hinsichtlich der im konkreten Fall zu treffenden komplexen Entscheidungen bezüglich des richtigen Therapieplans auf den gleichen Wissensstand und Erfahrungsschatz zurückgreifen kann wie ein Arzt, der sich täglich mit Brustoperationen beschäftigt, ist unrealistisch.

Unter Umständen ist es nicht leicht, sich an einen auf die Behandlung von Brustkrebs spezialisierten Chirurgen zu wenden. Patientinnen, die in Kleinstädten oder in ländlichen Gebieten wohnen, finden in ihrem Umkreis oft nur einen einzigen niedergelassenen Chirurgen vor, der neben verschiedensten anderen Eingriffen auch Brustoperationen durchführt. Das Vorhaben, für eine Behandlung durch einen spezialisierten Chirurgen eine lange An- und Abreise in Kauf zu nehmen, scheitert oft an den finanziellen Voraussetzungen oder den familiären oder beruflichen Verpflichtungen. Dennoch empfehle ich Ihnen, sich, wenn irgend möglich, bereits in der frühen Phase unmittelbar nach der Diagnose, bei einem Arzt, der Ihnen die höchsten Therapiestandards garantieren kann, sprich bei einem auf Brustkrebs spezialisierten chirurgischen Onkologen, in Behandlung zu begeben.

Auswahl des behandelnden Chirurgen

Bei der Suche nach dem richtigen Chirurgen greifen Patientinnen oft auf Empfehlungen von Freunden oder Verwandten oder den Ratschlag ihres Hausarztes zurück. Wenn ein Mensch, dem Sie vertrauen, mit einem Arzt positive Erfahrungen gemacht hat, ist das durchaus ein guter Anhaltspunkt. Dennoch ist zu berücksichtigen, dass es Laien nur in begrenztem Maße möglich ist, das Können und das Urteilsvermögen eines Chirurgen einzuschätzen und dass sie von den im Operationssaal durchzuführenden Maßnahmen keine fundierte Kenntnis haben. Die Meinung, die ihre Nachbarin von ihrem Chirurgen hat, beruht überwiegend auf subjektiven Faktoren. Vielleicht schätzt sie dessen nette Wesensart, die gute Lage seiner Praxis sowie die Freundlichkeit und Effizienz seiner Mitarbeiter. Diese Faktoren sind nicht irrelevant: Es ist wichtig, dass Ihnen der Arzt, der die Operation durchführen wird, sympathisch ist, und die Möglichkeit, seine Praxis schnell erreichen zu können, kann sich im Verlauf der Behandlung als bedeutender Vorteil erweisen. In die Entscheidung für einen Chirurgen sollten jedoch auch bedeutendere Kriterien einfließen.

Orientieren Sie sich bei Ihrer Suche an den folgenden Fragen.

Führt der Chirurg in seiner Praxis überwiegend Maßnahmen zur Behandlung von Brustkrebs durch?

Zur Behandlung von Brustkrebs sind weitreichende Kenntnisse erforderlich. Das Betätigungsfeld eines auf diese Erkrankung spezialisierten Chirurgen umfasst nicht nur die Durchführung von Operationen. Ein wesentlicher Bestandteil seiner Arbeit besteht darin, Entscheidungen zu treffen, um die richtige Vorgehensweise sicherzustellen. Dank intensiver Forschung verbessern sich die chirurgischen Maßnahmen zur Behandlung von Brustkrebs ständig. In diesem Bereich auf dem Laufenden zu bleiben, ist Herausforderung genug. Ein Chirurg, der sich zusätzlich mit den aktuellen Erkenntnissen in anderen Gebieten beschäftigen muss, kann selten ein adäquates Maß an Fachkunde und Fokussierung aufbringen.

Wie viele Brustoperationen führt der Chirurg pro Woche, pro Monat oder pro Jahr durch?

Statistische Erhebungen haben bewiesen, dass Chirurgen, die bestimmte Eingriffe in großer Häufigkeit durchführen, bessere Ergebnisse erzielen. Diese Relation besteht nachweislich auch bei Operationen, die zur Behandlung von Lungen-, Prostata- und Brustkrebs dienen. Ein Chirurg, der pro Monat mehrere Operationen desselben Typs durchführt, leistet also bessere Arbeit als ein Arzt, der verschiedenste Eingriffe vornimmt beziehungsweise ein bestimmtes Verfahren nur selten anwendet. Bei einem auf Brustkrebs spezialisierten chirurgischen Onkologen ist eine hohe Frequenz der fachgebundenen Operationen gegeben.

Einen Arzt zu finden, der mit großer Häufigkeit chirurgische Eingriffe zur Behandlung von Brustkrebs durchführt, kann durchaus schwierig sein. Eine US-amerikanische Erhebung aus dem Jahr 2002 zeigt beispielsweise, dass im Bundesstaat New York circa 75 Prozent aller Brustoperationen von Chirurgen vorgenommen werden, die pro Jahr weniger als 16 Eingriffe dieser Art durchführen. Das bedeutet, sie nehmen oft nur einmal pro Monat eine Brustoperation vor. Die Wahrscheinlichkeit, dass ein Arzt, der diesen Eingriff nur ein- bis zweimal pro Monat vornimmt, über die gleiche Kompetenz, die gleichen Erfahrungswerte und den gleichen Wissensstand bezüglich der adäquaten Vorgehensweise verfügt wie ein Chirurg, der (wie ich und meine Kollegen es tun) bis zu zehn Brustoperationen pro Woche durchführt, ist äußerst gering. Es lohnt sich also unbedingt, nach einem Arzt Ausschau zu halten, der sich einer großen Anzahl von Operationen zur Behandlung von Brustkrebs widmet.

Hat der Chirurg eine Weiterbildung zur Behandlung von Brustkrebs absolviert? Um sich der Kompetenz eines Chirurgen zu versichern, kann man sich auch nach seinem Ausbildungsweg erkundigen. In den USA haben Ärzte, die sich in ihrer Laufbahn auf die Behandlung von Brustkrebserkrankungen konzentrieren möchten, die Möglichkeit, nach der chirurgischen Facharztausbildung eine einjährige Weiterbildung zu absolvieren, die sie in diesem Segment besonders qualifiziert. In der von Experten geleiteten Fortbildungsmaßnahme werden fundierte Kenntnisse über die Behandlungsmöglichkeiten von Brustkrebs vermittelt und modernste Verfahren vorgestellt. Ein Chirurg, der diese Weiterbildung absolviert hat, ist nachweislich auf die Behandlung von Brustkrebs spezialisiert und verfügt mit größter Wahrscheinlichkeit über einen Kenntnisstand, der den Patientinnen eine erstklassige Behandlung garantiert. Wenn der Chirurg, dem Sie sich anvertrauen möchten, seinen Beruf seit weniger als zehn Jahren ausübt, lohnt es sich nachzufragen, ob er die auf die Behandlung von Brustkrebs ausgerichtete Fortbildung durchlaufen hat.

In Deutschland ist nicht der Chirurg, sondern der Frauenarzt der richtige Ansprechpartner. Die Ausbildung zum Facharzt dauert fünf Jahre. Danach kann man sich beispielsweise die Schwerpunktbezeichnung Gynäkologische Onkologie erarbeiten, über bestimmte Fortbildungen die Mammasonographie erlernen oder sich als Brustoperateur ausbilden lassen. Der Teil der Gynäkologie, der sich mit der Brust eschäftigt heißt Senologie.

WEITERFÜHRENDE INFORMATIONEN

Freunde und Verwandte können einer Brustkrebspatientin wertvolle Unterstützung leisten – zum Beispiel, indem sie Ärzte und Kliniken empfehlen. Es besteht jedoch immer die Gefahr, dass die erteilten Ratschläge überhandnehmen. Meine

Empfehlung lautet, bereits in der frühen Phase der Diagnosestellung und während der ersten Behandlungsschritte von Menschen, die unaufgefordert Hilfestellung geben, Abstand zu nehmen. Hinweise auf Webseiten, die Sie sich unbedingt ansehen sollten, lange E-Mails mit Berichten, welche Erfahrungen die Freundin einer Freundin gemacht hat, und telefonisch oder per SMS übermittelte Anregungen sind mit Sicherheit gut gemeint. Da es Familienmitgliedern oder Freunden jedoch kaum möglich ist, aus der genauen Kenntnis Ihres spezifischen Falls heraus zu agieren, sind diese Informationen für die von Ihnen benötigte Form der Behandlung meist nicht relevant. Lassen Sie sich in dieser kritischen Phase nicht von der Flut an Hinweisen ablenken und distanzieren Sie sich von Einflüssen, die Sie bei der Entscheidungsfindung beeinträchtigen.

Weitere an einem chirurgischen Eingriff beteiligte Ärzte

Da eine Operation nur eine der im Falle einer Brustkrebserkrankung anzuwendenden Maßnahmen ist, kommen Sie während der Diagnosestellung und im Verlauf der Behandlung mit weiteren Ärzten und Helfern in Kontakt. Ihr Chirurg ist Teil einer Mannschaft und eine Mannschaft ist immer nur so stark wie ihr schwächstes Mitglied. Einen guten Chirurgen gefunden zu haben, ist die wichtigste Voraussetzung für einen Erfolg der Therapie, doch Ihr Chirurg kann nicht alleine arbeiten. Häufig wird beispielsweise parallel zur Tumorentfernung eine Rekonstruktion der Brust durchgeführt. In diesen Fällen arbeitet der Chirurg mit einem plastischen Chirurgen zusammen. Für die Patientin bedeutet dies nur eine Operation: Erst entfernt der Chirurg die bösartige Geschwulst, dann widmet sich der plastische Chirurg dem Wiederaufbau der Brust. Aufgrund dieser engen Kooperation, die oft in derselben Klinik stattfindet, bilden die beiden Fachärzte meist ein eingespieltes Team. Üblicherweise empfehlen die Chirurgen deshalb ihren Patientinnen einen plastischen Chirurgen, mit dem sie regelmäßig zusammenarbeiten.

Um bei einer Operation exzellente Ergebnisse zu erzielen, müssen verschiedenste Fachkräfte eingebunden werden: Dem Anästhesisten kommt eine entscheidende Rolle zu, im Operationssaal kümmern sich Fachpflegekräfte und operationstechnische Assistenten um die Bereitstellung und Kontrolle der Instrumente und Apparate, das entnommene Gewebe wird von technischen Assistenten aufbereitet und von Pathologen untersucht, Sekretärinnen stellen den korrekten Ablauf der einzelnen Maßnahmen sicher. All diese Mitarbeiter bilden ein eng verbundenes, hoch spezialisiertes Team.

Ein hoher Standard ist nur garantiert, wenn alle Fachkräfte auf gleicher Ebene agieren. Ein exzellentes Ergebnis lässt sich zum Beispiel nicht realisieren, wenn der Chirurg zwar hervorragende Arbeit leistet, der Pathologe das entnommene Gewebe aber nicht mit ausreichender Sachkenntnis analysiert: Ein Chirurg kann nur auf Basis eines korrekten Befunds die richtigen Empfehlungen für das weitere Vorgehen aussprechen. Einem Pathologen, der nur selten in die Behandlung von Brustkrebserkrankungen eingebunden wird, ist es allerdings oft nicht möglich, die in einigen Fällen diffizile Unterscheidung zwischen gutartigen und bösartigen Geschwülsten zu treffen. Oft sind Chirurgen auch darauf angewiesen, dass ein Radiologe den verdächtigen Bereich genau lokalisiert, damit bei der Operation an der richtigen Stelle angesetzt und das potenziell bösartige Gewebe entfernt werden kann. Der Chirurg kann die betroffene Stelle nur identifizieren, wenn der Radiologe mit äußerster Sorgfalt gearbeitet hat (weitere Informationen zur Lokalisierung siehe Kapitel 6).

Die besten Behandlungsergebnisse sind in auf Krebserkrankungen spezialisierten Kliniken zu erwarten, die mit großer Regelmäßigkeit und Häufigkeit chirurgische Eingriffe zur Entnahme von auffälligem Gewebe in der Brust durchführen. Auch wenn kleinere Einrichtungen durchaus gute Resultate erzielen, sollten Sie sich nicht mit dem zufriedengeben, was Sie in Ihrer unmittelbaren Nähe vorfinden. Es lohnt sich, Spezialisten aufzusuchen.

Zu den weiteren Spezialisten, mit denen Sie im Behandlungsverlauf unter Umständen in Kontakt kommen, zählen Ärzte aus dem Bereich der internistischen Onkologie, die für medikamentöse Therapieformen wie die Chemotherapie zuständig sind, und Radioonkologen, die Strahlentherapien durchführen. Wie bereits erwähnt, muss nicht jede Patientin alle Behandlungsschritte durchlaufen. In der Regel leitet der Chirurg die anschließenden Therapiemaßnahmen ein und stellt die Verbindung zu den benötigten Fachärzten her. Bei einer Brustkrebsbehandlung werden die Spezialisten üblicherweise in der folgenden Reihenfolge tätig: Chirurg, Facharzt aus dem Bereich der internistischen Onkologie, Radioonkologe. In einigen Fällen empfiehlt der Chirurg, noch vor der Operation einen Spezialisten der internistischen Onkologie zu konsultieren, da es sinnvoll sein kann, eine Chemotherapie als erste Behandlungsmaßnahme anzusetzen (zur Behandlung mittels Chemotherapie vor einem chirurgischen Eingriff siehe Kapitel 9). Wenn bei Ihrem Krankheitsbild diese Reihenfolge eine Alternative darstellt, werden Sie von den beiden Fachärzten hinsichtlich des Behandlungsablaufs beraten.

Zusammenstellung des Ärzteteams: »Alle unter einem Dach« versus Spezialisten aus verschiedenen Einrichtungen

Um sicherzustellen, dass sich die einzelnen Therapiemaßnahmen nahtlos aneinander anschließen, ist eine enge Zusammenarbeit sowohl zwischen Ihnen und Ihren Ärzten als auch zwischen den jeweiligen Spezialisten notwendig. In Kliniken, die auf die Behandlung von Brustkrebs spezialisiert sind, ist eine solche Vernetzung gegeben, da die Spezialisten, die die einzelnen Behandlungsschritte durchführen, unter einem Dach arbeiten. Ärzte in einer renommierten Fachklinik, die regelmäßig bei der Betreuung einer Vielzahl von Brustkrebspatientinnen kooperieren, bieten in der Regel den höchsten medizinischen Standard. Im Dubin Breast Center des Mount Sinai Hospital, in dem ich tätig bin, stehen für jeden nur denkbaren Bereich der Diagnose und Behandlung von Brustkrebs Spezialisten zur Verfügung. Damit ist es einem Chirurgen beispielsweise möglich, Mammographieaufnahmen gemeinsam mit dem Radiologen zu analysieren, um die Vorgehensweise bei der Operation zu optimieren. Wird bei einer Früherkennung ein auffälliger Tastbefund festgestellt, kann die Patientin sofort an die radiologische Abteilung überstellt werden – die nachfolgende Untersuchung mittels bildgebender Verfahren findet zeitnah wenige Türen weiter statt.

Auf die Ergebnisse von Röntgen- oder Laboruntersuchungen haben alle Ärzte Zugriff. Wenn komplizierte Fälle auftreten, wird ein Meeting anberaumt, in dem Spezialisten aller Fachrichtungen gemeinsam nach der besten Lösung suchen. Patientinnen bieten sich in einer Fachklinik auch auf praktischer Ebene Vorteile: In der Regel kann der für die Erstbehandlung zuständige Arzt rasch Termine bei den anderen Spezialisten im Haus vereinbaren. Für die Patientinnen ist der Weg durch die einzelnen Analyseverfahren deshalb mit wenig Aufwand und Wartezeit verbunden. Da in den meisten Fachkliniken die Krankenakten in einer zentralen Datenbank gespeichert werden, müssen sich die Patientinnen außerdem keine Sorgen machen, dass beim Wechsel von einem Arzt zum anderen wichtige Informationen verloren gehen.

Viele Frauen bevorzugen es dennoch, für die einzelnen Behandlungsschritte verschiedene Einrichtungen aufzusuchen. Meine Patientinnen reisen oft von weither nach New York City, um sich von mir operieren zu lassen, wenden sich für Nachfolgebehandlungen, die häufigere Termine erfordern oder die Reisefähigkeit einschränken, aber lieber an Einrichtungen in ihrer näheren Umgebung. Möglicherweise stellen auch Sie bei der Suche nach den für Sie passenden Ärzten fest, dass Sie die Operation gern von einem in einer Fachklinik tätigen Chirurgen, die anschließende Behandlung aber von einem in einer eigenen Praxis niedergelassenen Spezialisten der internistischen Onkologie durchführen lassen möchten. Ein solches Arrangement bedeutet für Sie zwar mehr Aufwand, da Sie sicherstellen müssen, dass die einzelnen Ärzte stets über die aktuellen Informationen verfügen. Angesichts der modernen Kommunikationsmöglichkeiten per Fax oder E-Mail, derer sich die einzelnen Praxen selbstverständlich bedienen, lässt sich dennoch leicht dafür sorgen, dass sich die einzelnen Behandlungsschritte nahtlos aneinander anschließen.

Eine zweite Meinung einholen

In den vorangegangenen Kapiteln habe ich bereits einige Situationen beschrieben, in denen es sinnvoll sein kann, einen weiteren Arzt um Rat zu fragen. Auch im Folgenden werde ich die Umstände erläutern, in denen sich das Einholen einer zweiten Meinung empfiehlt. Es ist aber keinesfalls erforderlich, stets einen zweiten Spezialisten um seine Einschätzung zu bitten. Das Einholen einer zweiten Meinung ist eine Option, keine Verpflichtung. Wenn der von Ihnen konsultierte Chirurg alle der oben genannten Anforderungen erfüllt, besteht keine Notwendigkeit, sich durch einen weiteren Facharzt abzusichern.

Ich erlebe häufig, dass Patientinnen von Freunden und Verwandten gedrängt werden, eine zweite Meinung einzuholen, »weil man das einfach so macht«. Dieser mit Sicherheit wohlgemeinte Ratschlag ist jedoch vielfach unangebracht.

Ein Beispiel: Bei einer meiner Patientinnen, Jill, 43 Jahre alt und Mutter von zwei Kindern, wurde durch eine Nadelbiopsie festgestellt, dass sich in ihrer rechten Brust zwei neue Tumoren gebildet hatten. Ich sprach mit Jill die infrage kommenden Behandlungsmöglichkeiten durch und wir gelangten gemeinsam zu dem Ergebnis, dass eine Mastektomie – die Entfernung der von Krebs befallenen Brust – die beste Lösung sei. Ich erläuterte Jill, die in Begleitung ihres Mannes und einer guten Freundin erschienen war, den Eingriff ausführlich und wir legten einen Operationstermin fest. Einige Tage später meldete sich Jill telefonisch. Sie erzählte mir, dass eine andere Freundin, Sarah, ihr beharrlich empfahl, zusätzlich einen Chirurgen in einer anderen Klinik um seine Einschätzung zu bitten. Dieser Chirurg hatte bei Sarah wenige Monate zuvor eine beidseitige Mastektomie vorgenommen.

Jill und ich diskutierten dieses Anliegen in einem langen und sehr offenen Gespräch. Ich erklärte ihr, dass ich selbstverständlich keinerlei Vorbehalte gegen das Einholen einer zweiten Meinung habe. Da Jills OP-Termin erst in zwei Wochen anberaumt war, blieb auch genügend Zeit, den anderen Chirurgen zu konsultieren. Dennoch versicherte ich Jill, dass ich fest davon überzeugt sei, dass die Maßnahme, die wir gemeinsam beschlossen hatten, die richtige sei und keine Notwendigkeit bestehe, auch die zweite, gesunde Brust zu entfernen. Jill suchte den von ihrer Freundin empfohlenen Chirurgen auf. Da dessen Behandlungsempfehlung meiner entsprach, fand die

Operation schließlich wie vereinbart statt. Bei einer der nachfolgenden Kontrolluntersuchungen berichtete Jill von ihrem Eindruck, Sarah habe ihr unbedingt eine beidseitige Mastektomie ans Herz legen wollen, da dieses Verfahren bei ihr selbst erfolgreich gewesen war. Brustkrebserkrankungen sind jedoch stets individuell zu beurteilen. Deshalb sollten Sie Ihre Entscheidung gemeinsam mit Ihrem Chirurgen auf Ihren persönlichen Fall abstimmen.

Wie bei Jill erfüllt das Einholen einer zweiten Meinung häufig den Zweck, Verunsicherung und Zweifel auszuräumen. Die Eindrücke, die ein erstes Gespräch hinterlässt, sind oft so überwältigend, dass es hilfreich ist, die Diagnose und die Behandlungsmaßnahmen von einem zweiten Arzt noch einmal erklärt zu bekommen. Selbst wenn die zweite Meinung mit der ersten völlig konform ist, ergibt sich für die Patientinnen häufig ein schlüssigeres Bild. Ich bezeichne dieses Phänomen als »Wiederholungseffekt«. Die Situation ist so neu, dass man alle Informationen noch einmal hören möchte. Das Einholen einer zweiten Meinung ist natürlich besonders wichtig, wenn man Zweifel daran hegt, ob die für die Behandlung ausgewählte Einrichtung und die empfohlenen Therapiemaßnahmen die richtigen sind. Wenn der von Ihnen konsultierte Arzt die oben genannten Anforderungen nicht erfüllt, rate ich dringend dazu, zusätzlich in einer anderen Praxis vorstellig zu werden. Eine gute Praxis wird Sie auf Ihre Bitte hin, eine zweite Meinung abzugeben, auffordern, sämtliche Materialien mitzubringen, auf denen die Diagnose basiert. Dazu gehören neben den Mammographieaufnahmen auch die entnommenen Gewebeproben. Der Arzt wird sich zusätzlich nach Ihrer familiären Vorbelastung erkundigen. Auf Basis all dieser Informationen werden Sie eine unabhängige Einschätzung und Empfehlung erhalten.

Bei Ihrem Besuch in der zweiten Praxis sollten Sie es unbedingt vermeiden, die Einschätzung Ihres ersten Arztes in aller Ausführlichkeit zu schildern. Wenn Patientinnen, die mich wegen einer zweiten Meinung konsultieren, zu einer detaillierten Beschreibung der von Ihrem Arzt vorgeschlagenen Behandlungsmaßnahmen übergehen, unterbreche ich sie meist höflich und erkläre ihnen, dass sie das Recht auf eine völlig unabhängige Beurteilung haben, die ich nur erteilen kann, wenn mir die Empfehlung des anderen Arztes vorab nicht bekannt ist. Ein ausführliches Gespräch ist erst möglich, wenn meine Beurteilung vorliegt. Dann lassen sich auch mögliche Diskrepanzen zwischen meiner Einschätzung und der Empfehlung des anderen Arztes erörtern.

Sollte man, wenn sich die zweite von der ersten Empfehlung unterscheidet, noch eine dritte und vierte Meinung einholen? Wann muss eine Entscheidung getroffen werden?

Wenn bereits zwei Einschätzungen von unterschiedlichen Ärzten vorliegen, ist es kontraproduktiv, weitere Meinungen einzuholen, da sich die Entscheidungsfindung und der Behandlungsbeginn immer weiter verzögern. Verständlicherweise fühlen sich viele Frauen lange nicht dazu bereit, sich einem chirurgischen Eingriff zu unterziehen. Bis zur Operation mehr als vier Wochen verstreichen zu lassen, kann jedoch fatale Konsequenzen haben. In den meisten Fällen dürften sich die einzelnen Empfehlungen in den zentralen Aspekten nicht allzu weit voneinander unterscheiden. Holen Sie, wenn Sie aufgrund von Abweichungen zwischen den Ihnen erteilten Beurteilungen beunruhigt sind, den Rat einer auf die Behandlung von Brustkrebs spezialisierten Einrichtung ein, deren Empfehlungen üblicherweise äußerst vertrauenswürdig sind. Überlegen Sie, wo Sie sich am besten aufgehoben fühlen, und beginnen Sie mit der Behandlung.

ZUSAMMENFASSUNG

· Suchen Sie nach einem auf die Behandlung von Brustkrebs spezialisierten Chirurgen mit qualifizierter Ausbildung, der mit großer Häufigkeit Operationen durchführt
· Ihr Chirurg ist Teil eines Teams – in Fachkliniken arbeiten gut eingespielte Fachärzte zusammen

Kapitel 5
Diagnose Brustkrebs
Was bedeutet das?

Janet, eine 50-jährige Rechtsanwältin, wandte sich an mich, nachdem bei ihr durch eine Biopsie ein invasives duktales Karzinom festgestellt worden war. Zu unserem Gesprächstermin brachte sie ihren Pathologiebericht mit. Von meiner Seite des Schreibtisches aus konnte ich erkennen, dass sie (wie ich während meines Medizinstudiums in meinen Fachbüchern) in dem Versuch, die einzelnen Informationen zu gewichten und zu entschlüsseln, in ihrer Kopie des Berichts einige Wörter mit Textmarkern hervorgehoben oder unterstrichen und Anmerkungen an den Rand geschrieben hatte. Ich erklärte Janet, dass für die Erstellung einer Prognose und die Festlegung weiterer Behandlungsschritte nur einige zentrale Aspekte dieses ersten pathologischen Befunds von Bedeutung seien. Wir gingen die wichtigen Anhaltspunkte zusammen durch. Weitere Informationen würde der nach der Analyse des bei der Operation entnommenen Gewebes erstellte ausführlichere Pathologiebericht liefern.

Wenn Sie die Diagnose Brustkrebs erhalten, werden Sie mit einer ganzen Reihe von Fachbegriffen konfrontiert. Laien benötigen verständlicherweise ein wenig Zeit, bis sie die einzelnen Termini verstehen und deren Relevanz einschätzen können. Um Ihnen dabei zu helfen, Ihre Diagnose und die anschließenden Behandlungsschritte besser zu verstehen, gebe ich Ihnen in diesem Kapitel einige Definitionen an die Hand.

Was ist unter Brustkrebs zu verstehen?

Brustkrebs entsteht durch eine einzige Zelle, die sich aufgrund eines defekten genetischen Codes unkontrolliert zu teilen beginnt. Der verursachende Fehler in der DNA kann durch Umwelteinflüsse oder Vererbung beziehungsweise eine Kombination dieser beiden Faktoren entstanden sein. Durch die Zellteilung werden aus einer Krebszelle zwei, aus diesen dann vier, aus jenen acht – der Prozess setzt sich immer weiter fort. Eine einen Zentimeter große Krebsgeschwulst besteht aus rund einer Milliarde Zellen. Krebsgeschwülste werden als bösartige Tumoren bezeichnet, der medizinische Begriff für Brustkrebs ist Mammakarzinom. Um einen bösartigen Tumor zu beseitigen, ist ein chirurgischer Eingriff notwendig. Abhängig von der Art der Krebserkrankung und der Operation schließen sich an den Eingriff weitere Behandlungsmaßnahmen an (mehr über postoperative Behandlungsschritte siehe Kapitel 9 und 10). In einigen Fällen findet die operative Entfernung des Tumors erst nach der Anwendung anderer Therapiemethoden statt. (Weitere Informationen bietet der Abschnitt über neoadjuvante Chemotherapie in Kapitel 9.)

Wenn Ihr Arzt Ihnen Ihre Diagnose erklärt, fallen auch die Begriffe »duktal« oder »lobulär«. Die weibliche Brust setzt sich aus mehreren Geweben zusammen. Den größten Teil bildet das Drüsengewebe, das aus Lappen (Lobi) besteht, die sich wiederum in kleinere Läppchen (Lobuli) unterteilen. In den Lobuli wird die Milch produziert. Ein bösartiger Tumor, der sich in diesen Läppchen bildet, wird »lobuläres Karzinom« genannt. Ein »duktales Karzinom« ist eine Krebsgeschwulst in den Milchgängen (Ductuli), dem Netzwerk aus kleinen »Röhren« zum Transport der Milch, das in der Brustwarze mündet. Bösartige Tumoren in den Milchgängen stellen die häufigste Form von Brustkrebs dar.

Arten von Brustkrebs

Duktales Karzinom in situ (nicht invasives Karzinom)

Ein *duktales Karzinom in situ (DCIS)* ist ein Tumor, der sich noch im Frühstadium befindet. Er wird als Vorstufe einer Krebserkrankung angesehen. Ein

DCIS wird meist in einer Mammographieuntersuchung entdeckt. Häufig ist der Tumor dann noch so klein, dass er sich nicht als Knoten ertasten lässt. Nur gelegentlich wird ein DCIS bei der körperlichen Untersuchung durch Abtasten festgestellt oder aufgrund eines blutigen Ausflusses aus der Brustwarze diagnostiziert. »In situ« bedeutet »unmittelbar am Ort«. Diese Bezeichnung bezieht sich auf den Umstand, dass die Krebszellen auf den Milchgang begrenzt sind, das heißt, sie haben die Grenze des Milchgangs (die Basalmembran) noch nicht durchbrochen. Solange ein Karzinom an seinem Ursprungsort verbleibt und nicht in die Nachbarschaft ausstreut, bezeichnet man es auch als »nicht invasiv«. Bei einem duktalen Karzinom in situ ist die Wahrscheinlichkeit einer Ausbreitung relativ gering, da die für eine schnelle Verbreitung benötigten Transportwege – die Blutgefäße und die Lymphbahnen – außerhalb des Milchgangs liegen. Das bedeutet in anderen Worten: Solange die Krebszellen die Grenze des Milchgangs nicht durchbrochen haben, streuen sie nicht und bilden keine Metastasen. In den USA wird dank der weitverbreiteten Früherkennungsuntersuchungen ein duktales Karzinom in situ meist rasch entdeckt. Diese Form der Erkrankung macht 20 bis 25 Prozent aller Brustkrebsvorkommen aus. Frauen, die diese Diagnose erhalten, haben allen Grund, optimistisch zu sein: Bei einem DCIS liegt die Heilungsrate bei 98 bis 99 Prozent. Unter den Brustkrebs- und allen anderen Krebserkrankungen gibt es nur wenige, die mit so großer Wahrscheinlichkeit heilbar sind.

Invasives duktales Karzinom und invasives lobuläres Karzinom

Invasive Karzinome stellen die weitaus häufigere Form von Brustkrebs dar: Bei 75 bis 80 Prozent aller Ersterkrankungen liegt ein solcher Tumor vor. Der Begriff »invasiv« bezeichnet Krebsformen, die bereits in das benachbarte Gewebe eingedrungen sind. Bei dieser Art von Tumoren besteht die Gefahr, dass sie in den Körper ausstreuen und in entfernt liegenden Geweben Tochtergeschwülste (Metastasen) bilden. Für die Bewertung, ob es sich um ein invasives oder ein nicht invasives Karzinom handelt, ist die Größe des Tumors entscheidend: Je größer der Tumor ist, desto größer ist die Wahrscheinlichkeit, dass er die Gewebegrenze seines Ursprungsorts durchbrochen und sich in die Nachbarschaft ausgedehnt hat. Da invasive Karzinome heutzutage oft bereits in dem Stadium entdeckt werden, in dem sie noch relativ klein sind und noch nicht gestreut haben, bestehen auch bei dieser Form der Erkrankung gute Heilungsmöglichkeiten. Wenn Brustkrebs streut, äußert sich das in der Regel zuerst in einem Befall der Lymphknoten im Bereich der Achselhöhle. Anders als bei einem duktalen Karzinom in situ ist nach einer Diagnose, bei der ein invasives Karzinom festgestellt wurde, eine Untersuchung der Lymphknoten deshalb äußerst wichtig.

Unter den invasiven Karzinomen tritt das invasive duktale Karzinom, dessen Ursprungsort in den Milchgängen liegt, mit 80 Prozent am häufigsten auf. An zweiter Stelle steht mit 10 Prozent das invasive lobuläre Karzinom, das von den milchproduzierenden Läppchen ausgeht. Ein invasives duktales und ein invasives lobuläres Karzinom ziehen im Wesentlichen dieselben Behandlungsschritte und dieselbe Prognose nach sich. Lobuläre Karzinome lassen sich schwieriger feststellen und sind auf Mammographieaufnahmen oft nicht zu sehen, da sie sich nicht zu festen, gut erkennbaren Knoten ausbilden, sondern sich in flacher Form immer weiter über die Drüsenläppchen erstrecken. Tendenziell ist deshalb ein lobuläres Karzinom zum Zeitpunkt der Diagnose bereits relativ groß.

Weitere/seltene Krebsarten

Bei einer Brustkrebserkrankung liegt in der Mehrzahl der Fälle (circa 95 Prozent) ein duktales Karzinom in situ, ein invasives duktales Karzinom oder ein invasives lobuläres Karzinom vor. Unter den seltenen Krebsarten, die etwa 5 bis 10 Prozent der Erkrankungen ausmachen, gibt es einige, bei denen gute Aussichten auf Heilung bestehen. *Muzinöse Karzinome* bleiben meist relativ klein und streuen mit recht geringer Wahrscheinlichkeit in die Lymphknoten aus. Dasselbe gilt für *tubuläre* und *adenoid-zystische Karzinome* sowie einige Formen von *medullären Karzinomen*.

Bei einem *inflammatorischen Karzinom* oder entzündlichen Brustkrebs handelt es sich dagegen um eine äußerst aggressive Form der Erkrankung, der mit äußerst aggressiven Formen der Therapie begegnet werden muss. Dabei ist das *inflammatorische Karzinom* keine eigene Diagnose oder ein histologischer Subtyp, sondern die Reaktion des Körpers auf den Brustkrebs.

Ein inflammatorisches Karzinom erstreckt sich nicht nur über weite Flächen des Brustgewebes, sondern die Tumorzellen verbreiten sich früh über die Lymphbahnen der Haut. Es tritt sehr selten auf – nur 1 Prozent der Ersterkrankungen fällt in diese Kategorie. Entzündlicher Brustkrebs führt oft zu einer Schwellung der Brust und einer großflächigen Rötung der Haut. Auch ein schrumpeliges Aussehen (»Orangenhaut«) ist möglich.

Die Diagnose eines inflammatorischen Karzinoms verzögert sich oft in gefährlichem Maße, wenn von einem einfachen Entzündungsherd ausgegangen und die Patientin mit Antibiotika behandelt wird, bis sich nach geraumer Zeit immer noch keine Besserung eingestellt hat. Um festzustellen, ob ein inflammatorisches Karzinom vorliegt, werden in einer Biopsie Proben aus dem Brustgewebe und oft auch aus der Haut entnommen. (Weitere Informationen zur Behandlung von dieser Form von Brustkrebs siehe Kapitel 6.)

Das *Paget-Karzinom* ist eine seltene Krebsform, die die Brustwarze – und manchmal auch das darunterliegende Gewebe – betrifft. Da es sich durch einen an ein Ekzem erinnernden, schuppenden, juckenden Ausschlag auf der Brustwarze auszeichnet, werden Patientinnen oft zunächst an einen Hautarzt überwiesen. Ein Paget-Karzinom lässt sich durch eine Biopsie im Bereich der Brustwarze feststellen.

Okkulte Karzinome: In 1 Prozent der Fälle wird eine Brustkrebserkrankung dadurch entdeckt, dass bei einer Früherkennungsuntersuchung ein Knoten in der Achselhöhle (eine Lymphknotenmetastase) identifiziert wird, während das Abtasten der Brust und die Mammographie keinen auffälligen Befund liefern. Ein geschwollener Lymphknoten kann zwar auch Anzeichen für ein malignes Lymphom (einen Tumor des Lymphgewebes) oder eine von einem Melanom (schwarzem Hautkrebs) gebildete Tochtergeschwulst sein, bei Frauen weist eine Lymphknotenmetastase jedoch meist auf einen »versteckt« in der Brust liegenden Tumor hin. Dieser Tumor ist so klein, dass er auf Röntgenbildern nicht zu sehen und beim Abtasten nicht zu spüren ist, er ist jedoch so aggressiv, dass er bereits in die Lymphknoten gestreut hat.

Weitere Informationen über seltene Brustkrebsarten und deren Behandlungsmöglichkeiten finden Sie in Kapitel 6.

CHIRURGISCHE FACHBEGRIFFE

Sowohl bei einem duktalen Karzinom in situ als auch bei invasiven Karzinomen erfolgt als erster Behandlungsschritt eine Operation: entweder in Form einer Lumpektomie oder in Form einer Mastektomie. Bei invasiven Karzinomen wird generell, bei einem DCIS gelegentlich auch eine Untersuchung der Lymphknoten vorgenommen (weitere Informationen siehe unten). Die bei einer Brustkrebserkrankung üblichen chirurgischen Eingriffe sind:

Lumpektomie

Die Lumpektomie ist auch als weite Exzision, brusterhaltende Operation, limitierte Resektion, Quadrantektomie und partielle Mastektomie bekannt. All diese Begriffe bezeichnen ein Verfahren, bei dem die Brust durch einen kleinen Hautschnitt geöffnet und nur der Tumor mit einem Saum gesunden Gewebes herausgeschnitten wird. Der Rest der Brust bleibt intakt. In den meisten Fällen schließt sich an eine Lumpektomie eine Strahlentherapie an.

Die Entwicklung dieses Verfahrens zählt zu den Meilensteinen in der Geschichte der Brustkrebstherapie. Bis in die frühen 1980er-Jahre hinein wurde zur Behandlung von Brustkrebs nur eine einzige Operationsmethode angewendet: die radikale Mastektomie. Für die Patientinnen war dieser drastische Eingriff, bei dem nicht nur die gesamte Brust, sondern auch der darunterliegende große Brustmuskel entfernt werden, traumatisierend – nicht zuletzt, weil sie dadurch entstellt wurden: Es verblieb eine tiefe Einbuchtung in der Brustwand, die nicht durch plastische Chirurgie korrigiert werden konnte. Da bis Anfang der 1980er-Jahre Früherkennungsuntersuchungen mittels Mammographie oder anderer bildgebender Verfahren noch nicht etabliert waren, war die radikale Mastektomie oft die einzig mögliche Maßnahme: Bis die Krebserkrankung entdeckt wurde, war der Tumor meist schon so stark angewachsen, dass er nur durch diese große Operation beseitigt werden konnte.

In den 1980er-Jahren war die technologische Entwicklung der bildgebenden Verfahren so weit fortgeschritten, dass auch kleine Tumoren auf den Aufnahmen dargestellt werden konnten. In den USA, in Italien und in anderen Ländern wurden bahnbrechende Versuche unternommen, in denen die Mastektomie mit dem Verfahren der Lumpektomie, bei dem nur ein Teil des Brustgewebes entfernt wird, verglichen wurde. Es zeigte sich, dass die Lumpektomie, sofern auf sie eine Strahlentherapie folgte, ebenso gute Ergebnisse lieferte wie die Mastektomie: Die Wahrscheinlichkeit, dass in der operierten Brust erneut eine Krebserkrankung auftrat, war äußerst gering und die Überlebensrate der Patientinnen entsprach der durch die Mastektomie erzielten Quote. Aufgrund dieser nachgewiesenen Übereinstimmung stehen den meisten Patientinnen heutzutage bei invasiven und bei nicht invasiven Karzinomen, die frühzeitig erkannt werden, zwei zuverlässige und gleichermaßen effiziente Verfahrensweisen zur Verfügung: die Lumpektomie mit anschließender Strahlentherapie und die Mastektomie. Das Verfahren der Lumpektomie lässt sich bei der Mehrzahl der an Brustkrebs erkrankten Frauen anwenden (und die meisten Patientinnen, bei denen eine Lumpektomie infrage kommt, entscheiden sich für diese Form des Eingriffs). Tatsächlich zählt Brustkrebs zu den wenigen Erkrankungen, zu deren Behandlung den Ärzten zwei der Form nach völlig unterschiedliche Operationsmethoden zur Verfügung stehen, die gleichermaßen erfolgreich sind. Für die meisten Patientinnen bedeutet das, dass sie sich zwischen diesen beiden Verfahren entscheiden können.

Mastektomie

Wie die Lumpektomie wird die Mastektomie sowohl bei invasiven als auch bei nicht invasiven Karzinomen angewendet. Sie wird auch bei einigen Hochrisikopatientinnen als Präventivmaßnahme durchgeführt (mehr über Patientinnen mit hohem Brustkrebsrisiko siehe Kapitel 15). Die meisten

Frauen, die sich einer Mastektomie unterziehen müssen, lassen die Brust durch plastische Chirurgie wiederherstellen (weitere Informationen zur Brustrekonstruktion nach einer Mastektomie siehe Kapitel 7). Für gewöhnlich wird für die Mastektomie und den ersten Schritt der Rekonstruktion nur ein Operationstermin angesetzt. Die Patientinnen stellen also nach dem Aufwachen aus der Narkose ein Aussehen fest, dass dem Vorhandensein beider Brüste bereits ähnelt. Zur vollständigen Rekonstruktion der Brust sind oft weitere Maßnahmen notwendig. Diese meist kleineren Eingriffe finden jedoch erst einige Monate später statt, wenn sich die Patientin von der ersten, großen Operation erholt hat. Frauen, die sich gegen eine Rekonstruktion der Brust entscheiden, bietet die moderne Form der Mastektomie ebenfalls eine bessere Ästhetik: Da, anders als bei der radikalen Mastektomie, heutzutage der große Brustmuskel nicht entfernt wird, entsteht keine Einbuchtung in der Brustwand – die Brustwand bleibt flach. Werden bei einem chirurgischen Eingriff beide Brüste entfernt, spricht man von einer bilateralen oder beidseitigen Mastektomie.

Lymphknoten

Lymphknoten sind kleine ovale Gewebestrukturen, die im ganzen Körper vorhanden sind, an einigen Stellen jedoch gehäuft auftreten. Zu den wichtigen Lymphknotenregionen zählen der Hals, der Bereich oberhalb des Schlüsselbeins, die Achselhöhlen, der Brust- und Bauchraum sowie die Leiste. Gesunde Lymphknoten variieren in ihrer Ausdehnung von der Größe eines Stecknadelkopfes bis zur Größe eine Weintraube und haben meist die Form einer Limabohne. Frauen haben besonders viele Lymphknoten im Achselbereich – etwa zehn bis 50 Stück.

Lymphknoten gehören zum lymphatischen System und damit zum Abwehrsystem des Körpers. Das lymphatische System ist für den Abtransport der Lymphe, einer Gewebeflüssigkeit, und die Entsorgung der darin enthaltenen Abfallstoffe zuständig. Es besteht unter anderem aus Lymphgefäßen, in die die Lymphknoten eingebettet sind. Die Lymphknoten dienen als eine Art Filterstation. Sie nehmen die Lymphe einer Körperregion auf und filtern

Fremdkörper und Krankheitserreger heraus. Krankheitserreger werden in den Lymphknoten mit körpereigenen Immunsubstanzen bekämpft und, wenn möglich, beseitigt. Geschwollene Lymphknoten sind meist Anzeichen einer Infektion: Wenn sich im Körper Erreger befinden, werden in den dem Entzündungsherd nahe gelegenen Lymphknoten vermehrt Abwehrzellen produziert. Deshalb können zum Beispiel bei Halsschmerzen geschwollene Lymphknoten im Halsbereich auftreten. Geschwollene Lymphknoten sind also meist ein Anzeichen dafür, dass der Körper sich gegen eine Erkrankung wehrt.

Lymphknoten fangen auch Krebszellen ab und versuchen, diese zu bekämpfen. Wenn Brustkrebs streut, sind üblicherweise die auf der Seite der betroffenen Brust gelegenen Achsellymphknoten die erste Auffangstation. Im frühen Stadium der Ausbreitung sind die Veränderungen so minimal, dass sich beim Abtasten oder optisch noch keine Vergrößerung der Lymphknoten feststellen lässt. Um herauszufinden, ob der Krebs bereits gestreut hat, muss deshalb meist einer oder mehrere Lymphknoten aus der Achselhöhle entfernt und unter dem Mikroskop untersucht werden (die Ziele dieser Maßnahme erläutert der Abschnitt über die Sentinel-Lymphknotenbiopsie in diesem Kapitel). Bei fortgeschrittener Ausbreitung sind die mit Krebszellen angefüllten Lymphknoten so weit angeschwollen, dass sich die Veränderung ertasten oder mit bloßem Auge erkennen lässt. In späteren Stadien können auch entferntere Regionen wie die auf beiden Seiten des Brustbeins gelegenen Parasternallymphknoten oder die Nodi lymphoidei supraclaviculares genannte Gruppe von Lymphknoten nahe dem Schlüsselbein von Krebszellen befallen sein. Eine Ausbreitung in diese Lymphknotenregionen ist jedoch selten. Da die brust- und schlüsselbeinnahen Lymphknoten weit im Körperinneren liegen, lässt sich eine Anreicherung mit Krebszellen nicht durch eine körperliche Untersuchung feststellen. Bei einer fortgeschrittenen Brustkrebserkrankung werden diese Lymphknotenregionen deshalb in einer Magnetresonanztomographie analysiert. Ob die Lymphknoten am Hals befallen sind, lässt sich durch Abtasten feststellen. Bei den meisten Patientinnen beschränkt sich eine Untersuchung der

Lymphknoten jedoch auf die neben der von Krebs befallenen Brust gelegenen Achselhöhle.

Bei Patientinnen, bei denen aufgrund eines duktalen Karzinoms in situ eine Lumpektomie durchgeführt wird, ist das Entfernen von Achsellymphknoten nicht immer Teil der Operation, da diese Krebsart äußerst selten streut. Bei Vorliegen eines invasiven Karzinoms wird dagegen in der Regel eine Untersuchung der Lymphknoten vorgenommen, um festzustellen, ob sich der Krebs bereits ausgebreitet hat. Die Wahrscheinlichkeit eines Befalls der Lymphknoten steht in direkter Relation zur Größe des Karzinoms: Bei einem einen Zentimeter großen Tumor beträgt sie 10 Prozent, bei einem zwei Zentimeter großen Tumor 20 Prozent (diese Zahlen sind Annäherungswerte und die Ausbreitung von Krebszellen ist auch von anderen Faktoren abhängig, dennoch liefert die Tumorgröße einen guten Anhaltspunkt für das Vorliegen einer möglicherweise fortgeschrittenen Verbreitung).

Die Untersuchung der Lymphknoten bei Patientinnen mit invasivem Karzinom ist aus zwei Gründen wichtig:

1. Wenn sich der Krebs auf die Lymphknoten ausgebreitet hat, sollte er dort ebenso wie in der Brust beseitigt werden. Es macht keinen Sinn, große Sorgfalt auf die Entfernung des Mammakarzinoms zu verwenden, den Krebs aber an anderer Stelle im Körper zu belassen.

2. Das Ausmaß des Lymphknotenbefalls und die Anzahl der betroffenen Knoten sind wichtige Kriterien zur Beurteilung des Stadiums der Krebserkrankung und der Prognose. Der Befund ist auch eine der Grundlagen für die Entscheidung, ob eine Chemotherapie durchgeführt werden sollte.

WISSENSWERTES

Viele Frauen gehen davon aus, dass der Krebs mit großer Wahrscheinlichkeit auch in andere Körperregionen vorgedrungen ist, wenn er die Lymphknoten erreicht hat. Sie machen ihre eigene Einschätzung der Prognose und ihrer Zukunftsperspektive allein von dem Ergebnis der Untersuchung der Lymphknoten abhängig und befürchten das Schlimmste. Der Zustand der Lymphknoten ist zwar entscheidend für den voraussichtlichen Krankheitsverlauf, ein Befall bedeutet jedoch nicht das Ende der Welt. Krebszellen in den Lymphknoten weisen darauf hin, dass die erste Stufe des Ausstreuens stattgefunden hat. Die Wahrscheinlichkeit, dass auch andere Organe betroffen sind, ist aber unter Umständen gering und die Patientin hat bei entsprechender Behandlung gute Heilungschancen zu erwarten.

Axilläre Lymphknotendissektion

Bis Mitte der 1990er-Jahre wurde stets in derselben Weise ermittelt, ob in den Achsellymphknoten Krebszellen vorhanden waren: Es wurden alle Lymphknoten entnommen und einzeln unter dem Mikroskop untersucht. Dieses Verfahren wird als *axilläre Lymphknotendissektion* bezeichnet. Das Entfernen aller Achsellymphknoten ist nicht unproblematisch, da es einen relativ großen chirurgischen Eingriff erfordert, der eine Schwellung des Arms oder ein Taubheitsgefühl nach sich ziehen kann. Auch das Risiko einer Entzündung im Bereich der Brust oder des Arms auf der operierten Seite steigt.

Das Immunsystem wird durch das Entfernen aller oder mehrerer Achsellymphknoten nicht beeinträchtigt, da sich im gesamten Körper noch Tausende weitere Lymphknoten befinden. Wenn in den Lymphknoten einer Achselhöhle Krebszellen festgestellt werden, bedeutet das nicht, dass auch die die andere Achselhöhle untersucht werden muss: Krebszellen wandern glücklicherweise selten von einer Körperseite zur anderen.

Bei einer axillären Lymphknotendissektion wird zum Abschluss eine Drainage gelegt: Durch ein kleines Loch in der Haut wird ein perforierter Schlauch eingeführt und an der Stelle platziert, an der sich vorher die Lymphknoten befunden haben. In dem Schlauch sammelt sich die Lymphe, die von den Knoten gefiltert worden wäre. Im fortschreitenden Heilungsprozess nach der Operation wird die Lymphe an anderen Stellen des Körpers absorbiert. Der Drainagefluss lässt nach und der Schlauch wird – zumeist bereits nach wenigen Tagen – wieder entfernt. (Weitere Informationen zum Heilungsprozess nach einer axillären Lymphknotendissektion siehe Kapitel 12.)

Sentinel-Lymphknotenbiopsie

Mitte der 1990er-Jahre suchten führende Chirurgen nach einer Möglichkeit, Lymphknoten auf Anzeichen einer Krebserkrankung zu untersuchen, ohne alle Knoten einer Region zu entfernen und damit die mit der axillären Lymphknotendissektion verbundenen möglichen langfristigen Nebenwirkungen zu umgehen. Das von diesen Ärzten entwickelte Verfahren wird als *Sentinel-Lymphknotenbiopsie* bezeichnet. Dieses Konzept geht davon aus, dass es in jeder Gruppierung von Lymphknoten einen Sentinel- oder Wächterlymphknoten gibt. Dieser Wächterlymphknoten liegt dem Tumor am nächsten und wird als Erster von den sich über die Lymphe verbreitenden Krebszellen befallen. In einer Sentinel-Lymphknotenbiopsie wird der jeweilige Wächterlymphknoten in der Region ermittelt, entfernt und unter dem Mikroskop untersucht. Ist er frei von Krebszellen, ist davon auszugehen, dass auch die restlichen, nachgeschalteten Knoten nicht befallen sind, der Krebs also nicht gestreut hat. Ein solcher Befund macht es nicht notwendig, weitere Lymphknoten zu entfernen. Die Sentinel-Lymphknotenbiopsie ermöglicht es in diesen Fällen, durch einen wesentlich kleineren Eingriff und unter Umgehung der mit der axillären Lymphknotendissektion verbundenen Komplikationen eine zuverlässige Diagnose zu liefern. Werden im Wächterlymphknoten Krebszellen nachgewiesen, ist unter Umständen eine anschließende axilläre Lymphknotendissektion notwendig, vor allem, wenn eine hohe Wahrscheinlichkeit des Befalls der übrigen Knoten ermittelt wurde.

Die Sentinel-Lymphknotenbiopsie dient heute als Standardverfahren zur Untersuchung der Achsellymphknoten. Sie findet in der Regel zeitgleich mit der Tumoroperation statt. Um den oder die Wächterknoten zu identifizieren, wird unmittelbar vor der Operation eine blau gefärbte Flüssigkeit in die Tumorregion gespritzt. Die Flüssigkeit verteilt sich über die Lymphbahnen in den Achsbereich und füllt dort einen oder mehrere Knoten. Die Ausbreitung sagt noch nichts darüber aus, ob der Krebs bereits gestreut hat, sie zeigt aber die ersten Anlaufstellen an, die die Krebszellen auf ihrem Weg durch den Körper nehmen würden. Bei der Operation lassen sich die Wächterlymphknoten durch ihre blaue Färbung erkennen. Oft sind zwei oder drei Knoten farblich markiert, da die Flüssigkeit nicht immer nur einen Knoten ansteuert. Alle blau gefärbten Lymphknoten werden entnommen und analysiert.

Je nach Art der Operation und der ausführenden Klinik werden die Knoten bereits während der Dauer des weiteren Eingriffs ins Labor geschickt. Eine pathologische Untersuchung, die durchgeführt wird, während sich die Patientin noch in Narkose befindet, wird als Schnellschnittuntersuchung bezeichnet. Dieses Verfahren bietet den Vorteil, dass der Befund dem Chirurgen bereits nach kurzer Zeit mitgeteilt werden kann und er, sofern Krebszellen in den Lymphknoten nachgewiesen wurden, sofort eine axilläre Lymphknotendissektion vornehmen kann. In einigen Kliniken werden die entnommenen Wächterlymphknoten erst einige Tage nach der Tumoroperation ins Labor übersandt. In diesen Fällen muss oft ein weiterer chirurgischer Eingriff zur Entfernung der restlichen Achsellymphknoten erfolgen, sofern in der pathologischen Untersuchung Krebszellen nachgewiesen werden.

Bei Patientinnen mit einem invasiven Karzinom ist eine Untersuchung der Achsellymphknoten fast ausnahmslos anzuraten. Der pathologische Befund ist für die Beurteilung des Stadiums der Krebserkrankung ausschlaggebend und spielt bei der Entscheidung, welche weiteren Therapiemaßnahmen erforderlich sind, eine bedeutende Rolle. Bei einem mittels Lumpektomie behandelten duktalen Karzinom in situ ist eine Untersuchung der Achsellymphknoten in der Regel verzichtbar. (In den wenigen Fällen, in denen sich das Karzinom doch als invasiv erweist, können die Wächterlymphknoten dann in einer zweiten Operation durch Einspritzen der blau gefärbten Flüssigkeit markiert und entfernt werden.) Eine Kontrolle der Achsellymphknoten ist jedoch anzuraten, wenn sich Patientinnen mit einem duktalen Karzinom in situ für eine Mastektomie entscheiden. In diesen Fällen findet die Sentinel-Lymphknotenbiopsie innerhalb der zur Brustentfernung durchgeführten Operation statt. Diese Kombination ist wichtig, da das entfernte Brustgewebe manchmal unerwarteterweise invasive Krebsformen aufweist und nach der Mastektomie eine Sentinel-Lymphknotenbiopsie nicht mehr als eigener Operationsschritt durchgeführt werden kann: Wenn das gesamte Brustgewebe entfernt wurde, ist es selbstverständlich nicht mehr möglich, die Markierungsflüssigkeit in die Brust zu injizieren.

Die Sentinel-Lymphknotenbiopsie wird inzwischen seit etwa 20 Jahren praktiziert. Die Effektivität dieser Methode und die Verlässlichkeit der dadurch erzielten Ergebnisse wurden mehrfach durch anerkannte Untersuchungen nachgewiesen. Das Verfahren gilt als integraler Bestandteil des modernen Behandlungsstandards bei Brustkrebserkrankungen. Wenn der von Ihnen ausgewählte Chirurg grundsätzlich keine Sentinel-Lymphknotenbiopsie durchführt oder große Zweifel an der Zuverlässigkeit dieser Methode äußert, liefert er Ihnen den sicheren Beweis an die Hand, dass er sich nicht auf Höhe der etablierten Standards bewegt (oder dass es ihm zur Durchführung dieses Verfahrens an Erfahrung fehlt, da er nur selten Brustkrebspatientinnen behandelt). Für Sie als Patientin bedeutet das: Wenn bei Ihnen ein invasives Karzinom diagnostiziert wurde, das eine Untersuchung der Lymphknoten notwendig macht, da sich die Krebszellen dorthin ausbreiten können, und Ihr Arzt zur Behandlung keine Sentinel-Lymphknotenbiopsie vorsieht, sollten Sie sich dringend nach einem anderen Chirurgen umsehen.

Auch wenn die Sentinel-Lymphknotenbiopsie als Standardverfahren, bei dem nur einzelne Lymphknoten identifiziert und entfernt werden, eine axilläre Lymphknotendissektion in der Regel nicht mehr notwendig macht, gibt es einige Situationen, in denen eine axilläre Lymphknotendissektion durchgeführt werden muss und das Verfahren der Sentinel-Lymphknotenbiopsie nicht erforderlich ist beziehungsweise nicht angewendet werden sollte:

1. Manchmal wird ein verdächtiger Knoten in der Achselhöhle vor der Operation von dem Chirurgen bei der körperlichen Untersuchung ertastet oder vom Radiologen auf den Röntgen- oder Ultraschallbildern identifiziert. In diesen Fällen kann der Knoten durch eine Nadelbiopsie entnommen werden, noch bevor ein chirurgischer Eingriff stattfindet. Wenn der für gewöhnlich ein bis zwei Tage später vorliegende pathologische Befund einen Krebsbefall des Knotens bestätigt, ist während der Operation eine

weitere Überprüfung durch eine Sentinel-Lymphknotenbiopsie nicht nötig. Der Chirurg kann sofort zu einer axillären Lymphknotendissektion übergehen. Wenn die vor dem Eingriff durchgeführte pathologische Untersuchung den Nachweis erbringt, dass sich in dem Lymphknoten Krebszellen befinden, sprich der Krebs zu streuen begonnen hat, empfiehlt es sich, durch eine Magnetresonanztomographie zu überprüfen, ob sich die Ausbreitung im Körper bereits weiter fortgesetzt hat.

2. Bei weit fortgeschrittenen Brustkrebserkrankungen, zum Beispiel bei einem inflammatorischen Karzinom (siehe oben und Kapitel 6), ist es ebenfalls nicht notwendig, eine Sentinel-Lymphknotenbiopsie durchzuführen. Wenn bei einer Erkrankung die Lymphknoten mit an Sicherheit grenzender Wahrscheinlichkeit befallen sind, verzichten die Chirurgen oft auf eine konkrete Überprüfung und wenden sofort das Verfahren der axillären Lymphknotendissektion an.

Lymphödem

Die wahrscheinlichste Nebenwirkung einer axillären Lymphknotendissektion ist die Ausbildung eines Lymphödems. Lymphknoten sind Teil des Transportsystems für die Lymphe, der Gewebsflüssigkeit, die Abfallstoffe durch den Körper transportiert. Wenn die Lymphknoten in der Achselhöhle entfernt werden, sind die Abflusswege für die Lymphe unterbrochen – die Flüssigkeit kann sich im Arm stauen. Diese Flüssigkeitsansammlung, die mit einer Schwellung, einem Taubheitsgefühl und einem erhöhten Infektionsrisiko einhergeht, wird Lymphödem genannt.

Die Wahrscheinlichkeit, dass nach einer axillären Lymphknotendissektion ein Lymphödem auftritt, liegt bei rund 20 Prozent. Bei Frauen, die an Adipositas leiden, und bei Patientinnen, bei denen zusätzlich eine Strahlentherapie im Bereich der Achselhöhle erfolgen muss (weitere Informationen zur Notwendigkeit einer Strahlentherapie nach der Lymphknotenentfernung siehe Kapitel 10), ist das Risiko, an einem Lymphödem zu erkranken, größer. Die Symptome eines Lymphödems variieren beträchtlich. In den meisten Fällen empfinden Patientinnen nur ein leichtes Druck- oder Spannungsgefühl im Arm. Schwerwiegende Symptome kann man sich vor Augen führen, indem man im Internet eine Bildersuche durchführt. Ich rate jedoch davon ab, sich diese Aufnahmen anzusehen, da diese starken Ausprägungen eines Lymphödems äußerst selten auftreten. Die Beschwerden können chronisch werden oder nur für kurze Zeit nach bestimmten körperlichen Aktivitäten auftreten.

WISSENSWERTES

Auch nach einer Sentinel-Lymphknotenbiopsie kann ein Lymphödem auftreten – allerdings mit deutlich geringerer Wahrscheinlichkeit: Das Risiko liegt nur bei 2 Prozent. Darin besteht der große Vorteil der Sentinel-Lymphknotenbiopsie gegenüber der axillären Lymphknotendissektion: Frauen, deren Lymphknoten sich als nicht von Krebs befallen erweisen, haben die Nebenwirkung eines Lymphödems nicht zu befürchten.

Das Risiko, nach einer axillären Lymphknotendissektion an einem Lymphödem zu erkranken, lässt sich durch einige Vorsichtsmaßnahmen reduzieren. Zum Beispiel sollte man an dem betroffenen Arm (wegen der damit verbundenen Quetschung des Gewebes) keine Blutdruckmessung oder Blutabnahme durchführen lassen. Zudem sollte man darauf achten, die Hand und den Arm keinem erhöhten Infektionsrisiko auszusetzen (beispielsweise sollte man bei der Gartenarbeit stets Handschuhe tragen und bei der Maniküre die Nagelhaut nicht zu weit zurückschneiden). Trainingsübungen zur Stärkung des Arms und zur Förderung der Beweglichkeit tragen ebenfalls dazu bei, die Wahrscheinlichkeit des Auftretens eines Lymphödems zu verringern. Mit diesen Übungen wird meist bald nach der Operation begonnen, im Laufe der Zeit wird ihre Intensität gesteigert. Während die Medizin in der Vergangenheit davon ausging, dass ein frühes Ansetzen von Trainingsübungen die Ausbildung eines Lymphödems fördert, ist man heute der gegenteiligen Überzeugung: Ein frühzeitiges Bewegungstraining unterstützt den Heilungsprozess und stärkt die verbliebenen Lymphbahnen. Damit wirkt es der Entstehung eines Lymphödems entgegen. Ihr Chirurg wird Sie auf ein mögliches Auftreten eines Lymphödems hinweisen und Ihnen vorbeugende Maßnahmen empfehlen. Viele Chirurgen überweisen Ihre Patientinnen zusätzlich an einen Physiotherapeuten, der mit den erforderlichen Maßnahmen zur Prophylaxe vertraut ist.

ZUSAMMENFASSUNG

Ein duktales Karzinom in situ ist ein nicht invasives Karzinom. Es macht 20 bis 25 Prozent der Ersterkrankungen aus. Die Heilungsrate liegt bei bis zu 99 Prozent.

Invasive duktale Karzinome und invasive lobuläre Karzinome sind die häufigsten invasiven Brustkrebsarten.

Bei Patientinnen mit invasivem Karzinom ist es fast ausnahmslos, bei Patientinnen mit einem duktalen Karzinom in situ gelegentlich erforderlich, die Achsellymphknoten auf Krebsbefall zu untersuchen. Die Untersuchung erfolgt durch eine Sentinel-Lymphknotenbiopsie.

Eine axilläre Lymphknotendissektion, bei der alle Achsellymphknoten entfernt werden, wird nur durchgeführt, wenn ein starker Befall der Lymphknoten nachgewiesen ist oder grundsätzlich mit der Art der Erkrankung in Verbindung steht.

Kapitel 6
Eine der schwierigsten Entscheidungen
Lumpektomie oder Mastektomie?

Eine meiner Patientinnen, Laura, suchte mich auf, nachdem bei ihr eine Form der Krebserkrankung diagnostiziert worden war, die üblicherweise mit einer exzellenten Prognose einhergeht. Jane war von zwei ihrer engsten Freundinnen, die zu einem früheren Zeitpunkt bei mir in Behandlung gewesen waren, empfohlen worden, meinen Rat einzuholen. Als ich bei der Abwägung der beiden Verfahren Mastektomie und Lumpektomie erklärte, dass ich in ihrem Fall eine von einer Strahlentherapie gefolgte Lumpektomie als empfehlenswerte Maßnahme erachtete, war Jane völlig überrascht. Da bei ihren beiden Freundinnen eine Mastektomie durchgeführt worden war – in einem Fall sogar eine Entfernung beider Brüste –, war sie davon ausgegangen, dass ich auch ihr zu diesem Schritt raten würde.

Ich wies Laura auf den Sachverhalt hin, den ich allen meinen Patientinnen erkläre und der eine zentrale Botschaft dieses Buches ist: Bei Brustkrebserkrankungen gibt es keine Einheitslösungen – die Entscheidungen sind immer individuell zu treffen. In die Wahl der Behandlungsmethode fließen viele Variablen ein und jede dieser Variablen tritt bei jeder Patientin in unterschiedlicher Ausprägung auf. Der behandelnde Arzt muss zahlreiche Kriterien berücksichtigen: das Alter der Patientin, ihren allgemeinen Gesundheitszustand, die Größe der Brust, die Größe des Tumors, die familiäre

Krankengeschichte und vor allem den Wunsch der Patientin. Da die Entscheidung für oder gegen eine Operationsmethode nicht allein auf medizinischen Fakten basiert, sondern auch durch persönliche Faktoren bestimmt wird, kann die Empfehlung selbst bei Patientinnen, die anscheinend an exakt derselben Form der Erkrankung leiden, durchaus unterschiedlich ausfallen.

Brustkrebs zählt zu den wenigen Erkrankungen, bei denen Patienten zwischen verschiedenen Formen des chirurgischen Eingriffs wählen können. Bei keiner anderen Krebserkrankung entscheiden Chirurg und Patient gemeinsam über das Ausmaß der durchzuführenden Operation. Vor einer Dickdarmoperation wird der Patient kaum von seinem Arzt gefragt: »Soll ich 15 oder 20 Zentimeter ihres Darms entfernen?« Ein Chirurg, der einen Patienten mit Lungenkrebs behandelt, erkundigt sich nicht vorher, ob er lieber ein großes oder ein kleines Stück Lunge herausnehmen soll. Und selbst wenn diese Patienten den Umfang der Operation mitbestimmen könnten, wären die jeweils unterschiedlichen Ergebnisse nicht von außen sichtbar. Für die meisten Frauen ist die Entscheidung, ob sie die ganze Brust oder nur einen Teil entfernen lassen, wesentlich von der Problematik geprägt, sich mit dem eigenen Erscheinungsbild später noch wohlfühlen zu können.

Nicht allen Brustkrebspatientinnen eröffnen sich Alternativen. In einigen Fällen ist eindeutig eine Mastektomie zu empfehlen, in anderen die Lumpektomie klar zu bevorzugen. Meist stehen zur Behandlung jedoch mehrere Möglichkeiten zur Verfügung. Patientinnen müssen zum Beispiel entscheiden, ob sie eine kleine Operation mit anschließender Strahlentherapie oder einen größeren Eingriff bevorzugen, ob sie bei der Mastektomie auch die zweite Brust entfernen lassen, ob sie einen Wiederaufbau der Brust wünschen und wenn ja, ob sie Implantate oder eine Geweberekonstruktion vorziehen.

Für die Entscheidungsfindung ist es wichtig, dass die medizinischen Grundlagen geklärt sind und die Patientin über alle Informationen verfügt, die sie benötigt, um die richtige Wahl zu treffen. Die Schwierigkeiten, zu einem Entschluss zu kommen, und die Notwendigkeit, die richtige Entscheidung zu treffen, veranlassen viele Frauen dazu, intensiv Erkundigungen einzuholen. Der Arzt, der mit allen Einzelheiten Ihrer Erkrankung vertraut ist, ist für Sie die beste Informationsquelle: Er kann Ihnen Klarheit verschaffen und Sie bei der Wahl der besten Behandlungsmethode unterstützen. Wenn Sie auf Informationen aus Ihrem persönlichen Umfeld oder aus dem Internet zurückgreifen, stellt sich oft der gegenteilige Effekt ein. In meiner Tätigkeit als auf die Behandlung von Brustkrebs spezialisierte Chirurgin habe ich die Erfahrung gemacht, dass der beste Weg zur Entscheidungsfindung darin liegt, Ruhe zu bewahren, sich zu vergegenwärtigen, dass Zeit zum Überlegen bleibt, und sich gegen die Flut von allgemein verfügbaren Informationen abzugrenzen. Mit der richtigen Anleitung gelangen Sie garantiert zu der für Sie persönlich richtigen Entscheidung.

Das Verfahren der Lumpektomie

Bei der Lumpektomie wird in der Brust ein kleiner Hautschnitt vorgenommen. Anschließend wird das Tumorgewebe entfernt. Um sicherzustellen, dass alle Krebszellen beseitigt werden, schneidet der Chirurg gelegentlich auch ein Stück des gesunden Gewebes heraus, das unmittelbar an den Tumor angrenzt. Schließlich wird die Wunde – meist mit selbstauflösenden Fäden – vernäht. Das entstandene Loch im Gewebe füllt sich mit körpereigener Flüssigkeit und Blut. Es bildet sich Narbengewebe.

Für jede Patientin ist die Information, wie viel Gewebe entnommen wird und wie die Brust nach dem Eingriff aussehen wird, von zentraler Bedeutung. Die Menge des herausgeschnittenen Gewebes steht in direkter Relation zur Größe des Tumors, da dieser in seinem gesamten Umfang entfernt werden muss. Rund um die Entnahmestelle darf nur gesundes Gewebe verbleiben. Auch wenn bei jeder Frau der Heilungsprozess anders verläuft, ändern sich Form und Aussehen der Brust nach einer professionell durchgeführten Lumpektomie kaum (Ausnahmen ergeben sich bei sehr großen Tumoren und/oder einer geringen Größe der Brust). Die durch den Hautschnitt entstandene Narbe verblasst mit der Zeit.

Lokalisierung

In den Fällen, in denen sich der Tumor als Knoten ertasten lässt, wird der Hautschnitt an oder nahe der durch Abtasten identifizierten Stelle vorgenommen. Aufgrund von Früherkennungsuntersuchungen wird ein Karzinom jedoch oft in einem Stadium entdeckt, in dem es noch mikroskopisch klein ist. Diese Karzinome sind zwar auf den mittels bildgebender Verfahren erstellten Aufnahmen zu sehen, lassen sich aber nicht ertasten. Um zu ermitteln, an welcher Stelle der Brust der Eingriff erfolgen muss, wenn der Tumor mit bloßem Auge nicht erkennbar und durch Abtasten nicht festzustellen ist, stehen dem Chirurgen zwei Lokalisierungsverfahren zur Verfügung.

1. Die *Drahtmarkierung* ist die am häufigsten verwendete Methode. Sie findet unmittelbar vor der Tumorentfernung statt. Nachdem die Patientin eine örtliche Betäubung der Brusthaut erhalten hat, wird ein dünner Draht eingeführt und in das Tumorgewebe geschoben. Der Draht ist an einem Ende mit einem Widerhaken versehen, sodass er im Tumorgewebe verbleibt und nicht verrutschen kann. Das andere Drahtende ragt aus der Brust heraus – es wird mit einem Pflasterklebeband am Körper fixiert. Die Lage des Drahtes im Brustgewebe wird durch eine Mammographie oder Sonographie kontrolliert. Danach wird die Patientin mit dem in der Brust liegenden Draht in den Operationssaal gebracht und erhält ein stärkeres Anästhetikum. Der Chirurg setzt den Schnitt nahe der Stelle an, an der der Draht aus der Haut tritt. Der Draht dient dem Arzt dann als Leitschiene, die ihn zu dem zu entfernenden Gewebebereich führt. Oft wird das entnommene Gewebe noch während der laufenden Operation geröntgt. In den meisten Kliniken, die häufig Eingriffe zur Behandlung von Brustkrebs durchführen, stehen die für die Untersuchung des entfernten Materials benötigten speziellen Röntgengeräte im Operationssaal selbst oder in einem benachbarten Raum bereit. Anhand der Aufnahmen kann der Chirurg sofort feststellen, ob er das richtige Gewebesegment entfernt hat: Weist die Röntgenuntersuchung das Material eindeutig als Tumorgewebe aus oder enthält das Gewebe einen im Vorfeld zur Markierung plazierten

Clip, ist die Entnahme erfolgreich verlaufen. Die Markierung muss unmittelbar vor der Lumpektomie erfolgen, da es selbstverständlich nicht möglich ist, die Patientin vor dem Eingriff einige Tage lang mit einem aus der Brust hervorstehenden Draht den Alltag bewältigen zu lassen.

2. Die *Seed-Markierung* ist ein noch relativ junges Verfahren. Dabei wird mithilfe einer Nadel ein heftklammergroßer, radioaktiv markierter Chip in das Tumorgewebe eingeführt. Die von dem Chip ausgesendeten Signale werden durch eine in modernen Operationssälen zur Verfügung stehende Sonde erfasst. Gegenüber der Drahtmarkierung, die unmittelbar vor dem chirurgischen Eingriff erfolgen muss, bietet die Seed-Markierung den Vorteil, dass der Chip Tage bis Wochen im Voraus eingebracht werden kann: Da er in das Tumorgewebe implantiert ist, kann er nicht verrutschen, die ausgesendeten Signale bleiben bis zur Operation stabil. Während die Patientin in Narkose liegt, ermittelt der Chirurg die genaue Lage des Chips und arbeitet sich dann durch einen oberhalb des Chips gesetzten Hautschnitt zum Tumorgewebe vor. Auch bei dieser Operationsmethode wird oft durch eine sofortige Röntgenuntersuchung des entnommenen Gewebes sichergestellt, dass das richtige Areal entfernt wurde. Da die Seed-Markierung bereits im Vorfeld durchgeführt werden kann, reduziert sich die nervliche Belastung, der die Patientinnen bei einem ansonsten langen Operationstag ausgesetzt sind.

In Deutschland kommen diese präoperativen Lokalisierungsverfahren seltener zum Einsatz. Zumeist wird der Knoten während der Operation ultraschallgesteuert oder, wenn der Befund sonographisch nicht darstellbar ist, vor der Operation mithilfe der Mammographie (stereotaktische Markierung) lokalisiert.

WEITERFÜHRENDE INFORMATIONEN

Vor einer Lumpektomie empfiehlt es sich, mit dem behandelnden Arzt über zwei technische Aspekte des Eingriffs zu sprechen: den Hautschnitt und die Kennzeichnung der Ausrichtung des entnommenen Gewebes. Chirurgen, die nicht auf die Behandlung von Brustkrebs spezialisiert sind, versäumen es leider oft, diese beiden Operationsschritte in angemessener Weise durchzuführen.

1. Die Inzision, der Einschnitt in die Haut, sollte, wenn irgend möglich, entlang der natürlichen Hautspaltlinien erfolgen. Auf die Behandlung von Brustkrebs spezialisierte Chirurgen sind in dieser Schnittführung geübt und wenden sie bei jeder Operation an. Es ist zwar nicht erforderlich, dem Chirurgen eine exakte Beschreibung der Lage und Größe des von ihm geplanten Hautschnitts abzuverlangen, sich nach der ungefähren Position und Ausrichtung zu erkundigen, ist jedoch sinnvoll: In den (zwar seltenen) Fällen, in denen nach der Lumpektomie eine Mastektomie durchgeführt werden muss, da die Ausbreitung der Krebszellen weiter fortgeschritten ist als vermutet, reduziert eine in der ersten Operation entlang der natürlichen Hautspaltlinien vorgenommene Inzision die Menge der bei dem zweiten Eingriff zu entfernenden Haut auf ein Minimum.

2. Der Kennzeichnung der Ausrichtung des entnommenen Gewebes kommt ebenfalls große Bedeutung zu. Das bei der Lumpektomie aus der Brust entfernte Gewebestück ist üblicherweise kugelförmig. Ein erfahrener Chirurg versieht die Seiten dieses Gewebestücks vor der pathologischen Untersuchung mit einer Markierung, die anzeigt, in welcher Richtung diese im Körper lagen. Sollte sich aus dem pathologischen Befund die Notwendigkeit ergeben, dass in der Umgebung des entnommenen Materials weitere Gewebebereiche entfernt werden müssen, kann der Chirurg bei genauer Kenntnis der ursprünglichen Lage des herausgeschnittenen Gewebestücks wesentlich gezielter vorgehen: Ist das entnommene Stück an einer Seite nicht frei von Krebszellen, kann der Chirurg in einem zweiten Schritt das in der Brust unmittelbar an diese Seite angrenzende Gewebe entfernen. Ist dem Arzt die ursprüngliche Ausrichtung nicht bekannt, muss er rings um das entstandene Loch arbeiten, mehr Gewebe entnehmen als nötig und das Risiko in Kauf nehmen, dass die Brust nach der Operation eine größere Deformierung aufweist.

Das Verfahren der Mastektomie

Als Mastektomie wird grundsätzlich eine Methode bezeichnet, bei der oberhalb und unterhalb der Brustwarze eine Inzision vorgenommen und die Haut vom darunterliegenden Gewebe gelöst wird, um anschließend das gesamte Brustgewebe, die Brustwarze und ein Stück der die Brustwarze umgebenden Haut zu entfernen. Der Eingriff erfolgt unter Vollnarkose.

Es gibt unterschiedliche Formen der Mastektomie, die sich ein gemeinsames Vorgängermodell teilen: die radikale Mastektomie. Diese äußerst umfangreiche medizinische Maßnahme, die zu einer drastischen Veränderung des äußeren Erscheinungsbilds der Patientinnen führt, wird heute kaum noch angewendet. Da es die Verfeinerung des Verfahrens der Mammographie ermöglichte, auch kleine Tumoren sichtbar zu machen, wurde der Umfang der Mastektomie in verschiedener Hinsicht reduziert.

Wenn eine Mastektomie aufgrund einer entsprechenden Diagnose vorgenommen werden muss oder eine Patientin diese Art des operativen Eingriffs bevorzugt, zählt die Entscheidung, welche Form der Brustentfernung im konkreten Fall anzuwenden ist, zu den wichtigsten Aufgaben des behandelnden Chirurgen. Durch die Operation muss einerseits sichergestellt werden, das möglichst keine Krebszellen zurückbleiben, andererseits sollten die Auswirkungen auf das Aussehen der Patientin so gering wie möglich gehalten werden.

Folgende Formen der Mastektomie werden heute als Standardverfahren angewendet:

1. Bei der *modifizierten radikalen Mastektomie* werden die gesamte Brust einschließlich der Brustwarze sowie die Lymphknoten in der Achselhöhle, nicht aber der große Brustmuskel entfernt. Durch diese Form des Eingriffs verändert sich das Erscheinungsbild der Patientin zwar massiv, da jedoch anders als bei der radikalen Mastektomie der große Brustmuskel erhalten bleibt, ergibt sich der kleine Vorteil, dass die Brustwand anschließend flach ist und keine Einbuchtung aufweist. Die modifizierte radikale Mastektomie wird angewendet, wenn ein großer Tumor vorliegt und sich bereits Krebszellen in den Lymphknoten befinden, der große Brustmuskel aber noch nicht befallen ist.

2. Die *einfache Mastektomie* gleicht der modifizierten radikalen Mastektomie insofern, als die gesamte Brust einschließlich der Brustwarze entfernt wird und der große Brustmuskel erhalten bleibt. Der in der Bezeichnung der Methode enthaltene, verharmlosend wirkende Begriff »einfach« ist durchaus verwirrend, denn der Unterschied zur modifizierten radikalen Mastektomie liegt allein im Ausmaß der Entfernung der Lymphknoten: Während bei der modifizierten radikalen Mastektomie alle Lymphknoten herausgenommen werden, bleiben sie bei der einfachen Mastektomie in der Mehrzahl erhalten.

3. Die *hautsparende Mastektomie* (*skin-sparing mastectomy*) unterscheidet sich von der einfachen Mastektomie dadurch, dass zwar Brustgewebe und Brustwarze entfernt werden, die Brusthaut aber weitestgehend belassen wird. Dieser Eingriff wird nur vorgenommen, wenn gleichzeitig eine Rekonstruktion der Brust erfolgt.

4. Bei der *subkutanen Mastektomie* werden zwar das komplette Brustgewebe und die zur Brustwarze führenden Milchgänge entfernt, die Brustwarze und der Warzenhof selbst bleiben jedoch erhalten. Auch die Brusthaut wird belassen. Wie die hautsparende Mastektomie wird dieser Eingriff nur durchgeführt, wenn parallel eine Brustrekonstruktion stattfindet, bei

der der verbleibende Hautlappen gefüllt wird. Nach einer subkutanen Mastektomie sind Warzenhof und Brustwarze zwar optisch unverändert, das Empfindungsvermögen ist jedoch verloren, da die zur Brustwarze führenden Nerven durchtrennt sind.

Nach jeder Mastektomie – unabhängig von der gewählten Form und einer möglichen Brustrekonstruktion – wird eine Drainage gelegt, um zu verhindern, dass sich die Flüssigkeit, die sich während der Wundheilung im Körper bildet, in dem durch die Entfernung des Brustgewebes entstandenen Hohlraum sammelt. Durch ein kleines Loch in der Haut wird das perforierte Ende eines Schlauchs in die Wunde geführt. Der Schlauch ist am anderen Ende mit einer Vakuumflasche verbunden. Durch den in der Flasche herrschenden Unterdruck wird eine Sogwirkung erzeugt, die bewirkt, dass die Flüssigkeit aus der Wunde abgeleitet wird und sich in der Flasche sammelt. In den ersten Tagen nach der Operation füllt sich die Flasche mehrmals am Tag und muss regelmäßig geleert werden – vom Klinikpersonal oder von Ihnen selbst, wenn Ihr stationärer Aufenthalt beendet ist. Die Drainage verbleibt nach dem Eingriff etwa eine Woche im Körper. Die Schläuche lassen sich vom Arzt in einer einfachen Prozedur entfernen, sobald die Abflussmenge so gering ist, dass die Drainage nicht mehr benötigt wird.

Jedes Verfahren bringt Vor- und Nachteile mit, die Sie bei Ihrer persönlichen Entscheidung berücksichtigen sollten.

Lumpektomie: Vor- und Nachteile

Das Verfahren der Lumpektomie eignet sich zur Entfernung eines duktalen Karzinoms in situ ebenso wie von invasiven Karzinomen. Bei den meisten Patientinnen kommt eine von einer Strahlentherapie gefolgte Lumpektomie infrage. Da heutzutage Tumoren meist in einem Stadium diagnostiziert werden, in dem sie noch sehr klein sind und sich gut von dem gesunden Gewebe abgrenzen, ist die Lumpektomie in der Regel eine geeignete Methode zur Entnahme.

Vorteil Nr. 1: Der größte Vorteil der Lumpektomie ist optischer Natur. Selbst eine noch so gekonnt rekonstruierte Brust lässt sich nicht mit dem Ergebnis vergleichen, das durch eine Lumpektomie erzielt wird: Durch diesen Eingriff wird, abgesehen von einer Narbe in der Haut, das Aussehen der Brust kaum verändert. Bei einer guten Wundheilung verblasst die Narbe rasch und fällt nicht mehr auf. Zudem versteht es ein erfahrener Chirurg, den Hautschnitt an einer wenig auffälligen Stelle durchzuführen, ohne das Risiko einzugehen, dass die Lage des Zugriffspunktes ein vollständiges Entfernen des Tumors beeinträchtigt.

Vorteil Nr. 2: Im Vergleich zur Mastektomie stellt die Lumpektomie einen wesentlich kleineren Eingriff dar. Sie wird in der Regel ambulant durchgeführt und erfordert nur eine leichte Narkose. Aufgrund des geringeren Umfangs der Operation erholt sich die Patientin schneller (der Heilungsprozess nach einer Lumpektomie geht in etwa so schnell vonstatten wie nach dem Setzen einer Naht zum Verschluss einer Wunde). Die Brust ist nach dem Eingriff eine Zeit lang empfindlich und der vernähte Hautschnitt beeinträchtigt kurzfristig die Bewegungsfreiheit. Die meisten Frauen kehren jedoch bereits wenige Tage nach einer Lumpektomie an ihren Arbeitsplatz zurück und nehmen ihren Alltag wieder auf. Mir begegnen oft Patientinnen, die aus Leidenschaft für ihren Beruf ihren Arbeitsplatz schon einen Tag nach der Operation wieder aufsuchen. Ich empfehle einen so schnellen Wiedereinstieg nicht: Auch wenn Sie noch so viel Verantwortung tragen, sollten Sie sich nach einem chirurgischen Eingriff einige Tage freinehmen. Sportliche Aktivitäten sollte man bis zur vollständigen Gesundung nur in begrenztem Maße ausüben.

Nachteil Nr. 1: Nach der Lumpektomie muss unter Umständen ein weiterer Eingriff erfolgen. Bei einer Lumpektomie entfernt der Chirurg auch ein Stück des gesunden Gewebes, das den Tumor umgibt, um sicherzustellen, dass die Ränder der Entnahmestelle frei von Krebszellen sind (weitere Informationen zum Umgang mit tumornahem Gewebe siehe Kapitel 8). Die wenigsten Tumoren wachsen jedoch in Form einer glatten Kugel – sie sind sternförmig und ragen mit unregelmäßigen »Tentakeln« in das gesunde Gewebe hinein. Die Entfernung tumornahen Gewebes dient deshalb auch dazu, die unregelmäßigen Auswüchse der Krebsgeschwulst zu erfassen. Da der Chirurg während der Operation den genauen Umfang des Tumors weder optisch noch durch Tasten erkennen kann, muss er die Menge des zu entnehmenden Gewebes schätzen. Erst nach der Operation, sprich nach der pathologischen Untersuchung stellt sich heraus, ob das Gewebe rings um die Entnahmestelle frei von Krebszellen ist. Der pathologische Befund liegt in der Regel etwa eine Woche nach der Lumpektomie vor. Bei der Analyse des entnommenen Materials wird darauf geachtet, dass dessen Ränder keine Krebszellen aufweisen. Liegt ein negativer Befund vor, ist davon auszugehen, dass der Tumor komplett entfernt wurde und kein weiterer Eingriff notwendig ist. Ist der Befund positiv, besteht der Verdacht, dass sich auch im Brustgewebe noch Krebszellen befinden. Dann muss in einer weiteren Operation (einer Lumpektomie oder Mastektomie) mehr Gewebe entfernt werden. Tatsächlich müssen sich 10 bis 20 Prozent aller Patientinnen nach einer Lumpektomie einem weiteren Eingriff unterziehen. In einigen wenigen Fällen stellt sich durch die pathologische Untersuchung heraus, dass die Brust in weitaus stärkerer Form von Krebs befallen ist als vermutet. Damit die Krebszellen vollständig beseitigt werden können, wird nach einem solchen Befund oft eine Mastektomie durchgeführt.

Nachteil Nr. 2: An eine Lumpektomie schließt sich fast immer eine Strahlentherapie an, um nach dem Eingriff unter Umständen in der Brust verbliebene mikroskopisch kleine Krebszellen zu beseitigen. Die Strahlentherapie erstreckt sich üblicherweise über drei bis sechs Wochen. In dieser Zeit muss sich die Patientin an fünf Tagen pro Woche der Behandlung unterziehen und somit fast täglich den Arzt oder die Klinik aufsuchen. Für viele Frauen sind die täglichen Fahrten zur behandelnden Einrichtung eine Belastung. Es gibt auch modernere Verfahren, bei denen sich die Anwendung der Strahlung auf etwa fünf Tage beschränkt. Von der Wirksamkeit dieser Methoden kann ausgegangen werden, allerdings liegen noch keine Langzeitstudien vor, die belegen, dass eine über einen kürzeren Zeitraum durchgeführte Strahlentherapie das Wiederauftreten der Erkrankung mit der gleichen Effizienz verhindert wie eine längerfristige Behandlung. Ob eine zeitlich reduzierte Form der Strahlentherapie anzuraten ist, hängt von der jeweiligen Patientin ab. Für Frauen, die in ländlichen Gegenden leben und für die tägliche Behandlung weite Fahrten unternehmen müssen, ist eine auf einen kurzen Zeitraum beschränkte Strahlentherapie oft die einzig praktikable Lösung (weitere Informationen zur Strahlentherapie siehe Kapitel 10).

Nachteil Nr. 3: Im Vergleich zur Mastektomie beinhaltet eine von einer Strahlentherapie gefolgte Lumpektomie ein etwas höheres Risiko des Wiederauftretens der Erkrankung. Ein erneuter Krebsbefall der Brust tritt nach einer Lumpektomie zwar sehr selten auf – die Wahrscheinlichkeit liegt in den meisten Fällen bei unter 5 Prozent –, bei der Mastektomie ist mit 1 bis 2 Prozent jedoch ein noch geringeres Risiko gegeben. Es gilt jedoch, zwei Sachverhalte zu unterscheiden: Die Wahrscheinlichkeit, erneut an Krebs zu erkranken, ist nach einer Lumpektomie zwar geringfügig höher als nach einer Mastektomie, die durch die beiden Verfahren erzielte Überlebensrate ist jedoch gleich.

Nach einer Lumpektomie muss sich jede Patientin regelmäßig mittels Mammographie und oft auch mittels weiterer bildgebender Verfahren durchgeführter Kontrollen unterziehen. Bei diesen Untersuchungen werden beide Brüste auf eventuell neu gebildete Krebsgeschwülste überprüft. Für viele Frauen stellt die immer wiederkehrende Sorge, dass die Untersuchung mit einer schlechten Nachricht verbunden sein könnte, eine immense Belastung dar.

Mastektomie: Vor- und Nachteile

Wie die Lumpektomie eignet sich die Mastektomie – die zweite der zur Behandlung von Brustkrebs zur Verfügung stehenden Operationsmethoden – sowohl für Patientinnen mit einem duktalen Karzinom in situ als auch für Frauen, bei denen ein invasives Karzinom diagnostiziert wurde.

Die Vor- und Nachteil der Mastektomie stehen denen der Lumpektomie diametral gegenüber.

Vorteil Nr. 1: Nach einer Mastektomie ist die Gefahr eines erneuten Auftretens von Krebsgeschwülsten in Brust und Brustwand noch geringer als nach einer Lumpektomie. Diese Tatsache folgt einer einfachen Logik: Je geringer die Menge des zurückbleibenden Gewebes ist, desto geringer ist auch die Wahrscheinlichkeit, dass sich in dem verbleibenden Gewebe erneut ein Tumor bildet. Die weitverbreitete Annahme, dass durch eine Mastektomie die Möglichkeit eines Wiederauftretens der Erkrankung völlig ausgeschlossen wird, ist jedoch falsch: Grundsätzlich können in dem winzigen Rest verbliebenen Brustgewebes und in dem nach der Operation gebildeten Narbengewebe Tumoren entstehen. Allerdings erkranken lediglich 1 bis 2 Prozent aller Patientinnen, die sich einer Mastektomie unterzogen haben, erneut an Brustkrebs. (Hinsichtlich der erzielten Überlebensrate unterscheiden sich, wie oben beschrieben, Mastektomie und Lumpektomie nicht).

Vorteil Nr. 2: Während sich an eine Lumpektomie fast ausnahmslos eine Strahlentherapie anschließt, folgt auf eine Mastektomie selten dieser Behandlungsschritt. Auch diesem Umstand liegt eine einfache Logik zugrunde: Wie oben beschrieben dient eine Strahlentherapie dazu, die Krebszellen, die sich möglicherweise in dem erhalten gebliebenen Brustgewebe befinden, zu beseitigen. Bei einer Mastektomie wird das Brustgewebe jedoch nahezu komplett entfernt – die minimalen Rückstände bieten für eine Bestrahlung keinen Anlass. Patientinnen, die nicht dazu bereit sind oder denen es nicht möglich ist, sich einer Strahlenbehandlung zu unterziehen, wird deshalb in der Regel zur Mastektomie geraten (weitere Informationen zur Strahlentherapie und den Rahmenbedingungen, die eine Anwendung dieses Verfahrens ausschließen, siehe Kapitel 10)

Vorteil Nr. 3: Während nach einer Lumpektomie unter Umständen ein weiterer chirurgischer Eingriff erfolgen muss, bietet die Mastektomie den Vorteil, dass in ein und derselben Operation das gesamte Brustgewebe entfernt wird und die Notwendigkeit weiterer Eingriffe damit entfällt. Für Patientinnen, die das Risiko, sich einer Reihe von Operationen unterziehen zu müssen, umgehen möchten, ist die Mastektomie die bessere Option.

Vorteil Nr. 4: Zu den am häufigsten genannten Vorteilen der Mastektomie zählt die Tatsache, dass nach der Operation keine Kontrolluntersuchungen mittels Mammographie, Sonographie oder Magnetresonanztomographie erfolgen müssen. Eine Analyse des Brustgewebes durch bildgebende Verfahren ist überflüssig, da bei der Mastektomie das Gewebe nahezu vollständig entfernt wird. Bei einer Lumpektomie dagegen, bei der stets so viel Brustgewebe wie möglich erhalten bleibt, muss regelmäßig überprüft werden, ob sich ein neuer Tumor gebildet hat. Vielen Frauen macht die Perspektive Angst, sich immer wieder Kontrollen unterziehen, angespannt auf die Ergebnisse warten und eventuell erneut Diagnoseverfahren wie die Nadelbiopsie in Kauf nehmen zu müssen. Die mit den Kontrolluntersuchungen verbundene nervliche Anspannung erscheint Patientinnen oft so groß, dass sie der Mastektomie den Vorzug geben.

Nachteil Nr. 1: Da die Lumpektomie einen relativ kleinen chirurgischen Eingriff darstellt, erholen sich die Patientinnen meist sehr schnell. Die Mastektomie dagegen ist als größere Operation mit einem längeren Zeitraum der Genesung verbunden. Eine Mastektomie setzt einen stationären Aufenthalt in einer Klinik voraus, dessen Länge je nach Art der Brustrekonstruktion variiert (die verschiedenen Verfahren zur Rekonstruktion der Brust werden in Kapitel 7 erläutert). Die Patientinnen verkraften die Operation zwar in der Regel gut, dennoch ist ihr Befinden zunächst eingeschränkt. In der Regel müssen nach einer Mastektomie mehr Schmerzmittel verabreicht werden als nach einer Lumpektomie. Die meisten Verfahren zur Rekonstruktion der Brust lassen sich nicht innerhalb einer Operation realisieren – bis zum vollständigen Wiederaufbau sind mehrere Eingriffe notwendig. Da der erste Schritt üblicherweise unmittelbar nach der Mastektomie erfolgt, stellt die nach dieser großen Operation für die Genesung benötigte Zeit den größten Abschnitt des Regenerationsprozesses dar. In den meisten Fällen schließen sich zur Wiederherstellung der Brust jedoch weitere operative Maßnahmen an, sodass wiederholte Phasen der Genesung einkalkuliert werden müssen.

Nachteil Nr. 2: Die Mastektomie beeinträchtigt das körperliche Erscheinungsbild in wesentlich stärkerem Ausmaß als die Lumpektomie, vor allem wenn kein Wiederaufbau der Brust erfolgt. Bei einer rekonstruierten Brust fehlt oft die Brustwarze. Da auch das Empfindungsvermögen in diesem Bereich verloren geht, haben viele Frauen mit einem Taubheitsgefühl in der Region der Brustwand zu kämpfen. Moderne Verfahren, bei denen die Brustwarze erhalten bleibt, werden zwar zunehmend angeboten, kommen aber nicht für alle Patientinnen infrage. Zudem geht auch bei diesen Verfahren das Empfindungsvermögen im Bereich der Brustwarze verloren.

Nachteil oder Vorteil: Viele Frauen entscheiden sich dafür, gleichzeitig mit der Mastektomie einen Wiederaufbau der Brust durchführen zu lassen. Das hat zwei Nachteile: Die Patientinnen brauchen nach der Operation meist länger, um sich zu erholen, und selbst eine äußerst professionelle Rekonstruktion kann das Aussehen und das mit der natürlichen Brust verbundene Gefühl nicht vollständig wiederherstellen. Andererseits werden dank verbesserter Techniken inzwischen deutlich bessere Ergebnisse erzielt – eine rekonstruierte Brust sieht heute wesentlich natürlicher aus als noch vor wenigen Jahrzehnten. Für Frauen, die mit der Form oder der Größe ihrer Brüste von jeher unzufrieden waren, wird durch eine Rekonstruktion nach der Tumorentfernung nicht nur ein Stück weit der Schock angesichts der »Verstümmelung« gemildert: Ihnen spendet vielleicht auch die Tatsache Trost, dass sie durch den Wiederaufbau die Brüste erhalten können, die sie sich immer gewünscht haben.

WISSENSWERTES

Der Wiederaufbau der Brust nach einer Mastektomie lässt sich nicht mit dem Setzen von Implantaten oder einer Brustvergrößerung aus kosmetischen Gründen vergleichen. Es ist ein gewaltiger Unterschied, ob in die eigene Brust ein Implantat eingefügt oder ob das natürliche Brustgewebe entfernt und durch ein Implantat ersetzt wird. Dennoch erleichtert die Option, die verlorene Brust wiederherzustellen, vielen Frauen die Entscheidung für eine Mastektomie.

Nichtsdestotrotz müssen sie dabei die folgenden Nachteile in Kauf nehmen: Sie müssen sich einem größeren chirurgischen Eingriff unterziehen, der immense Auswirkungen auf das eigene Erscheinungsbild hat, einen Verlust der Funktion und des Empfindungsvermögens der Brust mit sich bringt und eine längere Phase der Regeneration nach sich zieht.

IRRGLAUBE: »Die Mastektomie bietet bessere Überlebenschancen.«
Falls Ihnen Ihr Arzt mitteilt, dass in Ihrem Fall sowohl eine Lumpektomie als auch eine Mastektomie infrage kommt, sollten Sie bei Ihrer Entscheidung unbedingt den folgenden Aspekt berücksichtigen: *Die beiden Operationsverfahren sind mit derselben Überlebensrate verbunden.* In dieser Hinsicht besteht zwischen Lumpektomie und Mastektomie keinerlei Unterschied. Die meisten Patientinnen, denen ich in meinem beruflichen Alltag begegne, gehen jedoch davon aus, dass die Mastektomie als umfangreicherer Eingriff den Krebs vehementer bekämpft und dadurch ein Überleben wahrscheinlicher macht.

Diese Annahme ist falsch. Die Wahrscheinlichkeit, eine Brustkrebserkrankung zu überleben, steht in keinerlei Zusammenhang mit der Menge des aus der betroffenen Brust entnommenen Gewebes. Sie hängt nur davon ab, in welchem Ausmaß die Beseitigung des krankhaft veränderten Gewebes gelingt (im Idealfall wird es komplett entfernt). Wenn ein kleiner Tumor vorliegt, der durch eine Lumpektomie beseitigt werden kann, wird durch eine zusätzliche Entfernung des gesunden Brustgewebes keinerlei Steigerung der Überlebenschancen der Patientin erzielt. Existieren in anderen Körperregionen Metastasen, hat der Krebs bereits vor der Operation gestreut: Der Vorgang, dass sich winzige Krebszellen vom Tumor ablösen und über den Blutkreislauf verbreiten, findet statt, noch bevor das Vorhandensein des Tumors überhaupt festgestellt wird. Durch eine Chemotherapie wird oft versucht, diese winzigen Zellen abzutöten. Das Verfahren ist allerdings nicht immer erfolgreich. Da die Entscheidung, wie viel Brustgewebe entfernt wird, keinerlei

Auswirkungen auf die Krebszellen hat, die sich bereits vom Tumor gelöst und andere Teile des Körpers angesteuert haben, zieht ein weiterreichender chirurgischer Eingriff keine besseren Überlebenschancen nach sich.

Warum dennoch so viele Patientinnen die Hoffnung hegen, eine Mastektomie würde ihre Überlebenschancen erhöhen, lässt sich leicht durch einen Blick ins Internet erklären. Dort wird diese Auffassung vehement verbreitet. Die meisten der die Mastektomie als vielversprechenderen Überlebensweg befürwortenden Stimmen sind gut gemeint. Sie stammen vielfach von Frauen, die sich selbst für diese Form der Operation entschieden, da ihnen der Gedanke, dass in ihrer Brust Gewebe zurückbleiben würde, in dem sich möglicherweise Krebszellen befinden, unerträglich war. Diese Motivation ist nachvollziehbar. Viele Menschen ertragen die Vorstellung nicht, Gewebe im Körper zu belassen, dessen Zellen sich erwiesenermaßen schon einmal zu einem Tumor entwickelt haben. Da sich diese Assoziation nicht nur auf in der operierten Brust verbleibendes gesundes Gewebe, sondern auch auf das Gewebe der anderen Brust bezieht, gehen viele Patientinnen davon aus, dass eine vollständige Entfernung ihnen ein wenig Seelenfrieden bescheren würde. Dem ist jedoch noch einmal entgegenzuhalten: Hinsichtlich der erzielten Überlebensrate besteht zwischen Lumpektomie und Mastektomie keinerlei Unterschied.

Persönliche versus medizinische Entscheidungskriterien

Die meisten der erstmals an Brustkrebs erkrankten Patientinnen können sich zwischen zwei Operationsverfahren entscheiden: der Mastektomie und der von einer Strahlentherapie gefolgten Lumpektomie. Die oben genannten Vor- und Nachteile unterliegen der subjektiven Bewertung, das heißt, sie fließen als persönliche Kriterien in den Entscheidungsprozess ein. Die Wahl der Operationsmethode ist jedoch auch von medizinischen Kriterien beeinflusst. Diese kommen bei der Empfehlung, die der behandelnde Arzt ausspricht, zum Tragen.

Bedingungen, unter denen eine Lumpektomie kaum möglich ist

Es gibt sechs Gründe, die eine Lumpektomie weitestgehend ausschließen:

1. Ein großer Tumor (üblicherweise ab vier Zentimetern) kann in einer Lumpektomie kaum vollständig entfernt werden, ohne dass eine Deformation der Brust entsteht. Bei Frauen mit großem Brustumfang ist es – abhängig von der Relation zwischen Brust- und Tumorgröße – unter Umständen möglich, den Tumor durch eine Lumpektomie zu beseitigen. Ihr behandelnder Arzt wird Sie bei Ihrer Entscheidungsfindung dadurch unterstützen, dass er Ihnen genau erklärt, was bei Ihrer Brust- und Tumorgröße technisch machbar ist und wie Ihre Brust nach einer Lumpektomie aussehen würde. Wenn Sie grundsätzlich eine Lumpektomie bevorzugen, bei Ihnen aber ein großer Tumor diagnostiziert wurde, können Sie sich bei Ihrem Arzt auch danach erkundigen, ob eine vorab zur Reduzierung der Tumorgröße verabreichte Chemotherapie ein gangbarer Weg wäre. Eine sogenannte neoadjuvante Therapie, die der Reduktion der Tumormasse *vor* dem chirurgischen Eingriff dient, ist zwar nicht in allen Fällen möglich, es lohnt sich jedoch, diese Option mit dem Arzt zu besprechen. (Weitere Informationen zu diesem Thema finden Sie in Kapitel 9.)

2. Wenn in der Brust zwei oder mehr separate Tumoren festgestellt wurden, empfiehlt sich üblicherweise eine Mastektomie. In welchem Abstand die Tumoren zueinander liegen müssen, um als separat eingestuft zu werden, hängt von ihrer Lage in der Brust und der Brustgröße ab. Die Entscheidung, ob eine Lumpektomie realisierbar ist, fußt auch auf der Einschätzung des Arztes, ob es möglich ist, die beiden Tumoren inklusive eines Saums gesunden Gewebes zu entfernen, ohne die Brust stark deformiert zu hinterlassen. Ihr behandelnder Chirurg wird Sie darauf hinweisen, ob in Ihrem Fall eine Lumpektomie durchgeführt werden kann. Gelegentlich wird eine »doppelte Lumpektomie« vorgenommen. Diese Vorgehensweise zählt jedoch nicht zu den Standardverfahren.

3. Bei einem Tumor in der Brustwarze ist in vielen Fällen eine Mastektomie mit anschließender Rekonstruktion der Brust inklusive der Brustwarze die bessere Option. Die Brustwarze ist ein zentrales Charakteristikum des Erscheinungsbilds der Brust. Bei einer Lumpektomie ist es oft schwierig, die Brustwarze zu entfernen, ohne eine für die Patientin unbefriedigende Optik zu hinterlassen. Von einem Krebsbefall der Brustwarze ist manchmal auch das unter dem Warzenhof gelegene Gewebe betroffen. Eine Lumpektomie, bei der der frontale Bereich des Brustgewebes entfernt wird, führt ebenfalls zu einem optisch sehr unvorteilhaften Ergebnis. Deshalb ist auch in diesen Fällen meist eine Mastektomie mit Brustrekonstruktion zu bevorzugen.

4. Patientinnen, die sich bereits einer Bestrahlung der Brust oder der Brustwand unterziehen mussten, ist eine Lumpektomie nicht zu empfehlen. Haut und Weichgewebe jeder Körperregion können nur einmalig ionisierender Strahlung ausgesetzt werden. Da eine Lumpektomie stets von einer Strahlentherapie gefolgt wird, eignet sich dieses Verfahren nicht für Patientinnen, deren Brust schon einmal bestrahlt wurde. Für Frauen, bei denen die Krebserkrankung zurückkehrt, nachdem sie sich bereits einer Lumpektomie und einer Strahlentherapie unterzogen haben, ist die Mastektomie das Mittel der Wahl. Viele hoffen darauf, sich den Weg zu einer zweiten Strahlentherapie eröffnen zu können, indem die Strahlendosis bei der ersten Anwendung gering gehalten wird. Da sich bei einer reduzierten Dosis die Wahrscheinlichkeit eines Wiederauftretens der Erkrankung jedoch erhöht, entwickelt sich diese Art von Logik schnell zu einer selbsterfüllenden Prophezeiung. Bei einer Ersterkrankung empfiehlt es sich in der Regel, sich für eine an eine Strahlentherapie gekoppelte Lumpektomie zu entscheiden – in dem Bewusstsein, dass bei einem erneuten Auftreten des Krebses auf eine Mastektomie zurückgegriffen werden muss.

5. Für krankhaft übergewichtige Frauen kommt eine Lumpektomie meist nicht infrage. Da bei den zur Strahlentherapie verwendeten Geräten die Patientenliegen meist auf ein maximales Gewicht von rund 150 Kilo-

gramm ausgelegt sind, kann eine Bestrahlung bei übermäßig korpulenten Frauen nicht zur Anwendung kommen. Eine Lumpektomie wiederum ist ausgeschlossen, wenn ihr keine Strahlentherapie folgen kann.

6. Frauen mit einem aufgrund einer genetischen Vorbelastung erhöhten Brustkrebsrisiko wird in der Regel von einer Lumpektomie abgeraten, da durch diese Form des Eingriffs die Gefahr, dass sich in der bereits befallenen oder in der bislang gesunden Brust erneut ein Tumor bildet, nicht ausreichend reduziert werden kann (weitere Informationen zur genetischen Vorbelastung siehe Kapitel 15). Patientinnen, bei denen nachweislich eine genetische Vorbelastung besteht, wird deshalb meist zu einer ein- oder sogar beidseitigen Mastektomie geraten, vor allem, wenn die erste Diagnose im Alter von 20 bis 50 Jahren erfolgt.

Fälle, in denen eine Lumpektomie anzuraten ist

Bei älteren Patientinnen ist die Lumpektomie als kleinerer Eingriff, der meist nur eine leichte Narkose erfordert, in der Regel der Mastektomie vorzuziehen. Die Lumpektomie ist die weniger risikoreiche Operation, von der man sich meist rasch erholt. Sie wird deshalb auch bei Patientinnen mit schlechtem Allgemeinzustand bevorzugt empfohlen.

Lumpektomie ohne Strahlentherapie

In wenigen Fällen ist nach einer Lumpektomie keine Strahlentherapie erforderlich (weitere Informationen zur Strahlentherapie siehe Kapitel 10). Aktuelle Studien belegen, dass Patientinnen ab einem Alter von 70 Jahren, bei denen ein kleiner Tumor vorliegt, der gut durch eine Hormontherapie behandelt werden kann, keine zusätzliche Strahlentherapie benötigen. Bei ihnen reichen Lumpektomie und Hormontherapie aus, um das Risiko eines Wiederauftretens der Erkrankung auf ein Minimum zu reduzieren. Ob auf eine Strahlentherapie verzichtet werden kann, muss von auf die Behandlung von Brustkrebs spezialisierten Chirurgen stets für den konkreten Fall entschieden werden.

Der Weg zur Entscheidung, wenn beide Verfahren infrage kommen

Wenn sich nach genauer Analyse der medizinischen Fakten herausgestellt hat, dass bei Ihrer Form der Erkrankung sowohl eine Lumpektomie als auch eine Mastektomie möglich ist, ist es Ihre persönliche Entscheidung, welchem Verfahren Sie den Vorzug geben. Wenn Ihr Chirurg Ihnen erklärt, dass in Ihrem Fall beide Methoden infrage kommen, und sich danach erkundigt, welche Sie bevorzugen, ist das keine Fangfrage. Es gibt keine von ihm zu empfehlende allgemeingültige Lösung. Ihr Chirurg fordert Sie dazu auf, eine Entscheidung zu treffen, die Ihrem persönlichen Empfinden entspricht. Nur Sie können beurteilen, welche Lösung für Sie die beste ist.

Der individuelle Charakter dieser Entscheidung wurde mir schon zu Beginn meiner Tätigkeit als Chirurgin bewusst, als ich an ein und demselben Tag mit zwei Frauen Beratungsgespräche führte, deren Lebenshintergrund und Art der Erkrankung fast deckungsgleich waren, die jedoch völlig konträre Auffassungen vertraten. Carolyn war Mitte dreißig, Investmentbankerin und Mutter von zwei kleinen Kindern. Bei ihr kamen beide Operationsmethoden infrage. Nachdem ich Carolyn untersucht und ihre Mammographieaufnahmen kontrolliert hatte, erläuterte ich ihr beide Optionen. Carolyn gelangte recht schnell zu einem Entschluss: »Warum sollte ich die tiefgreifenden Konsequenzen einer Mastektomie auf mich nehmen, wenn die Überlebensrate bei beiden Verfahren gleich ist? Ich habe zwei kleine Töchter und möchte nach dem Eingriff möglichst schnell in meinen verrückten, hektischen Alltag zurückkehren. Außerdem lege ich Wert darauf, dass sich mein Aussehen möglichst wenig verändert. Ich möchte, dass meine Töchter mich, während sie heranwachsen, mit einem natürlichen Erscheinungsbild erleben.« Ich konnte Carolyns Argumentation gut nachvollziehen. Carolyn entschied sich für die Lumpektomie, die Behandlung verlief erfolgreich.

Das zweite Gespräch führte ich mit Alison, die ebenfalls um die 30 Jahre alt und Mutter von zwei Kindern war. Wie Carolyn war auch Alison im Finanzbereich tätig. Bei Alison lag eine Ersterkrankung mit einem kleinen Tumor vor, der gut durch eine Lumpektomie beseitigt werden konnte. Als ich Alison die beiden in ihrem Fall möglichen Verfahren vorstellte, unterbrach sie mich nach kurzer Zeit und teilte mir resolut mit: »Ich habe Ihren Hinweis, dass die Lumpektomie und die Mastektomie dieselbe Überlebensrate erzielen, verstanden und mir ist bewusst, dass die Wahrscheinlichkeit, dass sich auch in der anderen Brust ein Tumor bildet, äußerst gering ist. Dennoch möchte ich das Risiko einer weiteren Erkrankung so niedrig wie möglich halten. Ich entscheide mich für eine beidseitige Mastektomie – auch weil ich nicht immer wieder aufs Neue vor meiner Mammographieuntersuchung in Sorge leben möchte und weil ich mit dem Aussehen meiner Brüste noch nie wirklich zufrieden war.« Auch diese Argumentation erschien mir gut nachvollziehbar. Diese beiden Frauen, deren Lebensumstände äußerst ähnlich waren und deren Diagnose beide Operationsmethoden zuließ, trafen völlig konträre Entscheidungen. Sie wählten die Option, die für sie persönlich – für ihr Leben und ihre Zukunft – richtig war.

Nachdem Ihr behandelnder Arzt Ihnen die in Ihrem Fall aus medizinischer Sicht möglichen Vorgehensweisen beschrieben hat, liegt es an Ihnen, sich aus Ihrer persönlichen Sicht auf eine der Varianten festzulegen. Diese Entscheidung zählt zweifelsohne zu den schwierigsten und bedeutsamsten, die eine Frau im Lauf ihres Lebens treffen muss. Bei den meisten meiner Patientinnen beinhaltet die Entschlussfindung ein sorgfältiges Abwägen aller die Gesamtsituation beeinflussender Faktoren. Eine 58-Jährige, die frisch geschieden ist und sich in naher Zukunft wieder auf Partnersuche begeben will, trifft womöglich eine andere Entscheidung als eine 40-Jährige, die in einer stabilen Partnerschaft lebt und ihre Kinder großzieht. Wie eine Frau sich entscheiden wird, lässt sich nicht vorhersagen. Der Entschluss fällt in dem Moment, in dem sich eine Patientin mit den jeweiligen Perspektiven konfrontiert sieht und eine Entscheidung getroffen werden muss. »Ich bin Expertin in der Behandlung von Brustkrebs, doch in allem, was Sie persönlich anbelangt, sind Sie die Expertin«, erkläre ich meinen Patientinnen oft.

IRRGLAUBE: »Nach einer Mastektomie sind keine weiteren Behandlungen notwendig.«

Viele Patientinnen, die zwischen den beiden Operationsverfahren wählen können, tendieren zur Mastektomie, da sie davon ausgehen, dass nach dem chirurgischen Eingriff keine weiteren Behandlungsmaßnahmen erforderlich sind. Es ist richtig, dass anders als bei der Lumpektomie, an die sich fast ausnahmslos eine Strahlentherapie anschließt, nach einer Mastektomie nur bei einem fortgeschrittenen Stadium der Erkrankung eine Bestrahlung durchgeführt wird. Eine Mastektomie schließt aber nicht aus, dass sich eine Patientin zusätzlich einer Chemotherapie unterziehen muss. Wenn eine Diagnose erfordert, dass nach einer Lumpektomie eine Chemotherapie stattfinden muss, ist diese medikamentöse Therapie in derselben Form und Stärke auch nach einer Mastektomie notwendig. Es empfiehlt sich also nicht, sich aus der Annahme heraus, dass eine Mastektomie keine weiteren Behandlungsschritte nach sich zieht, für dieses Verfahren zu entscheiden.

IRRGLAUBE: »Wenn der Krebs auch die Lymphknoten befallen hat, sollte man sich für eine Mastektomie statt einer Lumpektomie entscheiden.«

Diese Empfehlung ist falsch. Wenn in einer Biopsie festgestellt wird, dass einige Lymphknoten Krebszellen aufweisen, kann das bedeuten, dass weitere Lymphknoten entnommen werden müssen. Ein solcher Befund hat jedoch nicht zur Konsequenz, dass noch mehr Brustgewebe entfernt werden muss. Bei einer Patientin mit einem Krebsbefall der Lymphknoten spricht nichts gegen eine Lumpektomie, solange sich in ihrem Fall der in der Brust befindliche Tumor durch dieses Verfahren vollständig beseitigen lässt.

Lassen Sie sich nicht beirren

Wenn Ihnen beide Operationsverfahren zur Wahl gestellt wurden, tun Sie gut daran, die Ratschläge, die Sie aus Ihrem persönlichen Umfeld erreichen, auszublenden. Treffen Sie Ihre Entscheidung in Absprache mit Ihrem Arzt und beziehen Sie nur die Menschen ein, die Ihnen am nächsten stehen. Zur Entschlussfindung eine Umfrage im weiteren Bekanntenkreis zu starten oder Fremde in einem Online-Forum um Rat zu fragen, ist wenig hilfreich. Selbstverständlich kann es tröstend und ermutigend sein, von Unbekannten Erfahrungsberichte und Empfehlungen zu erhalten. Viele Frauen, die eine Brustkrebserkrankung überstanden haben, sind gerne dazu bereit, Ihre eigenen Erlebnisse zu schildern und sogar Bilder von dem bei Ihnen erzielten Resultat der Operation zu teilen. Denken Sie jedoch daran, dass die Gründe, die diese Patientinnen dazu bewogen haben, sich für die jeweilige Operationsmethode zu entscheiden, und der von ihnen durchlebte Krankheitsverlauf unter Umständen nichts mit den in Ihrem Fall relevanten Faktoren und ihrer Prognose gemein haben. Mit Fug und Recht ignorieren dürfen Sie Frauen, die selbst nie an Brustkrebs gelitten haben und Ihnen dennoch den Ratschlag erteilen. »Wenn ich an deiner Stelle wäre, würde ich mich für eine XY entscheiden.« Keine Frau, auch ich nicht, kann vorhersehen, welche Entscheidung sie treffen würde, wenn ihr die beiden Operationsmethoden zur Wahl gestellt werden würden. Es ist anmaßend zu glauben, man könnte sich des eigenen Weges sicher sein.

Aspekte, die bei der Entscheidung zwischen Lumpektomie und Mastektomie keine Rolle spielen

Jede Patientin, die mich aufsucht, hat eine Liste mit Fragen dabei, die sie unbedingt von mir beantwortet haben möchte. Viele Sachverhalte, die für die Patientin unklar sind, sind von zentraler Bedeutung und müssen dem Arzt gegenüber angesprochen werden. Es ist wichtig, dass sich die Patientin ein umfassendes Bild verschafft und weiß, welche Erkundigungen sie einholen muss, um sicherzustellen, dass der behandelnde Arzt über die nötige Erfahrung verfügt, um den chirurgischen Eingriff erfolgreich durchzuführen. Es gibt aber auch Fragen, die die Patientinnen von medizinischen Laien an die Hand bekommen – mit dem Hinweis, sie dem Arzt vorzutragen. Diese Fragen sind jedoch für die Entscheidung, ob eine Lumpektomie oder eine Mastektomie vorgenommen werden soll, vollkommen irrelevant. Ich werde mit solchen Erkundigungen täglich konfrontiert. Im Folgenden stelle ich drei der am häufigsten gestellten Fragen vor und erkläre, warum diese nicht zu einer Entscheidungsfindung beitragen.

1. Wie weit ist meine Erkrankung fortgeschritten?

Viele Patientinnen suchen unmittelbar nach Erhalt der Diagnose einen Chirurgen auf und stellen ihm als Erstes die Frage: »Welches Stadium der Krebserkrankung liegt bei mit vor?« Auch wenn bereits eine Nadelbiopsie durchgeführt wurde, muss die Antwort des Chirurgen lauten: »Das lässt sich noch nicht sagen.« Der Chirurg kann zu diesem frühen Zeitpunkt lediglich eine auf Sachkenntnis gestützte Vermutung äußern, denn bestimmen lässt sich das Stadium erst auf Basis des nach dem chirurgischen Eingriff vorliegenden pathologischen Befunds. Die einzelnen Stadien einer Brustkrebserkrankung werden im Wesentlichen anhand von zwei Kriterien definiert: der Tumorgröße und des Zustands der Lymphknoten (frei/nicht frei von Krebszellen). Die Tumorgröße lässt sich zwar im Voraus abschätzen (wenn durch eine Nadelbiopsie ein duktales Karzinom in situ festgestellt wird, liegt aller Wahrscheinlichkeit das Stadium 0 vor), Faktoren wie der Lymphknotenbefall lassen sich jedoch erst nach der Operation ermitteln. Da dem Chirurgen vor dem Eingriff keine gesicherten Informationen vorliegen, spielt die Frage, wie weit die Krebserkrankung fortgeschritten ist, bei der Entscheidung zwischen Lumpektomie und Mastektomie keine Rolle. Zudem hat in den meisten Fällen das Stadium der Erkrankung keine Auswirkungen auf die Effektivität der beiden Methoden. Wenn beispielsweise bei einer Patientin wegen eines kleinen Tumors eine Lumpektomie vorgenommen und dabei ein Befall der Lymphknoten festgestellt wird, liegt nun zwar statt des Stadiums 1 das Stadium 2 vor, der Lymphknotenbefall an sich macht es jedoch nicht notwendig, eine größere Menge an Brustgewebe zu entfernen oder auf das Verfahren der Mastektomie zurückzugreifen.

2. Wann hat sich der Tumor gebildet und wie schnell wächst er?

Tumoren nehmen in der Regel nicht innerhalb von Tagen an Größe zu – ihr Wachstum erstreckt sich über mehrere Monate, wenn nicht sogar Jahre. Meist werden sie behandelt, sobald sie entdeckt wurden. Herauszufinden, wie schnell ein Tumor wächst, ist nur möglich, wenn man ihn im Körper belässt und nach einigen Monaten erneut untersucht. Ist er größer geworden? Ist er vielleicht sogar auf das doppelte Maß angewachsen? Glücklicherweise entscheiden sich die wenigsten Ärzte und Patientinnen für eine solche Vorgehensweise. Wie schnell der im konkreten Fall vorliegende Tumor wächst, lässt sich also nicht sagen.

Da die meisten Frauen das Gefühl haben, ihr Tumor sei aus dem Nichts aufgetaucht, befürchten sie, dass sein Wachstum rasend schnell voranschreitet. Plötzlich ertasten sie während des Duschens einen Knoten, der am Vortag noch nicht vorhanden war. Auch wenn es scheint, als wäre der Tumor just an diesem Tag und in diesem Moment aufgetreten, befindet er sich schon seit einiger Zeit im Körper. Wenn es sich um einen langsam wachsenden Tumor handelt, ist er schon lange vorhanden. Liegt ein schnell wachsender Tumor vor, hat er sich erst vor Kurzem gebildet. Wie schnell ein Tumor an Größe zunimmt, lässt sich jedoch nur herausfinden, wenn man ihn unbehandelt lässt und abwartet. Für die Entscheidung zwischen Lumpektomie und Mastektomie ist die Frage nach der Entstehungszeit und der Wachstumsgeschwindigkeit des Tumors folglich irrelevant.

3. Was würden Sie an meiner Stelle tun?

Wenn mir Patientinnen diese Frage stellen, weise ich sie aus folgendem Grund darauf hin, dass eine mögliche Präferenz meinerseits in einer vergleichbaren Situation für ihre Entschlussfindung nicht von Bedeutung ist: Jede Frau muss diese Entscheidung für sich persönlich treffen. Sofern es sich bei den Behandlungsalternativen um aus medizinischer Sicht gleichwertige Optionen handelt, sollte die persönliche Sichtweise des behandelnden Arztes für die Patientin kein Entscheidungskriterium sein. Als erfahrene Chirurgin habe ich dafür zu sorgen, dass die von mir aufgezeigten Alternativen gleichermaßen erfolgversprechend sind, sodass die Patientin keine falsche, sondern nur die für sie persönlich richtige Wahl treffen kann. Aufschluss darüber geben, welche Entscheidung richtig wäre, kann ich jedoch nicht, da ich nicht in den Schuhen der Patientin stecke und nicht ihren Alltag lebe. Da ich meinen Beruf sehr schätze, wäre es mir persönlich vielleicht wichtig, meine Arbeit so schnell wie möglich wiederaufnehmen zu können. Vielleicht würde ich mich deshalb für eine Operation entscheiden, von der ich mich möglichst schnell erhole. Eventuell nehmen Sie aber lieber eine längere Genesungszeit in Kauf, statt sich nach dem Eingriff regelmäßigen Kontrolluntersuchungen unterziehen zu müssen. Da jeder Mensch sein Leben anders wahrnimmt, ist die Entscheidung zwischen Lumpektomie und Mastektomie allein aus der individuellen Perspektive heraus zu treffen. Die Tatsache, dass sich in den USA die meisten Frauen für eine Lumpektomie entscheiden, sofern sich ihnen diese Möglichkeit eröffnet, mag als kleiner Orientierungspunkt dienen. In Deutschland ist es ebenfalls so, dass die Mastektomie sehr viel seltener durchgeführt wird als die Lumpektomie, also die brusterhaltende Therapie (BET.)

IRRGLAUBE: »Da bei den meisten Frauen eine Mastektomie vorgenommen wird, handelt es sich dabei wohl um die bessere Methode.«
Diese weitverbreitete Annahme ist in doppelter Hinsicht falsch: Bei der Mehrzahl der Brustkrebspatientinnen wird eine Lumpektomie durchgeführt. Verbunden mit einer Strahlentherapie bietet diese Operationsmethode dieselben Überlebenschancen wie eine Mastektomie.

Die Tatsache, dass sich die Behauptung, die Mastektomie sei die häufiger angewendete und Erfolg versprechendere Methode, vor allem im Internet hartnäckig hält, ist vermutlich darauf zurückzuführen, dass die Frauen, die sich einer Lumpektomie unterzogen haben, eine »schweigende Mehrheit« bilden. Nach einer Lumpektomie kehren die Patientinnen meist rasch wieder in ihren Alltag zurück. Sie müssen nicht stationär behandelt werden, erholen sich schnell und gehen bald wieder ihren gewohnten Tätigkeiten nach. Da es nur zu einer kurzen Unterbrechung des Alltags kommt, besteht für die Patientinnen meist keine Notwendigkeit, einem großen Personenkreis von ihrer Diagnose und/oder ihrer Operation zu erzählen. Umgekehrt bedeutet das, dass Außenstehende nur selten von den Erlebnissen dieser Frauen erfahren.

Da die Mastektomie einen wesentlich umfangreicheren Eingriff darstellt, der einen längeren Genesungsprozess nach sich zieht, besteht für Frauen, die sich dieser Operation unterziehen, vermutlich zum einen eine größere Notwendigkeit, Freunde und Arbeitskollegen über ihre Erkrankung zu informieren, und zum anderen ein größeres Bedürfnis, über das Erlebte zu sprechen. Deshalb sind ihre Berichte im Internet – in Chatforen wie auf Beratungsseiten – und in jedermanns persönlichem Umfeld überproportional vertreten. Diese starke Präsenz zeitigt jedoch negative Folgen: Unter dem Eindruck, dass die Mastektomie das bessere und von Brustkrebspatientinnen häufiger gewählte Operationsverfahren ist, entscheiden sich auch einige Frauen für diesen weitreichenden Eingriff, die bei einer Lumpektomie dieselben Erfolgsaussichten zu erwarten hätten.

Beidseitige Masektomie

In jüngster Zeit entscheiden sich immer mehr Frauen, die sich einer einseitigen Mastektomie unterziehen müssen oder diesem Operationsverfahren den Vorzug geben, dafür, auch die zweite, gesunde Brust entfernen zu lassen. Diese Tendenz zur beidseitigen (bilateralen) Mastektomie lässt sich vermutlich auf verschiedene Faktoren zurückführen:

1. Da durch die moderne plastische Chirurgie weitaus bessere Ergebnisse erzielt werden als noch vor wenigen Jahrzehnten, erscheint vielen Frauen die Vorstellung, beide Brüste entfernt zu bekommen, weniger erschreckend (weitere Informationen zu diesem Thema finden Sie im nachfolgenden Kapitel). Einigen Patientinnen verschafft eine beidseitige Mastektomie mit anschließender Rekonstruktion sogar einen ästhetischen Vorteil. Bei Frauen mit hängenden Brüsten beispielsweise würde bei einem einseitigen Wiederaufbau ein asymmetrisches Bild entstehen und die verbleibende gesunde Brust müsste zum Ausgleich gestrafft werden.

2. Die verstärkte Anwendung der Magnetresonanztomographie führt dazu, dass immer häufiger auch in der zweiten Brust Anomalien festgestellt werden. Gelegentlich handelt es sich bei diesen Abnormitäten tatsächlich um Tumoren, die ansonsten unentdeckt geblieben wären. In den meisten Fällen liegt jedoch ein »falsch positiver« Befund vor: Die auf den Bildern entdeckte, möglicherweise auf eine Krebserkrankung hindeutende Auffälligkeit stellt sich als harmlos heraus (nähere Informationen hierzu finden Sie in den Abschnitten über bildgebende Verfahren in Kapitel 1). Um zu ermitteln, ob es sich bei dem als verdächtig identifizierten Bereich um eine bösartige Geschwulst handelt oder nicht, muss stets eine Biopsie durchgeführt werden. Durch diese zusätzliche Biopsie verzögert sich der chirurgische Eingriff und die nervliche Belastung für die Patientin steigt. Oft schließen sich zudem weitere Untersuchungen an. Angesichts der oft endlos erscheinenden Kette von Behandlungen entschließen sich viele Frauen dazu, auch die zweite Brust entfernen zu lassen – ob sie nun tatsächlich von Krebs befallen ist oder nicht. Diese Entscheidung ist oft zusätzlich dadurch motiviert, zukünftige Kontrolluntersuchungen der nicht entfernten Brust umgehen zu können.

3. Gentests haben zu der Erkenntnis geführt, dass bei einigen wenigen Frauen das Risiko, dass auch in der zweiten Brust eine Krebserkrankung auftritt, besonders groß ist. Für Patientinnen, die dieser Gruppe angehören, ist eine beidseitige Mastektomie empfehlenswert (weitere Informationen zur genetischen Vorbelastung siehe Kapitel 15).

IRRGLAUBE: »Es erhöht die Überlebenschancen, wenn man neben der kranken auch die gesunde Brust entfernen lässt.«

Auch diese Annahme ist ein Trugschluss. Wenn der Krebs im schlimmsten Fall streut, breitet er sich in andere Körperregionen aus. Es ist zwar möglich, dass nach einer Erkrankung der einen Brust auch in der anderen ein Tumor auftritt, die Krebserkrankung springt jedoch nicht von einer Seite auf die andere über. Bei der Mehrzahl der Brustkrebspatientinnen liegt die Wahrscheinlichkeit, dass sich in den zehn Jahren nach der Ersterkrankung auch

151

in der zweiten Brust ein Tumor bildet, bei unter 5 Prozent und ist damit äußerst gering. Wenn bei einer Brustkrebsbehandlung von einer beidseitigen Mastektomie Abstand genommen wird, bedeutet das also nicht, dass ein hohes Risiko des Krebsbefalls der zweiten, zum Zeitpunkt der Diagnose gesunden Brust in Kauf genommen wird.

Außerdem gilt es zu bedenken, dass mit jedem chirurgischen Eingriff Risiken verbunden sind. Brustoperationen werden von den Patientinnen zwar meist gut bewältigt und bringen kaum ernsthafte Gefährdungen mit sich, wie bei jeder Operation können jedoch Komplikationen entstehen (dazu zählen Nachblutungen, Infektionen und die möglichen Nachteile der Narkose). Diese Gefahren sind umso größer, je länger eine Operation dauert und je umfangreicher sie ausfällt. Das Entfernen der zweiten Brust ist also kein harmloses Beiwerk. Jede bei der Operation auftretende Komplikation kann dazu führen, dass sich der Beginn der weiteren zur Behandlung der Krebserkrankung erforderlichen Therapien verzögert. Bei Infektionen ist das in besonderem Maße der Fall. Wenn eine besonders aggressive Form der Erkrankung vorliegt – zum Beispiel ein sehr großer Tumor oder ein ausgedehnter Befall der Lymphknoten –, rät der behandelnde Chirurg der Patientin oft dazu, von einer Entfernung der gesunden Brust abzusehen. Eine Entscheidung gegen eine beidseitige Mastektomie ermöglicht es den Ärzten, sich ganz auf das akute Problem – die vorliegende gefährliche Krebserkrankung – zu konzentrieren, ohne sich mit den unter Umständen bei der erweiterten Operation (die, wie beschrieben, nicht auf der Notwendigkeit fußt, das Risiko einer Tumorbildung in der zweiten Brust zu reduzieren) auftretenden Komplikationen beschäftigen zu müssen.

Angst als Motivationsfaktor für eine beidseitige Mastektomie

Bei vielen Frauen ist die Überlegung, eine beidseitige Mastektomie durchführen zu lassen, nicht nur durch die Absicht motiviert, das Risiko einer Tumorbildung in der zweiten Brust zu reduzieren, sondern auch durch den Wunsch, Angst zu vermeiden. Auch wenn die Gefahr, dass sich in der ursprünglich gesunden Brust ebenfalls eine bösartige Geschwulst entwickelt, gering ist, ist die Furcht vor einer erneuten Erkrankung groß. Die auf eine einseitige Mastektomie folgenden Kontrolluntersuchungen mittels Mammographie, Magnetresonanztomographie oder Biopsie werden deshalb als große Belastung empfunden. Patientinnen, bei denen die Angst vor einer erneuten Erkrankung besonders stark ausgeprägt ist, entscheiden sich oft, jede nur denkbare Maßnahme zu ergreifen, die das Risiko, jemals wieder mit Brustkrebs konfrontiert zu sein, so weit wie möglich reduziert.

Furcht ist jedoch ein komplexes, individuelles Gefühl. Bei manchen Frauen ist das Angstempfinden an konkrete Situationen und spezifische Auslöser gekoppelt. Andere sind von Natur aus furchtsam und werden stets von Ängsten begleitet. Ich erlebe oft, dass Patientinnen sich für eine bilaterale Mastektomie entscheiden, um sich die nervliche Anspannung zu ersparen, die mit den auf eine einseitige Brustentfernung folgenden Kontrolluntersuchungen verbunden ist. Ein halbes Jahr nach dem Eingriff suchen mich viele dieser Patientinnen erneut auf und bitten mich – nun von der Angst getrieben, an Eierstockkrebs zu erkranken – um Überweisung an einen Spezialisten, der die Ovarien operativ entfernen kann. Gelegentlich erkundigen sie sich auch noch danach, ob es nicht sinnvoll wäre, mit der Darmkrebsvorsorge früher als gemeinhin empfohlen zu beginnen. Manche Frauen sind von Natur aus ängstlich. Es ist jedoch weder sinnvoll noch möglich, sich aus Furcht vor einer Krebserkrankung sukzessive einzelne Körperteile entfernen zu lassen.

Wenn Sie zu Ängsten neigen, sollten Sie zu sich selbst ehrlich sein. Beruht Ihre Entscheidung, beide Brüste entfernen zu lassen, auf der Intention, die Sorge vor einer erneuten Erkrankung aus dem Weg zu räumen, obwohl Sie absehen können, dass sich Ihre Angst anschließend einen anderen Fokus suchen wird? Meine Empfehlung lautet, sich ausreichend Zeit zu nehmen, um genau zu überlegen, welchen Zweck das Entfernen der zweiten Brust erfüllen soll, und sich darüber klar zu werden, ob dieses Anliegen durch die beidseitige Mastektomie überhaupt realisiert werden kann.

Ausnahmefälle, die komplexere Entscheidungen erfordern

Beidseitiger Brustkrebs

In äußerst seltenen Fällen werden Karzinome in beiden Brüsten festgestellt. Beidseitiger Brustkrebs macht etwa 1 Prozent aller Ersterkrankungen aus. Er resultiert nicht daraus, dass eine Krebsgeschwulst in die andere Brust gestreut hat – es handelt sich um zwei verschiedene Tumoren, die sich zufällig zur selben Zeit gebildet haben. Die Diagnose von beidseitigem Brustkrebs kommt häufig dadurch zustande, dass nach Entdecken des Karzinoms in der einen Brust weitere Untersuchungen mittels bildgebender Verfahren, zum Beispiel durch eine Magnetresonanztomographie, vorgenommen werden, die einen auffälligen Bereich in der anderen Brust sichtbar machen, der sich nach einer Biopsie ebenfalls als Tumor erweist.

Patientinnen mit beidseitigem Brustkrebs müssen bei ihrer Entscheidung zwischen Lumpektomie und Mastektomie einige Besonderheiten berücksichtigen.

1. Lassen sich nach Ansicht des behandelnden Chirurgen beide Tumoren durch eine Lumpektomie entfernen, ist dieser Behandlungsweg mit Sicherheit eine Überlegung wert. Allerdings gilt es zu berücksichtigen, dass die rückstandslose Beseitigung des krankhaft veränderten Gewebes in beiden Brüsten mit größerer Wahrscheinlichkeit weitere operative Eingriffe nach sich ziehen kann. Während es nicht möglich ist, nach einer einseitigen Lumpektomie die betroffene Brust mehr als einmal mithilfe einer Strahlentherapie zu behandeln, kann nach einer beidseitigen Operation sehr wohl jede Brust einzeln bestrahlt werden.

2. Wenn sich ein Tumor durch eine Lumpektomie entfernen lässt, an der anderen Brust aber eine Mastektomie vorgenommen werden muss, ist eine Kombination der beiden Operationsverfahren grundsätzlich möglich. Allerdings muss anschließend die mittels Lumpektomie behandelte Brust bestrahlt und durch Anwendung bildgebender Verfahren regelmäßig kontrolliert werden. Viele Patientinnen mit beidseiti-

gem Brustkrebs, bei denen eine einseitige Mastektomie vorgenommen werden muss, entscheiden sich letztendlich dafür, beide Brüste entfernen zu lassen.

3. Das Stadium einer beidseitigen Brustkrebserkrankung wird anhand der stärker befallenen Brust definiert. Wenn beispielsweise in der einen Brust ein duktales Karzinom in situ (Stadium 0) vorliegt und in der anderen ein kleines invasives Karzinom, das noch nicht in die Lymphknoten gestreut hat (Stadium 1), wird die Erkrankung insgesamt dem Stadium 1 zugeordnet. Die Entscheidungen bezüglich der einzelnen Behandlungsschritte orientieren sich ebenfalls an der stärker befallenen Brust.

4. Patientinnen, die in jungen Jahren an beidseitigem Brustkrebs erkranken, sollten in Erwägung ziehen, einen Gentest durchführen zu lassen, bevor sie sich auf eine Operation festlegen. Da eine genetische Vorbelastung häufig mit einem erhöhten Risiko der erneuten Tumorbildung in beiden Brüsten einhergeht, ist unter Umständen der weitreichendere Eingriff der Mastektomie zu bevorzugen, auch wenn die vorliegende Diagnose eine Behandlung allein durch die Lumpketomie erlaubt. (Weitere Informationen zu BRCA-Genen, Gentest und den daraus resultierenden Behandlungsempfehlungen siehe Kapitel 15.)

Okkulte Karzinome

Wird eine Brustkrebserkrankung dadurch entdeckt, dass bei einer Früherkennungsuntersuchung ein Knoten in der Achselhöhle (eine Lymphknotenmetastase) identifiziert wird, während beim Abtasten der Brust und in der Mammographie kein auffälliger Befund festzustellen war, spricht man von einem okkulten Karzinom (siehe Kapitel 5). Nach einer solchen Diagnose ist der Behandlungsweg davon abhängig, ob der Tumor durch andere bildgebende Verfahren sichtbar gemacht werden kann. Meist wird zur weiteren Analyse auf die Magnetresonanztomographie zurückgegriffen, die in 70 Prozent der Fälle zum Erfolg führt. Wenn sich der Tumor identifizieren lässt, schließen sich die üblichen Behandlungs-

schritte an und die Entscheidung zwischen Mastektomie und Lumpektomie kann anhand der gängigen Kriterien erfolgen. Gelingt es nicht, diesen sogenannten Primärtumor – die ursprüngliche Geschwulst, die in die
Lymphknoten gestreut hat – durch ein MRT ausfindig zu machen, kann
eine Lumpektomie selbstverständlich nicht durchgeführt werden, da der in
der Operation anzusteuernde Bereich nicht bekannt ist. Als Alternativen
verbleiben die Mastektomie oder der Erhalt der Brust unter Anwendung
einer Strahlentherapie. In beiden Fällen werden die erwiesenermaßen von
Krebszellen befallenen Lymphknoten in einer axillären Lymphknotendissektion entfernt.

Entzündlicher Brustkrebs

Bei entzündlichem Brustkrebs handelt es sich um eine äußerst aggressive
Form der Erkrankung, der mit äußerst aggressiven Formen der Therapie
begegnet werden muss. Ein inflammatorisches Karzinom (siehe Kapitel 5) erstreckt sich nicht nur über weite Flächen des Brustgewebes, die
Krebszellen streuen auch in die Lymphknoten und verbreiten sich über
die Lymphbahnen der Haut. Bei entzündlichem Brustkrebs wird zuerst
versucht, durch eine Chemotherapie die Größe des Tumors und das Ausmaß des Befalls der Brusthaut zu reduzieren. Zeigt die Bestrahlung Erfolg, wird anschließend eine Mastektomie durchgeführt, um alle vorhandenen Krebszellen zu beseitigen. Eine Lumpektomie ist bei entzündlichem
Brustkrebs ausgeschlossen, selbst wenn sich das Ausmaß der Erkrankung
durch die Chemotherapie beträchtlich reduziert. Bei dieser seltenen, äußerst aggressiven Form der Erkrankung muss, anders als bei anderen
Brustkrebsarten, im Anschluss an die Mastektomie eine Strahlentherapie
zur Anwendung kommen. In der Vergangenheit hatten Patientinnen mit
entzündlichem Brustkrebs nur äußerst geringe Überlebenschancen.
Heutzutage bietet die aggressive Behandlung mittels Chemotherapie,
Mastektomie und Strahlentherapie jedoch auch bei dieser seltenen Form
der Erkrankung Anlass zur Hoffnung, da eine Heilung nicht mehr ausgeschlossen ist.

Paget-Karzinom

Das Paget-Karzinom ist eine seltene Krebsform, die die Brustwarze – und manchmal auch das darunterliegende Gewebe – betrifft (siehe Kapitel 5). Die Behandlung eines Paget-Karzinoms beinhaltet in jedem Fall eine Entfernung der Brustwarze, ansonsten unterscheiden sich die anzuwendenden Maßnahmen nicht von den bei anderen Brustkrebserkrankungen durchzuführenden Schritten. Die Entscheidung, ob eine Lumpektomie oder eine Mastektomie vorzunehmen ist, richtet sich in der Regel danach, ob und in welchem Ausmaß auch das unterhalb der Brustwarze gelegene Gewebe befallen ist. Sofern eine Lumpektomie durchgeführt wird, schließt sich an den operativen Eingriff wie üblich eine Strahlentherapie an.

Weiterführende Untersuchungen vor dem chirurgischen Eingriff

Nach einer Brustkrebsdiagnose ist zu prüfen, ob vor dem operativen Eingriff weitere Untersuchungen zur Abklärung des Befunds vorgenommen werden müssen. In einer Magnetresonanztomographie beispielsweise wird ermittelt, ob sich über den bereits identifizierten Tumor hinaus Krebsgeschwülste in der bereits betroffenen oder in der anderen Brust nachweisen lassen. Verfahren wie die Computertomographie, die Knochenszintigraphie und die Positronen Emissions-Tomographie werden angewendet, um andere Bereiche des Körpers auf Metastasen zu untersuchen.

In die Entscheidung, ob weiterführende Analysen anzuraten sind, fließen verschiedenste Kriterien ein. Auch hier gibt es keine Einheitslösung – welche Untersuchungen angemessen sind, ist stets individuell zu prüfen. Wenn sich im Gespräch mit Ihrem behandelnden Chirurgen die Frage eröffnet, ob und, wenn ja, welche weiterführenden Untersuchungen vor dem chirurgischen Eingriff durchzuführen sind, sollten Sie die folgenden Aspekte berücksichtigen:

Manche Ärzte sind der Ansicht, dass nach jeder Brustkrebsdiagnose ermittelt werden sollte, ob der Tumor bereits in anderen Körperregionen Metastasen gebildet hat. Bei den meisten Ersterkrankungen ist diese Überprüfung jedoch nicht erforderlich. Generell sind solche Untersuchungen nur angemessen, wenn für den behandelnden Arzt aufgrund von konkreten Symptomen der Verdacht besteht, dass der Tumor gestreut und Metastasen gebildet hat. Zu diesen Symptomen zählen unter anderem Knochenschmerzen, verschwommenes Sehen, Ohnmachtsanfälle, Unterleibsschmerzen und Gelbsucht. Allerdings kann es auch die Erstdiagnose selbst erforderlich machen, in weiteren Untersuchungen zu überprüfen, ob sich die Erkrankung bereits ausgebreitet hat, da das jeweilige Ergebnis beträchtliche Auswirkungen auf die einzuleitenden Behandlungsschritte hat. Wurde in Ihrem Fall zum Beispiel ein Befall der Lymphknoten festgestellt, wird Ihnen Ihr Arzt vermutlich dazu raten, durch weitere Untersuchungen abzuklären, ob die Krebszellen auch bereits andere Körperregionen erreicht haben.

Statistische Erhebungen belegen eindeutig, dass nach Brustkrebsdiagnosen, die einen kleinen Tumor ohne Anzeichen eines Ausstreuens beinhalten, in weiterführenden Untersuchungen mittels bildgebender Verfahren, die vor dem chirurgischen Eingriff durchgeführt werden, nur bei einem Prozent aller Patientinnen eine Ausbreitung der Erkrankung in andere Körperregionen festgestellt wird. Vielleicht sind Sie nun der Ansicht, dass es trotzdem sinnvoll wäre, diese Untersuchungen vornehmen zu lassen, weil Sie wissen möchten, ob Sie zu diesem einen Prozent gehören. Eventuell gehen Sie auch davon aus, dass es schlichtweg nicht schaden kann, weitere Informationen zu sammeln. Die Brustkrebsbehandlung folgt jedoch nicht der Devise »je mehr, umso besser«. Jede Untersuchung kann ernsthafte Konsequenzen haben. Je mehr Begutachtungen vorgenommen werden, umso größer ist die Wahrscheinlichkeit, dass ein Ergebnis erzielt wird. Bei einem frühen Stadium der Brustkrebserkrankung handelt es sich bei den in weiteren Untersuchungen gewonnenen Ergebnissen jedoch in der Mehrzahl nicht um neu entdeckte Tumoren, sondern um »falsch positive« Befunde, sprich um Auffälligkeiten, die sich im Nachhinein als harmlos erweisen. Ob es sich bei einer als verdächtig eingestuften Stelle um eine bösartige Geschwulst oder um gesundes Gewebe handelt, kann nur durch eine Biopsie ermittelt werden. Eine Biopsie in einem womöglich schwer zugänglichen Bereich des Körpers durchzuführen, kostet Zeit. Daraus kann ein verzögertes Einsetzen der Brustkrebsbehandlung resultieren und die Patientin ist einer noch größeren nervlichen Belastung ausgesetzt. Außerdem sind auch Biopsien mit möglichen Komplikationen verbunden. Beispielsweise kann bei der Entnahme einer Gewebeprobe aus der Lunge ein Pneumothorax, ein Kollabieren der Lunge, auftreten. Bei einer Leberbiopsie kann es zu einer lebensgefährlichen Nachblutung kommen. Für die Entscheidung, vor dem chirurgischen Eingriff weiterführende Untersuchungen mittels bildgebender Verfahren durchführen zu lassen, ist also unter Umständen ein hoher Preis zu bezahlen.

Manchen Patientinnen wird von ihrem Hausarzt oder ihrem Gynäkologen zu diesen weiterführenden Untersuchungen geraten, noch bevor sie erstmals mit ihrem Chirurgen in Kontakt waren. In jüngerer Zeit durchgeführte Studien belegen zudem, dass auch bei einigen Onkologen die Tendenz besteht, zur Überprüfung einer möglichen Ausbreitung der Erkrankung Untersuchungen mittels bildgebender Verfahren vornehmen zu lassen, auch wenn im Einzelfall keine Indikation vorliegt, die diese Maßnahme erforderlich macht. Ein auf die Behandlung von Brustkrebs spezialisierter Chirurg oder internistischer Onkologe ist jedoch in der Auswahl der anzuratenden Analysen versiert. Überlegen Sie in Ihrem Gespräch mit Ihrem Chirurgen genau, ob und, wenn ja, welche weiterführenden Untersuchungen vor dem operativen Eingriff oder dem Beginn anderer Therapiemaßnahmen erforderlich sind. Denken Sie daran, dass bei dieser Entscheidung nicht nach dem Motto »je mehr, umso besser« vorzugehen ist und dass ein Arzt, der Ihnen zu zahlreichen Untersuchungen rät, nicht notwendigerweise besser oder gründlicher vorgeht als ein Chirurg, der sich diesbezüglich zurückhält.

ZUSAMMENFASSUNG

- Es ist wichtig, sich bei der Entscheidung zwischen einer Mastektomie und einer von einer Strahlentherapie gefolgten Lumpektomie vor Augen zu halten, dass sich die beiden Verfahren hinsichtlich der erzielten Überlebensrate nicht unterscheiden.

- Überlegen Sie es sich gut, ob Sie eine beidseitige Mastektomie durchführen lassen wollen. Die Entfernung beider Brüste schließt ein Wiederauftreten der Erkrankung nicht aus und erhöht die Überlebenschancen nicht. Andererseits wird durch eine beidseitige Mastektomie mit anschließender Brustrekonstruktion oft ein optisch ansprechenderes, symmetrisches Ergebnis erzielt und die Notwendigkeit, Kontrolluntersuchungen mittels Mammographie oder anderer bildgebender Verfahren durchführen zu lassen, entfällt.

- Bei der Auswahl und Anwendung von weiterführenden Untersuchungen vor der Operation gibt es keine Einheitslösung.

Kapitel 7
Brustrekonstruktion

Die moderne plastische Chirurgie eröffnet
hervorragende Möglichkeiten

Die meisten Frauen, die sich einer Mastektomie unterziehen müssen, entscheiden sich für eine Brustrekonstruktion. Bei jüngeren Patientinnen ist diese Tendenz besonders stark ausgeprägt. Ein Wiederaufbau der Brust ist nicht zwingend erforderlich, führt aber erwiesenermaßen bei vielen Patientinnen zu einer beträchtlichen Steigerung der Lebensqualität, des Selbstwertgefühls und des allgemeinen Wohlbefindens.

Ein Wiederaufbau der Brust erfolgt meist in mehreren Schritten. Die erste Maßnahme wird in der Regel unmittelbar nach der Mastektomie durchgeführt, sodass die Patientin bereits nach dem Aufwachen aus der Narkose ein Aussehen feststellt, das dem Vorhandensein beider Brüste ähnelt (der Anblick einer flachen Brustwand bleibt ihr erspart). Dies hängt allerdings von der Gesamtsituation ab. Es kann auch sein, dass erst sekundär ein Wiederaufbau durchgeführt werden kann. Manche plastischen Chirurgen wünschen erst den Abschluss der Bestrahlung, bevor sie weitere kosmetische Maßnahmen einleiten, da sich die Haut während der Bestrahlung stark verändern kann.

Die weiteren Operationsschritte finden – abhängig davon, ob zusätzliche Therapien zur Behandlung der Brustkrebserkrankung durchgeführt werden müssen oder nicht – üblicherweise einige Wochen oder Monate später statt. Schließt sich beispielsweise an die Mastektomie eine Chemotherapie an, wird mit der nächsten Phase der Rekonstruktion erst nach Abschluss der Chemotherapie begonnen. Wenn sich eine Patientin gegen eine in Kombination mit der Mastektomie erfolgende Rekonstruktion entscheidet, später aber ihre Meinung ändert, lässt sich der Wiederaufbau der Brust auch im Nachhinein durchführen. Allerdings sind mit einem zeitlich versetzten Ablauf Nachteile verbunden: Bei einer späteren Rekonstruktion muss sich die Patientin einem zweiten chirurgischen Eingriff aussetzen, der grundsätzlich innerhalb der zur Brustentfernung durchzuführenden Operation vorgenommen werden kann. Außerdem gestaltet sich ein Wiederaufbau der Brust im Anschluss an eventuell auf die Mastektomie folgende Therapiemaßnahmen (zum Beispiel die bei schweren Erkrankungen durchgeführte Strahlentherapie) zuweilen schwieriger und lässt sich nicht mehr in der gesamten Bandbreite der zur Verfügung stehenden Möglichkeiten umsetzen. Wenn Sie eine Brustrekonstruktion durchführen lassen möchten, empfiehlt es sich also, parallel zur Mastektomie damit zu beginnen. In seltenen Fällen bekommen Patientinnen den Ratschlag erteilt, auf einen Wiederaufbau der Brust zu verzichten – zum Beispiel, wenn sie an einer weit fortgeschrittenen Erkrankung wie entzündlichem Brustkrebs leiden oder wenn ihre gesundheitliche Verfassung allgemein sehr schlecht ist. Auch wenn Komplikationen bei einer Brustrekonstruktion nicht häufig sind, muss der behandelnde Chirurg deren mögliches Auftreten einkalkulieren. Bei einer Erkrankung im fortgeschrittenen Stadium besteht die Sorge, dass mit dem Wiederaufbau verbundene Komplikationen zu einem verspäteten Einsetzen der zur Brustkrebsbehandlung dringend erforderlichen Therapiemaßnahmen führen könnten. Bei Patientinnen mit schlechtem Gesundheitszustand erscheint dem Chirurgen unter Umständen die bei einer Brustrekonstruktion verlängerte Operationszeit zu riskant. In diesen Fällen ist es besser, sich ganz auf die Behandlung der Brustkrebserkrankung zu konzentrieren.

Um sowohl in Bezug auf die Krebsbehandlung als auch hinsichtlich des optischen Resultats die bestmöglichen Ergebnisse zu erzielen, wird die Brustrekonstruktion meist von einem plastischen Chirurgen durchgeführt, der regelmäßig mit dem mit der Mastektomie betrauten Arzt zusammenarbeitet. Wird für die Brustentfernung und den ersten Schritt des Wiederaufbaus nur ein Operationstermin angesetzt, müssen die beiden Chirurgen Hand in Hand arbeiten. Die Maßnahmen werden deshalb von Ärzten durchgeführt, die der Klinik, in der der Eingriff stattfindet, angehören. Wenn Sie sich für einen Wiederaufbau der Brust entscheiden, wird Sie Ihr behandelnder Chirurg mit einem Spezialisten aus dem Bereich der plastischen Chirurgie in Kontakt bringen, mit dem er regelmäßig kooperiert. Da meist eine Zusammenarbeit mit mehreren Kollegen besteht, lohnt es sich, verschiedene Optionen abzufragen und Ihr Vorhaben mit mehr als einem plastischen Chirurgen zu besprechen (weitere Informationen zu diesem Thema bietet Kapitel 4). Bei der ersten Konsultation werden der Patientin nach einer körperlichen Untersuchung die in ihrem Fall möglichen Operationsverfahren erläutert. Oft zeigen plastische Chirurgen Fotos, um die von ihnen in bisherigen Operationen erzielten Ergebnisse zu präsentieren. Dabei gilt es jedoch zu berücksichtigen, dass das Resultat bei jeder Patientin – abhängig vom Körperbau, dem allgemeinen Gesundheitszustand und den spezifischen Gegebenheiten der Erkrankung – unterschiedlich ausfällt. Sobald Sie nach Ihrem Gespräch mit dem plastischen Chirurgen mit der Zusammenstellung Ihres Teams an behandelnden Ärzten zum Abschluss gekommen sind, legen die beiden von Ihnen gewählten Chirurgen gemeinsam einen Operationstermin fest.

Da der plastischen Chirurgie heutzutage vielfältige, vielversprechende Möglichkeiten zur Verfügung stehen, sind die von ihr erzielten Resultate besser als je zuvor. Bei jeder einzelnen Patientin bestehen oft mehrere Optionen hinsichtlich der Platzierung des Hautschnitts sowie der Form und Größe der rekonstruierten Brust. In einigen Fällen ist es sogar möglich, die Brustwarze zu erhalten. Die mit der Mastektomie und der Brustrekonstruktion betrauten Ärzte arbeiten in enger Abstimmung zusammen, um parallel zur bestmöglichen Behandlung der Krebserkrankung das bestmögliche kosmetische Ergebnis zu erzielen.

Zur Rekonstruktion der Brust stehen zwei Verfahren zur Verfügung: der Brustaufbau mit Implantaten und der Brustaufbau mit körpereigenem Gewebe. Beide Verfahrensweisen besitzen Vor- und Nachteile.

Brustaufbau mit Implantaten

In der Mehrzahl der Fälle wird nach einer Mastektomie ein Brustaufbau mit Implantaten vorgenommen. Dieses Verfahren nimmt weniger Zeit in Anspruch als eine Rekonstruktion mit körpereigenem Gewebe – in der Regel verlängert sich der zur Brustentfernung durchzuführende Eingriff dadurch um zwei bis vier Stunden (abhängig davon, ob der plastische Chirurg eine Brust oder beide Brüste wiederherstellt). Der Genesungsprozess geht in etwa so schnell vonstatten wie nach einer Mastektomie, die nicht mit einem Brustaufbau kombiniert wird. Selbst nach einer beidseitigen Mastektomie mit einem Wiederaufbau beider Brüste sind die Patientinnen nach der Operation in der Regel in guter Verfassung. Sie können selbstständig zur Toilette gehen und kleine Mahlzeiten zu sich nehmen. Ein Brustaufbau mit Implantaten hat den Nachteil, dass er mehr als nur einen Eingriff erfordert. Der erste Behandlungsschritt findet unmittelbar nach der Mastektomie statt: Der plastische Chirurg platziert einen leeren Kunststoffbeutel, den sogenannten Expander, unter der Brusthaut. Bei dem Kunststoffbeutel handelt es sich nicht um das eigentliche Implantat, er verbleibt nur vorübergehend in der Brust. Nach dem Einsetzen wird der Beutel über mehrere Wochen oder Monate hinweg nach und nach mit Kochsalzlösung gefüllt – er nimmt also sukzessive an Volumen zu und die darüberliegende Haut wird langsam gedehnt. Dieser Vorgang wird so lange fortgeführt, bis ausreichend Raum für das endgültige Implantat vorhanden ist. Während einer eventuell auf die Mastektomie folgenden Chemotherapie kann das Befüllen des Expanders zum Dehnen der Haut in der Regel trotzdem problemlos erfolgen. Wenn der Expander die erforderliche Größe erreicht hat, wird er in einer zweiten, kleineren Operation durch das endgültige Implantat ersetzt. Sofern sich an die Mastektomie keine weiteren Therapiemaßnahmen anschließen, findet dieser Eingriff relativ schnell – etwa ein bis zwei Monate – nach der ersten Operation statt. Muss nach der Mastektomie eine Chemotherapie durchgeführt werden, wird das Brustimplantat erst nach Abschluss der medikamentösen Behandlung eingesetzt. Patientinnen, die auch einen Aufbau der Brustwarze wünschen, müssen sich einer dritten

Operation unterziehen. Die Brustwarze wird aus einem Stück Haut geformt, das der nach der Mastektomie entstandenen Operationsnarbe oder einer anderen Körperregion (meist der Innenseite des Oberschenkels) entnommen wird. Wenn der Heilungsprozess abgeschlossen ist, werden der Brustwarze und dem Warzenhof durch eine Tätowierung die charakteristische dunklere Hautfarbe verliehen. Nach einer subkutanen Mastektomie ist eine Rekonstruktion der Brustwarze nicht erforderlich, da diese bei dieser Form der Brustentfernung erhalten bleibt.

In einigen Fällen ist es möglich, das endgültige Implantat unmittelbar nach der Mastektomie einzusetzen und damit den Brustaufbau innerhalb der ersten Operation abzuschließen: Wenn nach der Entfernung des Brustgewebes die Brustwarze und ausreichend Haut erhalten bleiben, ist der Prozess des Dehnens mithilfe eines Expanders nicht erforderlich. Bei Patientinnen, die mit dem Aussehen ihrer natürlichen Brust zufrieden sind, kann ebenfalls direkt zum Einsetzen des Implantats übergegangen werden, da hinsichtlich der Größe und der Form des gesamten Erscheinungsbilds keine signifikanten Veränderungen vorgenommen werden müssen.

Bei den meisten Patientinnen, die sich für eine Rekonstruktion entscheiden, wird ein Brustaufbau mit Implantaten durchgeführt. Die der plastischen Chirurgie bei dieser Form des Wiederaufbaus zur Verfügung stehenden Mittel haben sich in den letzten Jahren deutlich verbessert: Verschiedenste Formen und Materialien ermöglichen eine gute Anpassung an den Körperbau der jeweiligen Patientin. Die Implantate sind entweder mit einer Kochsalzlösung oder mit Silikongel gefüllt. Bei beiden Varianten wurde durch Langzeitstudien nachgewiesen, dass ihre Verwendung für die Patientin keine Gefährdung bedeutet. Einige neuere Formen von Silikonimplantaten sorgen dafür, dass sich die rekonstruierte Brust weicher und natürlicher anfühlt. Dennoch eignen sich Implantate nicht für alle Frauen. Anders als bei der Verwendung von körpereigenem Gewebe erreicht eine durch das Einsetzen von Fremdstoffen rekonstruierte Brust niemals ein vollkommen natürliches Aussehen und fühlt sich für die Patientin auch stets ein Stück weit künstlich an. Eine nach einer Mastektomie unter Umständen erforderliche Strahlentherapie (siehe Kapitel 10) ist bei bereits gesetzten Implantaten mit einer größeren Gefahr von Komplikationen verbunden: Durch die Bestrahlung kann eine Kapselfibrose ausgelöst werden. Bei dieser Fremdkörperreaktion bildet sich rund um das Implantat eine starke Verdickung, die Schmerzen und eine Deformation der Brust verursacht. Die meisten Frauen erleben jedoch nach einem Brustaufbau mit Implantaten keine Schwierigkeiten und sind mit dem Ergebnis der Rekonstruktion zufrieden.

Brustaufbau mit körpereigenem Gewebe

Bei dieser Variante des Brustaufbaus wird Eigengewebe der jeweiligen Patientin verwendet: Von einer anderen Körperregion (üblicherweise von Bauch oder Po, manchmal aber auch vom Rücken) wird ein Haut-Fett-Lappen entnommen, aus dem anschließend die neue Brust modelliert wird. Dieses Verfahren sorgt für ein weitestgehend natürliches Aussehen. Für die Patientin fühlt sich eine auf diese Weise rekonstruierte Brust kaum fremd an. Allgemein lässt sich die Vorgehensweise bei einem Brustaufbau mit Eigengewebe wie folgt beschreiben: Nach einer Mastektomie, bei der ein möglichst großer Anteil Brusthaut erhalten geblieben ist, wird das von einer anderen Körperregion entnommene Gewebe unter den Brusthautlappen geschoben und anschließend in die Form gebracht, die der natürlichen Brust der Patientin entspricht oder von der Patientin gewünscht wird. Ein weiterer Vorteil dieser Form der Brustrekonstruktion besteht darin, dass sich die Anzahl der durchzuführenden Eingriffe reduziert: Da kein Expander eingesetzt wird, der anschließend wieder entfernt werden muss, ist die Brustrekonstruktion bereits mit dem ersten Operationsschritt abgeschlossen. Ein weiterer chirurgischer Eingriff muss nur erfolgen, wenn die Brustwarze nach der Mastektomie nicht erhalten geblieben ist und ihre Rekonstruktion gewünscht wird. Wird das für den Brustaufbau verwendete Gewebe vom Bauch entnommen, spricht man von einer DIEP-Lappentransplantation. DIEP steht für *Deep Inferior Epigastric Perforator* (tiefer inferiorer epigastrischer Perforatorlappen). Bei der DIEP-Lappentransplantation schneidet der Chirurg einen aus Haut, Unterhautfett und Blutgefäßen bestehenden

Gewebelappen aus dem Bauch heraus, lässt aber die Bauchmuskulatur intakt. Für Frauen, die im Bauch über ausreichend Fettgewebe verfügen, um eine Brust oder zwei Brüste daraus zu formen, bietet diese Methode folglich den Vorteil, dass sie neben der Krebsbehandlung auch eine Bauchstraffung erhalten. Bei der Entnahme von für den Brustaufbau benötigtem Gewebe aus dem Rücken wird ein Teil des großen Rückenmuskels, der sich unterhalb des Schulterblatts erstreckt, mit Haut und Fettgewebe entfernt. Nach der lateinischen Bezeichnung des großen Rückenmuskels, *Musculus latissimus dorsi*, wird dieses Verfahren LADO genannt.

Nachteilig an einem Brustaufbau mit körpereigenem Gewebe ist vor allem die lange Dauer des chirurgischen Eingriffs, die für die Patientin eine ausgedehnte Erholungsphase nach sich zieht. Um eine Durchblutung des verpflanzten Gewebes sicherzustellen, werden die Blutgefäße des Haut-Fett-Lappens einzeln mit den Blutgefäßen der Brustwand vernäht. Diese diffizile, meist mikrochirurgisch durchgeführte Arbeit nimmt mindestens sechs bis zwölf Stunden in Anspruch. Der für die Patientin längere Genesungsprozess ist auch dadurch bedingt, dass de facto zwei chirurgische Eingriffe vorgenommen werden: die Entnahme des körpereigenen Gewebes und der Wiederaufbau der Brust. Folglich muss an zwei Stellen des Körpers eine Wundheilung stattfinden. Die in der überwiegenden Zahl der Fälle durchgeführte Entnahme von Gewebe aus dem Bauch zieht einen Heilungsprozess nach sich, der in etwa dem einer größeren Bauchoperation entspricht. Nach einer Gewebeentnahme aus dem Rücken kann eine Muskelschwäche im Bereich des Schulterblatts auftreten. Die Patientinnen sind nach der Operation geschwächter als nach einem Brustaufbau mit Implantaten und benötigen bis zur vollständigen Genesung bis zu sechs Wochen.

Eine weitere schwierige Entscheidung: Brustaufbau mit Implantaten oder mit körpereigenem Gewebe?

Wenn eine Mastektomie mit einem Wiederaufbau der Brust verbunden werden soll, stellt der plastische Chirurg anhand einer körperlichen Untersuchung und der Beurteilung des Körperbaus der Patientin fest, ob dieses Anliegen umgesetzt werden kann und, wenn ja, welches Verfahren der Brustrekonstruktion infrage kommt. Es gibt verschiedene Gründe, warum eine bestimmte Methode im Einzelfall auszuschließen ist. Bei einer Patientin beispielsweise, deren Brust bereits bestrahlt wurde, ist ein Wiederaufbau mit Implantaten unter Umständen nicht möglich, da die Haut nicht mehr ausreichend dehnbar ist (weitere Informationen zu den Nebenwirkungen der Strahlentherapie siehe Kapitel 10). In diesem Fall wird aller Wahrscheinlichkeit nach zu einem Brustaufbau mit körpereigenem Gewebe geraten. Schlanken Frauen, die in der Bauchregion über wenig Fettgewebe verfügen, und Patientinnen mit von früheren Bauchoperationen verbliebenen Narben wird dagegen wahrscheinlich eher ein Brustaufbau mit Implantaten empfohlen.

Die Erwartungshaltungen der Patientinnen in die richtige Perspektive zu rücken, zählt vermutlich zu den schwierigsten Aufgaben eines plastischen Chirurgen. Frauen, die sich nach einer Brustkrebsdiagnose für eine Mastektomie mit anschließender Brustrekonstruktion entscheiden, betrachten den chirurgischen Eingriff oft als Gelegenheit, das ihrer Ansicht nach unvorteilhafte Aussehen der natürlichen Brüste zu korrigieren. Einer Patientin mit schlanker Statur und sehr kleinen Brüsten beispielsweise ermöglicht ein Wiederaufbau mit Implantaten durchaus die Erfüllung des lange gehegten Wunsches nach einer größeren Oberweite: Für die Rekonstruktion der durch die Mastektomie entfernten Brust kann ein großes Implantat gewählt werden. In die erhalten gebliebene Brust wird dann ein kleineres Implantat eingesetzt, um ein symmetrisches Erscheinungsbild zu erzeugen. Bei einer stark übergewichtigen Patientin hingegen, die einen Wiederaufbau mit Eigengewebe wünscht, um gleichzeitig den Vorteil einer Bauchstraffung zu genießen, führt der Eingriff zwar dazu, dass das Fettgewebe in vorteilhaftere Körperregionen wandert, der Effekt einer Schlankheitskur wird jedoch nicht erzeugt. Eine Brustrekonstruktion sorgt generell nicht dafür, den Körperbau grundlegend zu verändern und eine andere Statur zu erlangen.

Bleiben Sie also in Ihren Erwartungen realistisch. Ein Wiederaufbau der Brust verhilft Patientinnen nach einer Mastektomie zwar erwiesenermaßen zu einer verbesserten Lebensqualität und einer Steigerung des Selbstwertgefühls, der Eingriff stellt aber keine Generalsanierung des gesamten Köpers dar. Es empfiehlt sich im Gegenteil, skeptisch zu sein, wenn die vom plastischen Chirurgen in Aussicht gestellten Veränderungen unrealistisch erscheinen.

WEITERFÜHRENDE INFORMATIONEN

Bei einer Mastektomie mit einem Wiederaufbau der Brust arbeiten der mit der Entfernung des Brustgewebes betraute Arzt und der plastische Chirurg bereits im Vorfeld eng zusammen, um bei der jeweiligen Patientin das bestmögliche Ergebnis zu erzielen. In der Planungsphase werden zahlreiche Aspekte der durchzuführenden Behandlung besprochen. Es wird zum Beispiel geklärt, ob ein Wiederaufbau mit Implantaten oder mit körpereigenem Gewebe vorzuziehen ist, ob bei der Mastektomie die Brustwarze erhalten bleiben kann, wo der Hautschnitt gesetzt und wie groß dieser ausfallen wird.

Vielen Patientinnen ist jedoch nicht bewusst, dass eine erfolgreiche Krebsbehandlung vereitelt werden kann, wenn der Schwerpunkt allein auf dem bestmöglichen kosmetischen Ergebnis liegt. Die beiden Behandlungsziele lassen sich oft nicht in vollem Umfang miteinander kombinieren. Ein möglichst kleiner Hautschnitt, der eine kaum sichtbare Narbe hinterlässt, ist unter ästhetischen Gesichtspunkten mit Sicherheit zu bevorzugen. Andererseits muss die Inzision jedoch gewährleisten, dass das Brustgewebe vollständig entfernt werden kann. Ist dies aufgrund eines zu kleinen Hautschnitts nicht möglich, ist das Ziel der Mastektomie und damit des zum Gesundheitserhalt benötigten Eingriffs verfehlt. Bei manchen Frauen gestattet es auch eine später optisch vorteilhaftere Inzision in der Hautfalte unter der Brust nicht, das gesamte darüberliegende Gewebe zu entnehmen. In diesen Fällen ist ein kleiner zentraler Hautschnitt auf der Vorderseite der Brust zu bevorzugen.

Der in Ihrem Fall bestmögliche Eingriff lässt sich nur realisieren, wenn die von Ihnen mit der Mastektomie und mit dem Wiederaufbau betrauten Chirurgen den

Behandlungsplan exakt auf die bei Ihnen vorliegende Form der Krebserkrankung ausrichten und sich an Ihrem spezifischen Körperbau orientieren. Stellen Sie bei der Auswahl Ihres Ärzteteams sicher, dass Sie zwei Spezialisten an der Hand haben, die gemeinsam sowohl hinsichtlich der Behandlung Ihrer Erkrankung als auch unter ästhetischen Gesichtspunkten das in Ihrem Fall bestmögliche Ergebnis anstreben. Es ist hilfreich, die Entscheidung auf folgende Kriterien zu stützen:

1. Die beiden Ärzte sollten ihre chirurgische Tätigkeit mit großer Häufigkeit ausüben.
2. Die beiden Ärzte sollten regelmäßig zusammenarbeiten.
3. Sie sollten beide in einer renommierten, auf die Behandlung von Brustkrebs spezialisierten Einrichtung tätig sein.
4. Erfahrungsberichte von Frauen aus Ihrem persönlichen Umfeld, die mit dem Ergebnis der Behandlung zufrieden waren, sind ebenfalls hilfreich.

Begegnen Sie Ärzten, die die Relevanz der Behandlung der Krebserkrankung herunterspielen und dem optischen Resultat zu große Bedeutung beimessen beziehungsweise allzu weitreichende ästhetische Ergebnisse in Aussicht stellen, mit Skepsis.

Onkoplastik

Dieses vermeintlich neue Fachgebiet hat in den vergangenen Jahren reichlich Aufmerksamkeit erregt. Der Begriff Onkoplastik bezeichnet die Kombination von onkologischer Chirurgie und plastischer Chirurgie zur Behandlung von Brustkrebspatientinnen, die hinsichtlich der Tumorentfernung und in Bezug auf die Ästhetik auf das bestmögliche Ergebnis ausgerichtet ist. Konkret sind darunter sowohl eine Mastektomie mit anschließender Brustrekonstruktion als auch eine Lumpektomie zu verstehen, bei der sich Lage und Ausrichtung des Hautschnitts an einem möglichst vorteilhaften optischen Ergebnis orientieren oder eine Umverteilung des verbleibenden Gewebes durchgeführt wird, um – vor allem nach der Entnahme einer großen Tumors – eine Deformation der Brust zu vermeiden. De facto folgen auf die Behandlung von Brustkrebs spezialisierte Chirurgen schon lange diesen Maßgaben.

Von dem Interesse, das die Onkoplastik auf sich zieht, sollte man sich deshalb nicht allzu sehr beeindrucken lassen – hier wurde nur einer gängigen Praxis ein neuer Name gegeben.

Kostenübernahme der Brustrekonstruktion durch die Krankenkassen

Viele Frauen, die nach einer Mastektomie einen Wiederaufbau der Brust durchführen lassen möchten, denken sorgenvoll an die mit dieser Operation verbundenen Kosten. Es ist weithin bekannt, dass für Eingriffe der plastischen Chirurgie wie Faceliftings oder Brustvergrößerungen horrende Summen zu bezahlen sind. In den USA müssen sich Brustkrebspatientinnen über die Finanzierung einer Brustrekonstruktion glücklicherweise keine Sorgen machen. In Deutschland ist es ebenfalls so, dass Rekonstruktionen üblicherweise von den Krankenkassen gezahlt werden. Lediglich bei neueren Verfahren sind im Vorfeld Anträge auf Kostenübernahme zu stellen.

Im Bereich der privaten Krankenkassen können unterschiedliche Abrechnungssätze veranschlagt werden. Hier sollten Patientinnen mit ihrer jeweiligen privaten Krankenkasse klären, ob sämtliche Kosten übernommen werden oder nur bis zu einem gewissen Steigerungsfaktor.

ZUSAMMENFASSUNG

- Nach einer Mastektomie bietet sich ein Wiederaufbau der Brust für die meisten Patientinnen an. Die Kosten für diesen chirurgischen Eingriff werden von den Krankenkassen übernommen.
- Der von Ihnen für die Durchführung der Mastektomie gewählte Arzt wird Ihnen gemeinsam mit dem plastischen Chirurgen dabei helfen, die in Ihrem Fall beste Form der Behandlung zu finden.

Kapitel 8
Den Pathologiebericht verstehen
Welche Fachbegriffe sind relevant?

Viele Informationen über die im Einzelfall vorliegende Form der Brustkrebserkrankung werden den Ärzten erst nach dem chirurgischen Eingriff, bei dem der Tumor entfernt wurde, bekannt: Sie sind dem Pathologiebericht zu entnehmen. Nach der Operation wird das entnommene Gewebe von einem Pathologen präpariert und unter dem Mikroskop untersucht. Die Ergebnisse werden schriftlich festgehalten. Auf Basis des Pathologieberichts wird das Stadium der Krebserkrankung ermittelt und über die weiteren Behandlungsschritte entschieden. Einem Laien erschließen sich die in einem Pathologiebericht dokumentierten Untersuchungsergebnisse jedoch in der Regel nicht.

Eine meiner Patientinnen, Joanna, suchte mich auf, um eine zweite Meinung einzuholen. In ihrem Fall hatte die pathologische Untersuchung ergeben, dass das Gewebe, das in einem chirurgischen Eingriff, der in einer anderen Klinik stattgefunden hatte, aus ihrer Brust entfernt worden war, an den Rändern Krebszellen aufwies. Vor der nun für sie anstehenden zweiten Operation zur vollständigen Entnahme des krankhaft veränderten Gewebes bat sie mich um Rat. Joanna war der nach dem ersten Eingriff erstellte Pathologiebericht ausgehändigt worden, auf den sie äußert verunsichert reagierte.

»Gibt es ein spezielles Übersetzungsprogramm für Pathologieberichte?«, fragte sie mich in unserem ersten Gespräch.

Auf mein Angebot hin, ihr die Fachbegriffe zu erklären, legte sie los: »Was bedeutet moderat differenziert? Was ist unter HER-2/neu negativ zu verstehen? Ist mein Ki-67-Wert hoch oder niedrig und ist das gut oder schlecht?«

Ich bin mit Patientinnen schon stundenlang zusammengesessen, um ihnen jeden einzelnen Satz und jedes einzelne Wort ihres Pathologieberichts zu erklären. Ihr Bedürfnis, jeden Begriff in all seinen Nuancen zu begreifen, um dadurch vielleicht zu einem tieferen Verständnis der eigenen Erkrankung zu gelangen, erscheint mir nachvollziehbar. Tatsächlich sind jedoch nur wenige der in einem Pathologiebericht enthaltenen Informationen relevant. Viele der verwendeten Begriffe und Abkürzungen beziehen sich lediglich auf die von dem jeweiligen Pathologen angewendeten Kontrollverfahren – sie werden sozusagen aus Gründen der protokollarischen Vollständigkeit aufgeführt. Mit der für die Patientin bestehenden Prognose und den anzuratenden Behandlungsschritten haben sie nichts zu tun.

Die in den Berichten über die Kernpunkte hinaus verzeichneten Details variieren je nach Klinik und Pathologen, von dem sie erstellt wurden. In der Regel sind diese Zusätze von geringem Informationswert. Zu den irrelevanten Angaben, die gelegentlich in Pathologieberichten erscheinen, zählt auch der erwähnte Ki-67-Wert. Ki-67 ist ein körpereigenes Eiweiß, das in sich teilenden menschlichen Zellen sichtbar gemacht werden kann. Dieser sogenannte Proliferationsmarker zeigt an, wie schnell sich die Zellen teilen und lässt damit Rückschlüsse auf die Wachstumsgeschwindigkeit eines Tumors zu. Als Prognosefaktor ist der Ki-67-Wert jedoch umstritten. Ärzten dient er nicht als Entscheidungskriterium für den Behandlungsbedarf einer Erkrankung. Falls in Ihrem Pathologiebericht der Ki-67-Wert angegeben ist, können Sie ihn im Gespräch mit ihrem behandelnden Chirurgen also getrost unberücksichtigt lassen.

Pathologieberichte enthalten oft auch ausführliche Beschreibungen völlig unbedenklicher Erscheinungen. Begriffe wie »sklerosierende Adenose«, »fibrozystische Mastopathie« und »pseudoangiomatöse Stroma-hyperplasie« klingen zwar äußerst beeindruckend – und sind wahre Zungenbrecher –, spielen im Rahmen einer Brustkrebsdiagnose und bezüglich der einzuleitenden Therapiemaßnahmen aber keine bedeutende Rolle: Sie bezeichnen Phänomene, die auch in einer gesunden Brust auftreten können.

In diesem Kapitel stelle ich Ihnen sieben Kernpunkte vor, die in jedem Pathologiebericht beschrieben werden und die für die Beurteilung des Stadiums Ihrer Erkrankung und der erforderlichen Behandlungsschritte relevant sind. Wenn Sie in Ihrem Bericht auf Angaben stoßen, die nicht zu den nachfolgend genannten Kriterien zählen, ist mit großer Wahrscheinlichkeit davon auszugehen, dass sie für den Verlauf Ihrer Therapie keine Rolle spielen.

DIE KERNPUNKTE EINES PATHOLOGIEBERICHTS

1. Tumorgröße

Die Berechnung der Tumorgröße ist nur bei Patientinnen mit einem invasiven Karzinom relevant, bei einem duktalen Karzinom in situ ist sie nicht von Bedeutung. Vor dem chirurgischen Eingriff kann der behandelnde Arzt die Größe der Krebsgeschwulst lediglich auf Basis der durch die Mammographie erzielten Darstellung oder des von ihm durch Abtasten erzielten Befunds schätzen. Erst die pathologische Untersuchung des in der Operation entnommenen Materials gibt Aufschluss über die exakten Ausmaße des Tumors. Der Pathologiebericht kann den Tumor als kleiner oder größer als angenommen ausweisen oder die vermutete Größe bestätigen. Die Tumorgröße ist eines der Kriterien zur Bestimmung des Stadiums der Brustkrebserkrankung und der damit verbundenen Prognose (des zukünftigen Krankheitsverlaufs).

WISSENSWERTES

Wenn bei Ihnen ein duktales Karzinom in situ (siehe Kapitel 5) diagnostiziert wurde, werden Sie in Ihrem Pathologiebericht aller Wahrscheinlichkeit nach keine Angaben zur Tumorgröße finden. Ein duktales Karzinom in situ wird grundsätzlich als Stadium 0 klassifiziert. Für den Chirurgen ist wichtig, durch den Pathologiebericht bestätigt zu bekommen, dass der Tumor komplett entfernt wurde – die Größe des Karzinoms ist nicht von Belang.

---

2. Status der Resektionsränder

Bei der Mastektomie wird das Brustgewebe nahezu vollständig entfernt. Die minimalen Rückstände geben keinen Anlass zur Sorge, dass Krebszellen in der Brust verblieben sind. Da bei der Lumpektomie hingegen nur ein kleines Gewebestück herausgeschnitten wird, muss nach dieser Form des Eingriffs sichergestellt werden, dass der Tumor tatsächlich vollständig entfernt wurde. Eine Analyse des Geweberands des entnommenen Materials ist die sicherste Methode zur Überprüfung: Wird durch die pathologische Untersuchung nachgewiesen, dass sich in den außenliegenden Bereichen des entfernten Gewebes keine Krebszellen befinden, liegt ein negativer Befund vor. Der Tumor wurde, von einem »Mantel« gesunden Gewebes umschlossen, zur Gänze entfernt. In diesen Fällen wird auch von »tumorfreien Resektionsrändern« gesprochen. Werden dagegen in den Außenbereichen des in der Lumpektomie entfernten Gewebesegments Krebszellen festgestellt, besteht der Verdacht, dass auch das an die Entnahmestelle angrenzende Gewebe in der Brust nicht frei von Krebs ist. Im Pathologiebericht ist dann ein positiver Befund notiert.

Bei jeder fünften Patientin – das heißt in 10 bis 20 Prozent aller Fälle – muss sich an die Lumpektomie ein zweiter chirurgischer Eingriff anschließen, in dem rund um die Entnahmestelle weiteres Gewebe entfernt wird, um verbliebene Krebszellen zu beseitigen. Es mag zwar der Eindruck entstehen, als hätte der Chirurg bei der ersten Operation nicht gründlich genug gearbeitet, tatsächlich aber ist ein möglicher zweiter Eingriff anerkannter Bestandteil des Verfahrens der Lumpektomie. Dem Chirurgen ist es bedauerlicherweise während der Lumpektomie fast unmöglich, genau zu erkennen, wo sich die Grenze zwischen dem krankhaft veränderten und dem gesunden Gewebe befindet. Dieser Übergang lässt sich nicht mit bloßem Auge erkennen und auch nicht im Körper ertasten. Die Forschung bemüht sich zwar intensiv, eine Identifizierung der Schnittstelle während der Lumpektomie zu ermöglichen, aktuell bedeutet ein zweiter Eingriff jedoch, dass der Chirurg gewissenhaft und sorgfältig arbeitet.

Viele Patientinnen verwundert es zudem, dass dieser zweite Eingriff notwendig ist, obwohl sich an die Lumpektomie eine Strahlentherapie anschließt, durch die möglicherweise in der Brust verbliebene Krebszellen beseitigt werden. Eine ausführliche Begründung bietet Kapitel 10. An dieser Stelle sei jedoch kurz erklärt, dass die Strahlentherapie zwar den Zweck erfüllt, möglicherweise in der Brust befindliche mikroskopisch kleine Krebszellen zu bekämpfen, als Maßnahme gegen größere Rückstände jedoch nicht ausreicht. Es ist also zwingend erforderlich, die chirurgische Maßnahme vollständig abzuschließen, um sicherzustellen, dass sich an den Rändern der Entnahmestelle keine Krebszellen mehr befinden.

Selbstverständlich legt keine Patientin, die sich einer Lumpektomie unterziehen muss, Wert auf eine weitere Operation. Wenn der Pathologiebericht jedoch einen positiven Befund verzeichnet, ist ein zweiter chirurgischer Eingriff – eine sogenannte Nachresektion – unumgänglich. Die zur Entnahme von weiterem Gewebe rund um den bereits entfernten Tumor erforderliche Operation ist glücklicherweise meist von kurzer Dauer und mit wenigen Risiken verbunden. Üblicherweise erholen sich die Patientinnen danach sehr schnell. Es ist wichtig, sich darüber im Klaren zu sein, dass die chirurgische Phase der Krebsbehandlung erst abgeschlossen ist, wenn die Resektionsränder tumorfrei sind. Um dieses Ziel zu erreichen, kann auch noch ein dritter Eingriff erforderlich sein, in dem weiteres an die ursprüngliche Entnahmestelle angrenzendes Gewebe entfernt wird. Die Anzahl an Nachexzisionen, die eine Klinik oder ein behandelnder Chirurg durchzuführen bereit sind, variiert. Bei der Entscheidung, ob eine erneute Operation angemessen ist, wird auch die Brustgröße der Patientin berücksichtigt und erwogen, welches Ausmaß der Deformation eine weitere Gewebeentnahme verursachen würde. In den meisten Fällen gestatten es weder die Physiognomie der Patientin noch der Sachverstand des Chirurgen, mehr als drei Operationen zur Gewebeentfernung durchzuführen. In der Regel gilt es dann, die Tatsache zu akzeptieren, dass die Tumorzellen auf mikroskopischer Ebene in größerem Umfang vorhanden sind als ursprünglich angenommen.

Wenn der Pathologiebericht auch nach dem dritten Eingriff keine tumorfreien Resektionsränder bestätigt, raten viele Chirurgen zur Mastektomie. Wie in Kapitel 6 beschrieben, bietet nur die Mastektomie Patientinnen unmittelbar nach der Diagnose die Möglichkeit, die chirurgische Behandlung auf eine einzige Operation zu reduzieren: Da bei der Mastektomie das Brustgewebe vollständig entfernt wird, stellt sich die Frage nach tumorfreien Resektionsrändern nicht und die Notwendigkeit weiterer Eingriffe entfällt. Äußerst selten wird bei einer Lumpektomie gleich nach der ersten Gewebeentnahme festgestellt, dass eine unerwartet hohe Ausbreitung der Krebszellen vorliegt. Wenn es in diesen Fällen unwahrscheinlich erscheint, das Ziel tumorfreier Resektionsränder durch weitere kleinere Eingriffe zu erreichen, wird den Patientinnen meist empfohlen, direkt zu einer Mastektomie überzugehen.

Die Frage, von wie viel gesundem Gewebe ein in einer Lumpektomie entfernter Tumor umschlossen sein muss, damit die Annahme, dass am Rand der Entnahmestelle keine Krebszellen verblieben sind, gerechtfertigt ist, wird in der Medizin unterschiedlich beantwortet. Laut einer jüngst veröffentlichten Richtlinie kann von tumorfreien Resektionsrändern gesprochen werden, wenn durch die pathologische Untersuchung nachgewiesen wird, dass das entfernte Gewebestück nicht bis unmittelbar an die Schnittstellen heran krankhaft verändert ist. Das Gewebestück darf also nicht so aussehen, als hätte man den Tumor in der Mitte durchgeschnitten. Manchmal ist es jedoch sinnvoll, einen größeren Saum gesunden Gewebes herzustellen. Ein erfahrener Chirurg, der mit einem guten Pathologen zusammenarbeitet, wird Ihnen das in Ihrem Bericht beschriebene Ergebnis der Analyse der Geweberänder erläutern und Ihnen erklären, ob ein weiterer operativer Eingriff notwendig ist.

3. Axillärer Lymphknotenstatus

Bei Patientinnen mit einem invasiven Karzinom beeinflusst der Zustand der Achsellymphknoten die Prognose und die Entscheidung, ob und, wenn ja, welche weiteren Therapieschritte einzuleiten sind, in entscheidendem Maße.

Wie in Kapitel 5 beschrieben, haben Frauen im Achselbereich sehr viele Lymphknoten. Deren Anzahl ist individuell verschieden – sie bewegt sich zwischen zehn und 50 Stück. Als Standardverfahren zur Untersuchung der Achsellymphknoten dient die Sentinel-Lymphknotenbiopsie. Bei dieser Methode werden die Lymphknoten identifiziert, die als Erste von sich vom Tumor lösenden Krebszellen befallen werden. Diese sogenannten Wächterlymphknoten – in der Regel ein bis fünf Stück – werden entfernt und ins Labor geschickt. Dem Pathologiebericht ist dann zu entnehmen, ob in den Knoten Krebszellen gefunden wurden oder nicht.

Im Pathologiebericht steht auch verzeichnet, wie viele Lymphknoten entnommen wurden und wie viele der entfernten Knoten Krebszellen aufweisen. Die Angabe »0/3« beispielsweise bedeutet, dass drei Lymphknoten entfernt wurden und in keinem dieser Knoten ein Krebsbefall festzustellen war. Die Angabe 2/27 besagt, dass in zwei von 27 entnommenen Lymphknoten Krebszellen nachgewiesen wurden.

Wenn die Wächterlymphknoten frei von Krebszellen sind, muss kein weiterer chirurgischer Eingriff erfolgen. Werden bei der Untersuchung in einem oder mehreren Knoten Krebszellen festgestellt, müssen alle Achsellymphknoten entfernt werden, vor allem wenn eine hohe Wahrscheinlichkeit des Befalls der übrigen Knoten ermittelt wurde. Das Entfernen aller Achsellymphknoten wird als axilläre Lymphknotendissektion bezeichnet. Mit diesem chirurgischen Eingriff ist ein erhöhtes Risiko von Langzeitfolgen wie der Ausbildung eines Lymphödems und der Entstehung eines Taubheitsgefühls im Arm verbunden (nähere Informationen zur axillären Lymphknotendissektion und zum Lymphöden bietet der Abschnitt »Fachbegriffe rund um das lymphatische System« in Kapitel 5). Ein erfahrener Chirurg ist sich der Tatsache bewusst, dass die Entscheidung, ob dieser zweite Eingriff durchgeführt werden soll oder nicht, für die Patientinnen sehr schwierig ist. Er wird ihnen umsichtig die Vor- und Nachteile der Operation erläutern und erklären, was zu erwarten ist, wenn die Lymphknoten im Körper verbleiben.

In die Entscheidung, ob eine zweite Operation anzuraten ist, wenn ein Krebsbefall der Lymphknoten festgestellt wurde, fließen mehrere Faktoren ein. Die Beurteilung kann im Einzelfall sehr komplex sein – auch hier gibt es keine Einheitslösung. Es ist zum Beispiel bekannt, dass für einige Patientinnen, die sich einer Lumpektomie unterziehen, kein Risiko entsteht, wenn die restlichen Lymphknoten im Körper belassen werden, obwohl ein oder zwei Wächterknoten nachweislich Krebszellen enthalten: Die vor wenigen Jahren veröffentlichte Z11-Studie des American College of Surgical Oncologists belegt, dass nach einer Lumpektomie und einer Sentinel-Lymphknotenbiopsie, durch die ein Krebsbefall von zwei oder weniger Wächterlymphknoten nachgewiesen wird, üblicherweise kein weiterer chirurgischer Eingriff erforderlich ist. In diesen Fällen ist die Wahrscheinlichkeit, dass die Krebszellen in andere Lymphknoten vorgedrungen sind, verschwindend gering. Die möglicherweise dennoch vorhandenen minimalen Vorkommen werden durch die sich an die operative Entfernung des Primärtumors in der Brust anschließenden Therapiemaßnahmen, zum Beispiel durch Bestrahlung, beseitigt. Aufgrund dieser wissenschaftlichen Erkenntnis bleibt vielen Patientinnen der umfangreiche Eingriff der axillären Lymphknotendissektion erspart. Ob nach einer Mastektomie die restlichen Achsellymphknoten ebenfalls im Körper verbleiben können, ohne dass daraus eine Gefährdung resultiert, ist nicht vollständig geklärt. Da eine Mastektomie üblicherweise nicht von einer Strahlentherapie gefolgt wird, entfällt die durch dieses Verfahren erzielte Beseitigung möglicherweise vorhandener, mikroskopisch kleiner Krebszellen. Für alle Patientinnen gilt: Wenn in der pathologischen Untersuchung ein Krebsbefall von drei oder mehr Wächterlymphknoten oder eine große Menge Krebszellen in einem oder zwei Knoten festgestellt wird, wird in der Regel eine axilläre Lymphknotendissektion empfohlen.

Zusammenfassend lässt sich sagen: Sind die Wächterknoten frei von Krebszellen, müssen keine weiteren Lymphknoten entfernt werden. Wird ein Befall der Lymphknoten festgestellt, wird Ihr Chirurg mit Ihnen besprechen, ob ein weiterer Eingriff erforderlich ist. Die Tatsache, dass mit der Frage, ob eine zusätzliche Operation angesetzt werden sollte, ein äußerst komplexer Sachverhalt zu klären ist, zählt zu den Gründen, warum Sie sich einem erfahrenen Facharzt anvertrauen sollten: Ein auf die Behandlung von Brustkrebs spezialisierter Chirurg kann Sie bei der schwierigen Entscheidungsfindung am besten begleiten und beraten.

4. Östrogen- und Progesteronrezeptorstatus

Der Östrogen- und Progesteronrezeptorstatus lässt sich meist schon dem nach einer Nadelbiopsie erstellten Pathologiebericht entnehmen und ist dem Chirurgen deshalb schon vor dem operativen Eingriff bekannt. Wenn bei der Nadelbiopsie nur eine sehr kleine Gewebeprobe entnommen wurde oder die Probe nur eine geringfügige Menge Tumorgewebe enthielt, lässt sich der Status der Rezeptoren jedoch erst in der auf die Lumpektomie folgenden pathologischen Untersuchung ermitteln. Der Östrogen- und Progesteronrezeptorstatus gibt Aufschluss darüber, ob das Wachstum des Tumors hormonabhängig ist. Dieser Befund wiederum lässt Rückschlüsse auf das Verhalten des Tumors und auf die nach dem chirurgischen Eingriff anzuratenden Therapiemaßnahmen zu (siehe Kapitel 9).

Die Ermittlung des Östrogen- und Progesteronrezeptorstatus hat folgenden Hintergrund: Alle Zellen, auch Krebszellen, sind mit Rezeptoren ausgestattet. Rezeptoren kann man sich vorstellen wie winzige Stühle, die auf der Oberfläche der Zelle stehen. Jeder dieser Stühle hat eine spezifische Form. Die Stühle werden von im Blut zirkulierenden Elementen angesteuert, die in Form und Größe mit der angebotenen »Sitzfläche« übereinstimmen. Sobald diese Elemente Platz genommen haben, senden sie Signale an das Zellinnere. Östrogen- und Progesteronrezeptoren nehmen die im Blut enthaltenen Hormone Östrogen und Progesteron auf, die ein Wachstumssignal an die Zelle abgeben. Bei der pathologischen Untersuchung wird ermittelt, wie groß der mit Östrogen- und Progesteronrezeptoren ausgestattete Anteil der bei der Operation entnommenen Tumorzellen ist. Liegen viele dieser Rezeptoren vor, ist davon auszugehen, dass der Tumor hormonempfindlich ist, sprich dass die Hormone Östrogen und Progesteron sein Wachstum und seine Ausbreitung fördern. Im Pathologiebericht werden solche Tumoren als ER+ (Östrogenrezeptor-positiv) und/oder PgR+ (Progesteronrezeptor-positiv) bezeichnet. Tumoren, deren Wachstum nicht hormonabhängig ist, erhalten die Kennzeichnung ER– (Östrogenrezeptor-negativ) und/oder PgR– (Progesteronrezeptor-negativ).

Bei Ersterkrankungen liegen in der Mehrzahl Östrogen- oder Progesteronrezeptor-positive Tumoren vor (der Anteil beträgt 60 bis 70 Prozent). Für die Therapie beinhaltet diese Tumoreigenschaft einen Vorteil: Wenn die Tumorzellen hormonabhängig wachsen, bedeutet das umgekehrt, dass sich ihr Wachstum durch Hormonentzug bremsen lässt. Der Hormonentzug wird durch Medikamente erreicht. Bei Östrogen- oder Progesteronrezeptor-positiven Tumoren lässt sich also das Risiko eines Wiederauftretens der Erkrankung durch eine medikamentöse Therapie verringern.

Wenn der Pathologiebericht einen Tumor als Östrogen- oder Progesteronrezeptor-positiv ausweist, können zur Behandlung verschiedene Medikamente eingesetzt werden. Tamoxifen ist ein Arzneimittel, das den Östrogenrezeptor blockiert: Es besetzt sozusagen den Stuhl auf der Krebszelle, den das Östrogen ansteuert und verhindert dadurch, dass das Hormon Platz nehmen und seine wachstumsfördernde Wirkung entfalten kann (den Konkurrenzkampf zwischen dem Hormon und dem Medikament um den Sitzplatz auf der Zelle kann man sich in etwa als biochemische Variante des Spiels »Reise nach Jerusalem« vorstellen). Durch das Abblocken des Östrogens wird die Wahrscheinlichkeit eines Tumorwachstums reduziert.

Eine jüngere Generation von Arzneimitteln, die zur Wachstumsminderung von Tumoren eingesetzt werden, stellen die Aromatasehemmer dar.

Diese Medikamente reduzieren die Bildung von Östrogen im Körper. Das Tumorwachstum wird dadurch eingeschränkt, dass das Hormon nur noch in geringer Menge im Blut zirkuliert und selten an die Rezeptoren der Krebszellen andocken kann. Für Patientinnen ist es wichtig, sich zu vergegenwärtigen, dass Medikamente, die die Rezeptoren blockieren oder die Hormonproduktion herabsetzen, nur angewendet werden können, wenn ein Tumor vorliegt, dessen Wachstum hormonabhängig ist (Rezeptor-positiver Tumor).

5. Her2/neu-Rezeptorstatus

Wie die Erfassung des Östrogen- und Progesteronrezeptorstatus dient die Ermittlung des Her2/neu-Rezeptorstatus dazu, die Art des Tumors zu bestimmen, dessen wachstumsbedingende Faktoren zu ermitteln und wichtige Hinweise für die Therapie zu erlangen. Her2/neu-Rezeptoren sind Wachstumsfaktorrezeptoren, die bei einigen Krebszellen im Übermaß vorhanden sind. Der Fachbegriff, der zur Beschreibung eines zu stark ausgeprägten Vorkommens dieser Rezeptoren verwendet wird, lautet »überexprimiert«. Tumoren, die dieses Merkmal aufweisen, werden als Her2/neu-positiv bezeichnet. Bei Brustkrebserkrankungen sind lediglich 10 bis 20 Prozent der Tumoren Her2/neu-positiv. Bei Vorliegen eines solchen Tumors wird oft eine zielgerichtete Therapie eingeleitet, bei der Herceptin® (Wirkstoff: Trastuzumab) verabreicht wird. Dieses Medikament trägt wesentlich dazu bei, die Überlebenschancen zu erhöhen und ein Wiederauftreten der Erkrankung zu verhindern. Da sich bei einem Her2/neu-positiven Tumor auch vorhersagen lässt, wie er auf andere medikamentöse Therapien reagiert, fällt es dem behandelnden Onkologen leichter, bei Patientinnen mit dieser Form von Brustkrebserkrankung die angemessene Form der Chemotherapie zu bestimmen. In den vergangenen Jahren wurden neue Medikamente entwickelt, die bei einer Behandlung von Her2/neu-positivem Brustkrebs mit Herceptin® unterstützend dazu beitragen, das Risiko einer Wiederkehr der Erkrankung zu verringern. Zu diesen Arzneimitteln zählt das üblicherweise vor dem chirurgischen Eingriff verabreichte Pertuzumab (Handelsname: Perjeta®). Wenn Sie zu den wenigen Patientinnen gehören, bei denen ein Her2/neu-positiver Tumor festgestellt wurde, empfehle ich Ihnen, sich bei Ihrem Arzt danach zu erkundigen, ob in Ihrem Fall eine Behandlung mittels Chemotherapie vor dem chirurgischen Eingriff sinnvoll wäre (weitere Informationen zu dieser Reihenfolge der Behandlungsschritte siehe Kapitel 9). Die Entwicklung von Herceptin® und weiteren Medikamenten zur Therapie von Her2/neu-positiven Tumoren zählt zu den Meilensteinen in der Geschichte der Brustkrebsbehandlung. Noch vor zehn Jahren, als diese Arzneistoffe noch nicht zur Verfügung standen, waren Patientinnen, bei denen diese Tumorart diagnostiziert wurde, mit einer äußerst schlechten Prognose konfrontiert. Heute ist es möglich, den höchst aggressiven Tumor durch Medikamente, die die Her/2-neu-Rezeptoren blockieren, auszuschalten und damit die Überlebenschancen zu erhöhen. Auch die Wahrscheinlichkeit einer erneuten Ausbildung des Tumors wird reduziert. Somit haben heutzutage auch Patientinnen, bei denen ein Her2/neu-positiver Tumor festgestellt wurde, begründeten Anlass zur Hoffnung.

WISSENSWERTES

Tumoren, die Östrogenrezeptor-positiv, Progesteronrezeptor-positiv oder Her2/neu-positiv sind beziehungsweise diese drei Merkmale im Verbund aufweisen, lassen sich durch zielgerichtete medikamentöse Therapien behandeln.

Dadurch werden die Überlebenschancen der Patientinnen erhöht und das Risiko eines Wiederauftretens der Erkrankung verringert. Tumoren, die die Merkmale Östrogenrezeptor-negativ, Progesteronrezeptor-negativ und Her2/neu-negativ aufweisen, werden als triple-negativ bezeichnet. Her2/neu-negative Tumoren werden häufig diagnostiziert. Für sich allein genommen bedeutet ein solcher Befund nichts Schlechtes. Tumore, die jedoch zusätzlich Östrogenrezeptor-negativ und Progesteronrezeptor-negativ sind, gelten als aggressiver. Sie werden mit einem erhöhten Risiko des Wiederauftretens assoziiert und lassen sich nicht mit den oben beschriebenen medikamentösen Therapien behandeln. Dennoch ist diese Form der Erkrankung heilbar. Bei triple-negativen Tumoren lassen sich wie bei anderen Karzinomen auch die chirurgischen Verfahren der Lumpektomie und der Mastektomie anwenden. Triple-negative Karzinome machen 10 bis 15 Prozent aller Ersterkrankungen aus. Bei Frauen mit einer genetischen Vorbelastung durch eine BCRA1-Mutation treten triple-negative Karzinome in 75 Prozent der Fälle auf. Die medizinische Forschung beschäftigt sich intensiv mit der Entwicklung besserer, zielgerichteter Therapien zu Behandlung von triple-negativen Tumoren bei den genannten Risikogruppen wie auch bei allen anderen Brustkrebspatientinnen.

WEITERFÜHRENDE INFORMATIONEN

Bei Vorliegen eines invasiven Karzinoms werden der Östrogen-, der Progesteron- und der Her2/neu-Rezeptorstatus oft schon durch die im Rahmen der Diagnosestellung durchgeführte Nadelbiopsie ermittelt. Wenn der Chirurg diese Informationen bereits vor der Operation zur Hand hat, ist es ihm besser möglich, den richtigen Behandlungsweg zu bestimmen und zu entscheiden, ob es sinnvoll wäre, mit einem internistischen Onkologen die Möglichkeit zu diskutieren, die Chemotherapie *vor* dem chirurgischen Eingriff anzusetzen.

---

6. Lymphovaskuläre Invasion

Wenn der Pathologe bei der mikroskopischen Untersuchung des in der Operation entnommenen Gewebes in den den Tumor umgebenden Blutgefäßen und Lymphbahnen Krebszellen entdeckt, nimmt er in seinen Bericht den Befund »lymphovaskuläre Invasion« mit auf. Diese Ausbreitung signalisiert nicht notwendigerweise, dass der Krebs bereits gestreut hat – bei einem Tumor, dessen Zellen auch in den Blutgefäßen und Lymphbahnen nachweisbar sind, besteht jedoch eine größere Wahrscheinlichkeit, dass sich die Erkrankung im Körper ausbreitet. Die Relevanz einer lymphovaskulären Invasion bei gleichzeitigem Nicht-Befall der Lymphknoten ist umstritten: Ist die Tatsache, dass der Tumor (wie die lymphovaskuläre Invasion zeigt) streuen *kann*, für sich allein genommen von Bedeutung, wenn die Ausbreitung noch nicht in erkennbarer Form stattgefunden hat? Sie ist nur bedingt zu berücksichtigen. Wenn kein Krebsbefall der Lymphknoten

vorliegt und der Tumor noch nicht gestreut hat, beeinflusst eine lymphovaskuläre Invasion die Entscheidung bezüglich der zur Behandlung anzusetzenden Therapiemaßnahmen oft nicht.

7. Grading

Als Grading bezeichnet man die Beurteilung des Differenzierungsgrads des
Tumorgewebes: In der pathologischen Untersuchung wird ermittelt, in
welchem Ausmaß sich das krankhaft veränderte vom gesunden Gewebe
unterscheidet. Der Befund liefert Hinweise auf die Aggressivität des Tumors. Beim Grading werden drei Stufen unterschieden. Grad 1 bezeichnet
ein gut differenziertes bösartiges Gewebe und damit einen wenig aggressiven Tumor. Einem schlecht differenzierten Tumorgewebe mit ausgeprägter Aggressivität wird der höchste Grad 3 zugeordnet. Das Grading entscheidet oftmals darüber, ob eine Chemotherapie durchgeführt wird oder
nicht. Als Faustformel gilt, dass bei Grad 1 zumeist keine, bei Grad 3 hingegen immer eine Chemotherapie durchgeführt wird, bei Grad zwei zusätzliche Faktoren zur Beurteilung hinzugezogen werden.

Doch auch hier gilt es den individuellen Einzelfall genau zu betrachten:
Wird in der pathologischen Untersuchung beispielsweise festgestellt, dass
ein kleiner Tumor vorhanden ist, das bösartige Gewebe schlecht differenziert ist und die Lymphknoten frei von Krebszellen sind, hat die Tatsache,
dass der Tumorgrad 3 vorliegt, auf die anzuratenden Behandlungsschritte,
die Prognose und die Bestimmung des Stadiums der Krebserkrankung so gut
wie keine Auswirkungen. Dennoch besteht ein Zusammenhang mit anderen
nachteiligen Faktoren: Bei einem schlecht differenzierten Tumorgewebe
ist zum Beispiel von einer höheren Wahrscheinlichkeit des Ausstreuens in
die Lymphknoten auszugehen. Nichtsdestotrotz kann auch bei einer Erkrankung, bei der ein kleiner, schlecht differenzierter Tumor vorliegt, der
noch nicht in die Lymphknoten gestreut hat, eine gute Prognose gegeben
sein. Patientinnen sollten sich darüber im Klaren sein, dass das Ergebnis
des Grading dem Chirurgen einerseits hilfreiche Hinweise liefert, ein im
Pathologiebericht festgeschriebener Befund eines schlecht differenzierten

Tumorgewebes andererseits nicht in den Vordergrund des Interesses gestellt werden sollte, da er für die weitere Behandlung nur eine geringfügige Rolle spielt.

WISSENSWERTES

Von den in einem Pathologiebericht dokumentierten Befunden kommt dem axillären Lymphknotenstatus hinsichtlich der Prognose – sprich der Beurteilung der Überlebenschancen der Patientin – die größte Bedeutung zu. Das zweitwichtigste Kriterium ist die Tumorgröße. Diese beiden Faktoren werden zur Beurteilung des Stadiums der Brustkrebserkrankung herangezogen. Die restlichen in einem Pathologiebericht verzeichneten Ergebnisse spielen bei der Entscheidung, ob weitere Behandlungsschritte anzuraten sind, eine wichtige Rolle. Auf die Heilungschancen haben sie jedoch wesentlich geringeren Einfluss als der Lymphknotenstatus und die Größe des Tumors.

BRUSTKREBSSTADIEN: WIE WERDEN SIE DEFINIERT UND WELCHE BEDEUTUNG HABEN SIE FÜR DIE PATIENTIN?

Den meisten Patientinnen ist bekannt, dass Krebserkrankungen in verschiedene Stadien eingeteilt werden. Nach Erhalt der Diagnose werden sie oft von anderen gefragt, welches Stadium der Erkrankung bei ihnen vorliegt. Das Stadium einer Brustkrebserkrankung beschreibt das Ausmaß, in dem der Tumor angewachsen ist und sich verbreitet hat. Es liefert den zentralen Aussagewert für die Prognose und die Überlebenschancen einer Patientin. Welches Stadium im Einzelfall vorliegt, kann erst nach dem chirurgischen Eingriff bestimmt werden, wenn alle zur Charakterisierung der Tumorgröße und des axillären Lymphknotenstatus erforderlichen Ergebnisse vorliegen.

Das Stadium einer Brustkrebserkrankung wird allein anhand der Tumorgröße und des axillären Lymphknotenstatus ermittelt. Der Status der Östrogen-, Progesteron- und Her2/neu-Rezeptoren, das Ergebnis des Grading und das Vorliegen/Nicht-Vorliegen einer lymphovaskulären Invasion sind zwar für die einzuleitenden Therapiemaßnahmen von Bedeutung, tragen zur Definition des Stadiums aber nicht bei. Der Einteilung der Brustkrebsstadien liegt die sogenannte TNM-Klassifikation zugrunde: T steht für Tumorgröße, N für eine Beteiligung der Lymphknoten (lateinisch: *nodus*, englisch: *node*) und M für das Vorhandensein von Metastasen.

Die anhand dieser drei Kriterien ermittelten Stadien sind:

Stadium 0: Vorliegen eines duktalen Karzinoms in situ (zur Definition dieses Karzinoms siehe Kapitel 5). Jedes nicht invasive Karzinom gehört dem Stadium 0 an. Die Größe – ob die Brust klein- oder großflächig betroffen ist – spielt dabei keine Rolle.

Stadium 1: Dieses frühe Stadium eines invasiven Brustkrebses liegt vor, sobald nur die geringste Menge Krebszellen die Grenze des Milchgangs durchbrochen hat. In diesem Stadium der Brustkrebserkrankung hat der Tumor eine Größe von höchstens zwei Zentimetern und die Lymphknoten sind frei von Krebszellen.

Stadium 2: Dieses Stadium wird angesetzt, wenn die Tumorgröße zwei Zentimeter überschreitet oder ein Krebsbefall der Lymphknoten festgestellt wird.

Stadium 3: Dieses Stadium unterscheidet sich von Stadium 2 durch ein Vorliegen größerer Tumoren oder einen weitreichenderen Befall der Lymphknoten. Auch Erkrankungen, die auf den großen Brustmuskel oder die Brusthaut übergegriffen haben, gehören Stadium 3 an. Entzündlicher Brustkrebs (siehe Kapitel 5) wird als Stadium 3B klassifiziert. Das Stadium 3C beschreibt Erkrankungen, die einen Krebsbefall der nahe dem Schlüsselbein gelegenen Lymphknoten oder der Parasternallymphknoten, die sich zu beiden Seiten des Brustbeins befinden, beinhalten. Eine Beteiligung dieser Lymphknotenregionen wird meist durch eine körperliche Untersuchung des Nackens oder eine Magnetresonanztomographie festgestellt, die bei fortgeschrittenen Formen der Erkrankung häufig durchgeführt wird. Da die brust- und schlüsselbeinnahen Lymphknoten aufgrund ihrer Lage im

Körperinneren schwer zugänglich sind, werden sie nach einem positiven Befund in der Regel nicht durch einen chirurgischen Eingriff entfernt, sondern mittels Chemo- oder Strahlentherapie behandelt. (Weitere Informationen zum Krebsbefall der verschiedenen Lymphknotenregionen siehe Kapitel 5.)

Stadium 4: Der Krebs hat sich in weiter entfernt liegende Körperteile ausgebreitet. Alle Brustkrebserkrankungen der Stadien 0 bis 3 sind grundsätzlich heilbar und die ärztlichen Bemühungen sind auf das Ziel der Gesundung ausgerichtet. Wenn sich in anderen Körperregionen bereits Metastasen gebildet haben – am häufigsten sind davon die Lunge, die Leber, die Knochen und das Gehirn betroffen – kann die Erkrankung zwar therapiert werden, gilt aber nicht mehr als heilbar. Die medizinische Behandlung kann den Patientinnen zwar noch zu mehreren Lebensjahren verhelfen, doch selbst wenn sich eine Remission einstellt (wenn in den Untersuchungen keine Tumorreste oder Krankheitssymptome nachweisbar sind) ist dies mit einer Heilung nicht gleichzusetzen: Meist kehrt die Erkrankung zurück, da sich die im Körper zirkulierenden Krebszellen nicht vollständig und endgültig beseitigen lassen.

Ob nach einer Erstdiagnose, in der Brustkrebs im Stadium 4 festgestellt wird, ein chirurgischer Eingriff zur Entfernung des Primärtumors und/ oder der Lymphknoten sinnvoll ist, ist umstritten. Die Diskussion entzündet sich an der Tatsache, dass nach dieser Operation aufgrund der in anderen Körperteilen gebildeten Metastasen die Krebserkrankung bestehen bleibt. Einige Chirurgen sind der Ansicht, dass durch die Entfernung des Primärtumors einer weiteren Ausbreitung der Krebszellen entgegengewirkt wird und sich die Erkrankung dadurch besser unter Kontrolle bringen lässt. Andere sind der Ansicht, dass das Ausmaß der Ausbreitung durch das Vorhandensein des ursprünglichen Tumors begrenzt wird und dessen Beseitigung das Anwachsen der anderen Geschwülste und ein weiteres Ausstreuen stark beschleunigen würde. Die medizinische Forschung beschäftigt sich intensiv mit der Klärung dieser Frage. Sollte bei Ihnen eine Brustkrebserkrankung im Stadium 4 diagnostiziert werden, muss die Entscheidung, ob der Primärtumor in einem chirurgischen Eingriff entfernt werden sollte, konkret auf Ihren Fall bezogen und unter Berücksichtigung der aktuellen medizinischen Forschungsergebnisse erfolgen. Deshalb ist es wichtig, dass Sie Ihre Behandlung Spezialisten anvertrauen, die in einer renommierten Fachklinik tätig sind.

WISSENSWERTES

Vor allem bei Patientinnen, die sich einer Mastektomie unterziehen müssen, liegt in der Brust gelegentlich mehr als ein Tumor vor. In solchen Fällen werden für die Bestimmung des Brustkrebsstadiums nicht die Ausmaße der einzelnen Karzinome addiert, sondern maßgebend ist der größte der vorhandenen Tumoren. Werden bei einer Patientin beispielsweise drei Tumoren in den Größen 0,5, 1,0 und 1,5 Zentimeter ermittelt, wird für die Ermittlung des Stadiums die Größe 1,5 Zentimeter (und nicht die addierte Größe) herangezogen. Somit erfolgt eine Zuordnung zu Stadium 1.

ZUSAMMENFASSUNG

· Die Tumorgröße und der axilläre Lymphknotenstatus dienen zur Ermittlung des Brustkrebsstadiums und haben den größten Einfluss auf die Prognose.

· Nach einer Lumpektomie kommt dem Status der Resektionsränder große Bedeutung zu: Er gibt Aufschluss darüber, ob der Tumor vollständig entfernt und ein Wiederauftreten der Erkrankung so weit wie möglich ausgeschlossen wurde.

· Die restlichen der in einem Pathologiebericht notierten Befunde haben Einfluss auf die Prognose und die Entscheidung, welche weiteren Behandlungsschritte anzuraten sind.

Kapitel 9
Chemotherapie und andere medikamentöse Behandlungen

Die Betreuung durch einen internistischen Onkologen

Wenn Sie Ihren Pathologiebericht mit Ihrem Chirurgen besprochen haben und dieser zu der Entscheidung gelangt ist, dass keine weiteren operativen Eingriffe erforderlich sind, schließt sich üblicherweise die Frage an, ob ergänzende Therapiemaßnahmen eingeleitet werden sollten. Bestrahlungen und medikamentöse Behandlungen, die sich an den chirurgischen Eingriff anschließen, werden auch als adjuvante Therapien bezeichnet. Nach der Operation werden Sie vermutlich zuerst von einem internistischen Onkologen betreut. Spezialisten dieser Fachrichtung sind für medikamentöse Krebstherapien zuständig. Darunter fallen die für gewöhnlich intravenös verabreichte Chemotherapie und die Hormontherapie, auch endokrine Therapie genannt, die meist auf der Gabe von Tabletten basiert. Bei manchen Patientinnen ist sowohl eine Chemo- als auch eine Hormontherapie erforderlich, bei anderen müssen gar keine adjuvanten Therapiemaßnahmen angesetzt werden und die Behandlung ist nach dem chirurgischen Eingriff abgeschlossen. Wie bei allen Belangen rund um den Brustkrebs gibt es auch hier keine Einheitslösung. Wenn Sie erfahren, dass bei einer Bekannten mit einer hinsichtlich des Brustkrebsstadiums und weiteren Aspekten der Diagnose scheinbar identischen Form der Erkrankung im Anschluss an die Operation eine Chemotherapie durchgeführt wurde, bedeutet das nicht, dass diese Form der Behandlung auch in Ihrem Fall erforderlich ist. In einigen Fällen wird die Chemotherapie vor dem chirurgischen Eingriff verabreicht – dieses Thema wird später in diesem Kapitel behandelt.

Ich rate Patientinnen dringend, sich hinsichtlich der weiteren Therapiemaßnahmen von einem internistischen Onkologen beraten zu lassen, der sich ausschließlich oder überwiegend mit der Behandlung von Brustkrebs beschäftigt. Da die Therapiemethoden laufend weiterentwickelt werden, ist es wichtig, von einem Spezialisten betreut zu werden, der die aktuellen Standards kennt. Wenn Sie Ihre Brustkrebsbehandlung in einer Fachklinik durchführen lassen, kann Sie Ihr Chirurg in der Regel an einen in derselben Einrichtung tätigen Onkologen vermitteln. Für Patientinnen ist ein solch reibungsloser Übergang von einem Behandlungsschritt zum nächsten oft beruhigend, da sie organisatorische Aufgaben wie das Vereinbaren von Terminen oder den Transfer von Unterlagen nicht selbst übernehmen müssen.

Natürlich ist es auch möglich, die einzelnen Behandlungsschritte in unterschiedlichen Einrichtungen durchführen zu lassen, sofern von anderen Ärzten erteilte Empfehlungen, das Renommee der gewählten Klinik oder positive Erfahrungsberichte anderer Patientinnen dafür sprechen. Obgleich es generell nicht empfehlenswert ist, einen Arzt allein aus Gründen der guten Erreichbarkeit zu wählen, spielt das Kriterium der räumlichen Nähe bei der Entscheidung für einen Onkologen durchaus eine Rolle, da eine Chemotherapie mehrere Anwendungen erfordert, die sich über einen längeren Zeitraum verteilen. Auch bei einer Kombination von Ärzten aus unterschiedlichen Praxen ist es von essenzieller Bedeutung, auf einen auf die Behandlung von Brustkrebs spezialisierten Onkologen zurückzugreifen.

Achten Sie darauf, dass der von Ihnen gewählte Mediziner seine Ausbildung als Facharzt für Innere Medizin mit Zusatzausbildung im Bereich der internistischen Onkologie an einer renommierten Universitätsklinik absolviert hat. Viele dieser Onkologen haben darüber hinaus eine spezielle Fortbildung im Bereich der Brustkrebsbehandlung absolviert.

In Deutschland werden Brustkrebsergrankungen von Frauenärzten (Facharzt für Gynäkologie und Geburtshilfe) behandelt. Unter ihnen gibt es Experten (Gynäkoonkologen und Senologen), die sich auf Brustkrebs spezialisiert haben.

WEITERFÜHRENDE INFORMATIONEN

Dem behandelnden Chirurgen kommen zwei bedeutende Aufgaben zu: die Entscheidungsfindung und die Durchführung des Eingriffs. Es ist möglich, dass zwei Chirurgen unabhängig voneinander zu der Auffassung gelangen, dass in Ihrem Fall eine Mastektomie vorzuziehen ist, die beiden Ärzte bei der Ausführung dieser Operation jedoch unterschiedliche Vorgehensweisen einschlagen. Bei der internistischen Onkologie steht die Entscheidungsfindung eindeutig im Vordergrund. Wenn Ihr Entschluss, sich einer adjuvanten Therapie zu unterziehen, feststeht, muss die Verabreichung der Medikamente nicht an einen bestimmten Behandlungsort gekoppelt sein, da sich die Art der Durchführung in den einzelnen Einrichtungen beziehungsweise seitens der Onkologen nicht wesentlich unterscheidet. Eine Behandlung in einer renommierten Fachklinik bietet mit Sicherheit Vorteile, da diese zum Beispiel wegweisende Testverfahren durchführen und die Anwendung nach institutionsspezifischen Richtlinien erfolgt. In Fachkliniken tätige Onkologen sind mit den modernsten Verfahren vertraut, besitzen fundierte Kenntnisse über die bei den einzelnen Krankheitsbildern bestmöglichen Behandlungsweisen und sind im Umgang mit möglicherweise auftretenden Komplikationen erfahren. Wenn Sie eine Behandlung in einer renommierten Fachklinik aufgrund der räumlichen Distanz scheuen, in Ihrer Nähe aber kein auf die Behandlung von Brustkrebs spezialisierter Onkologe aus dem Bereich der Inneren Medizin niedergelassen ist, empfiehlt es sich, die Fahrt in die Klinik zumindest einmal auf sich zu nehmen, um dort die Meinung eines Spezialisten einzuholen und über die in Ihrem Fall beste Therapieform zu entscheiden. Stellt sich in diesem Gespräch heraus, dass bei Ihnen (wie bei den meisten Patientinnen) eine Standardtherapie empfehlenswert und die Inanspruchnahme der zusätzlichen Leistungen der Fachklinik nicht erforderlich ist, können Sie sich beruhigt zur Durchführung der Behandlung an eine in Ihrer Nähe gelegene Einrichtung wenden – in dem Wissen, dass die dort verabreichte Form der Therapie bei Ihrem Krankheitsbild angemessen ist.

Notwendigkeit einer adjuvanten Therapie

Bei einer meiner Patientinnen, Susan, wurde nach dem chirurgischen Eingriff durch die pathologische Untersuchung festgestellt, dass sich der Krebs in die Lymphknoten ausgebreitet hatte: In drei der 21 entnommenen Knoten wurden Krebszellen nachgewiesen. Wie bei Fällen mit Lymphknotenbefall vielfach üblich, erteilte ich Susan die Empfehlung, sowohl eine Chemo- als auch eine Hormontherapie durchführen zu lassen.

Wie zahlreiche andere Patientinnen auch erkundigte sich Susan: »Warum sind weitere Behandlungsschritte notwendig, wenn der Tumor durch die Operation vollständig entfernt wurde?«

Ich erklärte ihr, dass der Tumor, bevor er entdeckt wurde, über Monate und vielleicht sogar Jahre hinweg angewachsen war. Aus einer einzigen ursprünglich vorhandenen Krebszelle waren durch Zellteilung zwei entstanden, daraus wiederum vier und so weiter. Der Prozess hatte sich so lange fortgesetzt, bis etwa eine Milliarde Krebszellen vorhanden waren, die nun in Form eines einen Zentimeter großen Tumors vorlagen. Einige Krebszellen hatten sich vom Tumor gelöst und waren in die Lymphknoten gewandert – sie lagen nachweislich in drei der entfernten Achsellymphknoten vor. Bei einem Krebsbefall der Lymphknoten besteht die Wahrscheinlichkeit, dass auch der nächste Schritt der Ausbreitung bereits stattgefunden hat: Unter Umständen sind Krebszellen in den Blutkreislauf gelangt. Im Blut zirkulierende Krebszellen können sich in anderen Körperteilen ansiedeln und Metastasen bilden. Sobald sich Metastasen bilden, ist die Brustkrebserkrankung nicht mehr heilbar. Die bei Susan durchgeführte Magnetresonanztomographie war glücklicherweise ohne Befund geblieben. Ich wies sie jedoch darauf hin, dass dieses bildgebende Verfahren nur bereits erfolgte Ansiedlungen von Krebszellen sichtbar machen kann, die mikroskopische Ausbreitung der Erkrankung aber nicht erfasst. Das Risiko, dass im Blutkreislauf mikroskopisch kleine Krebszellen vorhanden sind, begründet die ärztliche Maßnahme, Patientinnen zu einer medikamentösen Therapie und der Konsultation eines internistischen Onkologen zu raten.

Glücklicherweise stehen heutzutage auf den Gebieten der Chemo- und der Hormontherapie viele effiziente Behandlungsmethoden zur Verfügung. Aufgrund der intensiven Forschung verbessert sich das Angebot ständig. In Kombination mit dem chirurgischen Eingriff verhelfen diese adjuvanten Therapien der Mehrzahl der Patientinnen zu einer exzellenten Prognose und geben allen Beteiligten Anlass zu Optimismus.

Feststellung der Notwendigkeit einer adjuvanten Therapie

In der Regel klärt der behandelnde Chirurg die Patientin darüber auf, ob die Notwendigkeit besteht, mit einem internistischen Onkologen über weitere Behandlungsschritte zu sprechen. Für die meisten Brustkrebspatientinnen ist die Konsultation eines Onkologen erforderlich. Dieser Facharzt erläutert die im Einzelfall zur Verfügung stehenden Behandlungsmöglichkeiten und spricht Empfehlungen aus. Bei der Ausarbeitung des bestmöglichen Behandlungsplans greift er auf die nach dem chirurgischen Eingriff vorliegenden Ergebnisse zurück: Anhand der im Pathologiebericht enthaltenen Informationen lässt sich bestimmen, wie groß die Wahrscheinlichkeit ist, dass eine Ausbreitung der Krebszellen stattgefunden hat. Außerdem fließen in die Behandlungsempfehlung persönliche Charakteristika der jeweiligen Patientin wie ihr Lebensalter, ihr allgemeiner Gesundheitszustand und die spezifische Form ihrer Erkrankung ein. Besteht nur ein geringes Risiko, dass sich die Erkrankung bereits ausgebreitet hat, bieten adjuvante Therapien in der Regel kaum Vorteile. Bei Vorliegen eines duktalen Karzinoms in situ (siehe Kapitel 5), das mit einer verschwindend geringen Wahrscheinlichkeit eines Ausstreuens der Krebszellen assoziiert wird, bewegt sich der durch eine Chemotherapie zu erzielende Effekt gegen null. Patientinnen mit dieser Form der Brustkrebserkrankung wird deshalb grundsätzlich nicht zu einer Chemotherapie geraten. Da bei einem invasiven Karzinom stets ein höheres Risiko der Ausbreitung der Krebszellen vorhanden ist, wird bei dieser Krebsart normalerweise eine adjuvante Therapie empfohlen. Auf die Fälle, die sich nicht diesen beiden klaren Richtlinien zuordnen lassen, werde ich später eingehen.

Formen der adjuvanten Therapie

Grundsätzlich lassen sich zwei Formen der medikamentösen Brustkrebsbehandlung unterscheiden: die für gewöhnlich intravenös verabreichte Chemotherapie und die Hormontherapie, auch endokrine Therapie genannt, die meist auf der Gabe von Tabletten basiert. Für Patientinnen stehen somit vier Behandlungswege zur Verfügung:

1. Alleinige Anwendung der Chemotherapie
2. Alleinige Anwendung der Hormontherapie
3. Anwendung von Chemotherapie und Hormontherapie
4. Keine medikamentöse Behandlung

Ablauf der Chemotherapie

Bei einer Chemotherapie wird die Krebserkrankung mit Zytostatika bekämpft. Diese starken synthetischen Arzneimittel werden intravenös verabreicht, das heißt, sie werden dem Blutkreislauf direkt zugeführt und verteilen sich im ganzen Körper, um vorhandene Krebszellen abzutöten. Die Behandlung wird meist ambulant in einem Krankenhaus oder in einer spezialisierten Arztpraxis durchgeführt. Die Infusion wird den Brustkrebspatientinnen langsam über einen Tropf verabreicht – eine Anwendung dauert meist mehrere Stunden. Die Therapie erstreckt sich über einige Monate und ist in mehrere Zyklen unterteilt, damit sich die Organe und die gesunden Zellen immer wieder von der aggressiven Wirkung der Medikamente erholen können. Eine Chemotherapie beinhaltet üblicherweise sechs bis acht Zyklen, die in Abständen von zwei bis vier Wochen angesetzt werden. Sie nimmt folglich vier bis sechs Monate in Anspruch.

Verständlicherweise haben viele Patientinnen Angst vor den mit einer Chemotherapie verbundenen Nebenwirkungen. Aus Film und Fernsehen sind erschreckende Szenen bekannt, in denen Frauen ihre Haare verlieren oder sich im Minutentakt übergeben. Wie so oft entsprechen die filmischen Darstellungen der Chemotherapie jedoch nicht der Realität. Dass eine Chemotherapie mit Nebenwirkungen verbunden ist, steht außer Frage. Welche

Begleiterscheinungen auftreten und wie stark sie ausgeprägt sind, variiert jedoch je nach Behandlungsschema. Üblicherweise sind die Nebenwirkungen erträglich, die schlimmsten Reaktionen des Körpers auf die Arzneimittelgabe sind meist nur von kurzer Dauer. Patientinnen, die die Hoffnung haben, ihre Brustkrebsdiagnose vor einer breiteren Öffentlichkeit geheim halten zu können, fürchten nach der Nachricht, dass sie sich einer Chemotherapie unterziehen müssen, diesen Plan nicht aufrechterhalten zu können. Während es tatsächlich leichter ist, einen operativen Eingriff wie eine Lumpektomie vornehmen zu lassen, ohne weitläufige Bekannte oder Arbeitskollegen davon in Kenntnis zu setzen, ist es zwar schwieriger, Nebenwirkungen wie den Verlust der Haare (der bei einigen, aber nicht allen Formen der Chemotherapie auftritt) zu verbergen, aber es ist nicht unmöglich.

Feststellung der Notwendigkeit einer Chemotherapie

Ein Onkologe stützt seine Entscheidung, ob eine Chemotherapie durchgeführt werden sollte, im Wesentlichen auf die folgenden in einem Pathologiebericht verzeichneten Befunde: axillärer Lymphknotenstatus, Tumorgröße und Status der Östrogen-, Progesteron- und Her2/neu-Rezeptoren (siehe Kapitel 8). Wenn in der pathologischen Untersuchung ein Befall der Lymphknoten festgestellt wurde, wird in der Regel eine Chemotherapie empfohlen: Da ein Tumor, der bereits in die Lymphknoten gestreut hat, eine erhöhte Tendenz zur Ausbreitung besitzt, besteht das Risiko, dass die Krebszellen auch andere Körperteile erreichen. Die Wahrscheinlichkeit einer bereits über die Lymphknoten hinaus bestehenden Verbreitung korreliert mit der Anzahl der befallenen Lymphknoten. Für Patientinnen bedeutet das, dass ein Pathologiebericht, der den Befall eines Lymphknotens verzeichnet, vorteilhafter ist, als ein Befund, der in drei oder gar zehn Lymphknoten Krebszellen nachweist.

Während ein Lymphknotenbefall für die Notwendigkeit der Durchführung einer Chemotherapie ausschlaggebend ist, wird oft auch Patientinnen, deren Achsellymphknoten frei von Krebszellen sind, zu dieser Form der adjuvanten Therapie geraten. Hinsichtlich der Tumorgröße existiert zwar kein fester Wert, der das Anraten einer Chemotherapie unbedingt erforderlich macht, dennoch kann das Vorhandensein einer Krebsgeschwulst, die große Ausmaße erreicht hat, Anlass für eine solche vom Onkologen erteilte Empfehlung sein. Generell gilt, dass bei Patientinnen vor den Wechseljahren, bei denen ein Tumor von mehr als einem Zentimeter Größe festgestellt wird, zumindest die Möglichkeit einer Chemotherapie in Betracht gezogen wird (in einigen Fällen schon bei kleineren Tumoren). Wenn ein kleiner Tumor und kein Krebsbefall der Achsellymphknoten vorliegen, wird hingegen meist nicht zu einer Chemotherapie geraten, da die Wahrscheinlichkeit einer Ausbreitung der Erkrankung so gering ist, dass es nicht sinnvoll erscheint, die Patientin den mit dieser Behandlung verbundenen Risiken und Nebenwirkungen auszusetzen.

Dem Status der Östrogen-, Progesteron- und Her2/neu-Rezeptoren (siehe Kapitel 8) kommt bei der Entscheidung ebenfalls große Bedeutung zu. Her2/neu-positive Tumoren sprechen gut auf bestimmte Formen der Chemotherapie an und lassen sich auch mittels zielgerichteter Hormontherapien effizient behandeln. Nahezu allen Patientinnen mit einem Her2/neu-positivem Tumor wird eine medikamentöse Therapie angeraten. Ausnahmen bilden lediglich Fälle, in denen ein sehr kleiner Tumor vorliegt und kein Befall der Lymphknoten festgestellt wird. An die Diagnose eines »triple-negativen« Tumors – einer Geschwulst, die die Merkmale Östrogenrezeptor-negativ, Progesteronrezeptor-negativ und Her2/neu-negativ aufweist – schließt sich ebenfalls üblicherweise eine Chemotherapie an. Auch hier wird nur bei einer geringen Tumorgröße und krebszellenfreien Lymphknoten von einer medikamentösen Behandlung Abstand genommen.

WEITERFÜHRENDE INFORMATIONEN

Jeder Patientin ist daran gelegen, eine exakte Beschreibung ihrer Diagnose und definitive Aussagen über ihre Prognose zu erhalten. Bei der Beratung durch einen internistischen Onkologen hinsichtlich der weiteren Behandlungsschritte muss jedoch berücksichtigt werden, dass sich das Risiko einer Ausbreitung der Erkrankung nach dem chirurgischen Eingriff nicht eindeutig bestimmen lässt. Der Arzt kann lediglich eine Einschätzung vornehmen. Wenn sich durch einen Bluttest oder durch eine Untersuchung des Körpers mittels bildgebender Verfahren feststellen ließe, ob eine Ausbreitung der Krebszellen in die Blut- und Lymphgefäße stattgefunden hat, könnte man bei jeder Patientin eindeutig festlegen, ob eine Chemotherapie erforderlich ist oder nicht. Die medizinische Forschung beschäftigt sich intensiv mit der Entwicklung einer Überprüfungsmethode. Da aktuell jedoch keine Verfahren zur Ermittlung einer Ausbreitung zur Verfügung stehen, wird vielen Patientinnen eine Chemotherapie als Vorsichtsmaßnahme angeraten – ob im Einzelfall dadurch ein Vorteil erzielt wird, ist oft nicht bekannt.

Außerdem muss man sich darüber im Klaren sein, dass eine Chemotherapie nicht in allen Fällen anschlägt. Wenn eine Erfolgsgarantie gegeben wäre, könnte man jede Patientin durch einen chirurgischen Eingriff mit anschließender Chemotherapie für alle Zeiten von ihrer Krebserkrankung befreien. Es gibt jedoch Fälle, in denen sich trotz der Tumorentfernung und der darauf folgenden medikamentösen Behandlung Metastasen bilden, da die im Blut zirkulierenden Krebszellen durch die Chemotherapie nicht vollständig beseitigt wurden. Da die beiden Therapiemaßnahmen jedoch bei der Mehrzahl der Patientinnen erfolgreich sind, sind die Heilungschancen bei Brustkrebserkrankungen heutzutage besser als je zuvor.

Die Entscheidung liegt oft bei der Patientin

Viele Erkrankungen lassen sich nicht eindeutig einer der beiden klar definierten Kategorien mit besonders hohem oder besonders niedrigem Risiko zuordnen – die Wahrscheinlichkeit, dass sich die Krebszellen ausgebreitet haben, liegt irgendwo dazwischen. In diesen Fällen muss die Patientin selbst entscheiden, ob sie eine Chemotherapie durchführen lassen möchte oder nicht. Wenn Sie sich in dieser Situation befinden, wird Sie der internistische Onkologe, dem Sie sich für Ihre weitere Behandlung anvertrauen, in derselben Weise bei der schwierigen Entschlussfindung unterstützen, wie es Ihr behandelnder Chirurg bei der von Ihnen zu treffenden Entscheidung zwischen Lumpektomie und Mastektomie getan hat. Um Ihnen eine auf Sie persönlich zugeschnittene Empfehlung erteilen zu können, berücksichtigt der Onkologe einerseits die spezifischen Merkmale Ihrer Erkrankung – unter anderem die Tumorgröße, den axillären Lymphknotenstatus und den Status der Östrogen-, Progesteron- und Her2/neu-Rezeptoren – und andererseits individuelle Faktoren wie Ihr Lebensalter, Ihren allgemeinen Gesundheitszustand und natürlich Ihre eigene Präferenz bezüglich einer weiterführenden Behandlung. Wie die Wahl zwischen Lumpektomie und Mastektomie kann auch die Entscheidung, ob medikamentöse Therapien verabreicht werden sollten oder nicht – abhängig von der Form der Erkrankung und Ihrer persönlichen Tendenz –, einfach oder schwierig sein. Damit Sie sich sicher sein können, den richtigen Weg eingeschlagen zu haben, ist es wichtig, dass Sie sich von einem auf die Behandlung von Brustkrebs spezialisierten Facharzt aus dem Bereich der internistischen Onkologie beraten lassen.

Behandlungsschemata der Chemotherapie

Bei der Behandlung unterschiedlicher Krebsarten wird auf verschiedene Formen der Chemotherapie zurückgegriffen: Ein Patient, der an Darmkrebs leidet, bekommt nicht dieselbe medikamentöse Therapie verabreicht wie eine Brustkrebspatientin. Auch für die verschiedenen Brustkrebserkrankungen existieren spezifische Anwendungsformen der Chemotherapie. In einigen Fällen wird nur ein einziges Medikament eingesetzt, weitaus häufiger aber werden mehrere Zytostatika kombiniert. Jedes Behandlungsschema und jedes der verabreichten Arzneimittel ist mit jeweils eigenen Nebenwirkungen verbunden. Die Reaktionen des Körpers auf die Behandlung fallen manchmal stärker, manchmal schwächer aus. Für den behandelnden Onkologen gilt es, auch diesen Apsekt bei seiner Therapieempfehlung zu berücksichtigen. Glücklicherweise schreitet die Entwicklung von Zytostatika immer weiter voran, sodass immer bessere Medikamente zur Verfügung stehen, die die Überlebenschancen der Patientinnen weiter erhöhen und gleichzeitig weniger Nebenwirkungen haben.

Nebenwirkungen einer Chemotherapie

Dass eine Chemotherapie Nebenwirkungen hat, ist weithin bekannt. Es ist aber wichtig, sich vor Augen zu führen, dass jede Patientin die medikamentöse Therapie anders erlebt. Für einige ist sie leicht zu ertragen, für andere ist sie mit großen Beschwerden verbunden. Wenn zur Behandlung der in Ihrem Fall vorliegenden Brustkrebserkrankung eine Chemotherapie notwendig ist und Sie sich vor den damit verbundenen Nebenwirkungen fürchten, rate ich Ihnen, sich vor Augen zu führen, dass diese meist von begrenzter Dauer sind. Grundsätzlich erholen sich die gesunden Zellen, die von der aggressiven Wirkung der Medikamente in Mitleidenschaft gezogen werden, nach gewisser Zeit wieder – den im Körper vorhandenen Krebszellen gelingt das glücklicherweise oft nicht.

Haarausfall

Der Verlust der Haare ist zwar unter medizinischen Gesichtspunkten kein gravierender Effekt, für Patientinnen stellt er aber oft das größte Problem dar, da er erhebliche Auswirkungen auf das Erscheinungsbild und das Selbstwertgefühl der Frauen hat. Zudem macht der Haarausfall die Erkrankung für Außenstehende erkennbar. Viele Mütter befürchten, dass ihr stark veränderter und sie als krank ausweisender Anblick für ihre Kinder schwer zu ertragen ist (Hinweise zu Gesprächen mit den eigenen Kindern über die Brustkrebserkrankung siehe Kapitel 3). Der Verlust der Haare ist mit Sicherheit nicht leicht zu ertragen. Heutzutage können Patientinnen jedoch auf gut gefertigte, natürlich aussehende Perücken zurückgreifen, um das Fehlen der eigenen Haare zu kaschieren. Zur Ermutigung sollten Sie sich vergegenwärtigen, dass der Verlust der Haare eine temporäre Erscheinung ist – das Haar wächst nach einiger Zeit wieder nach. Allerdings stellen manche Patientinnen Veränderungen fest: Bei Frauen mit ursprünglich glatten Haaren treten vor allem zu Beginn des Nachwachsens zuweilen leichte Locken auf.

Um dem Verlust der Haare als Nebenwirkung der Chemotherapie vorzubeugen, kann auf das relativ junge Verfahren des Scalp Cooling zurückgegriffen werden, das seit einigen Jahren in europäischen Ländern zur Anwendung kommt und inzwischen auch in den USA Einzug hält. Beim Scalp Cooling bekommen die Patientinnen während der einzelnen Zyklen der medikamentösen Behandlung Hauben aufgesetzt, die über ein Pumpsystem permanent mit Kühlflüssigkeit versorgt werden. Durch die Kühlung wird die Durchblu-

tung der Kopfhaut so weit herabgesetzt, dass die Haarfollikel weniger empfindlich auf die Zytostatika, die sich über die Arterien im gesamten Organismus verbreiten, reagieren. In den meisten Fällen lässt sich durch Anwendung
dieser Methode der Haarausfall während einer Chemotherapie vermeiden.
Der Tatsache, dass das Scalp Cooling an Zuspruch gewinnt, liegt eine nach-
vollziehbare Ursache zugrunde: Der Verlust der Haare stellt für viele Patientinnen nicht nur eine Beeinträchtigung ihres äußeren Erscheinungsbilds dar,
die in einem verminderten Selbstwertgefühl resultieren kann, sondern vereitelt als einzig sichtbares Anzeichen der Erkrankung oft die Intention, die
Krebsdiagnose und die laufende Behandlung vor der Öffentlichkeit zu verbergen. Die Behauptung, dass sich nur wenige Frauen freiwillig von ihrem
Kopfhaar trennen würden, ist sicherlich nicht aus der Luft gegriffen.

Da das Verfahren des Scalp Cooling auch einige Nachteile besitzt, wird es
nicht grundsätzlich in Verbindung mit einer Chemotherapie angewendet. Oft
wird aus den folgenden Gründen von dieser Maßnahme Abstand genommen:

1. Manche Frauen empfinden das Tragen der Kältehauben als äußerst unangenehm. Einige meiner Patientinnen verglichen das Gefühl beim Tragen der Haube mit einem allzu schnellen Genuss von Eiscreme, der zu
   einem mehrere Stunden währenden, schrecklichen Kopfschmerz führt.
   Das erlittene Unbehagen veranlasste viele dazu, auf eine weitere Anwendung des Scalp Cooling und die möglicherweise daraus resultierenden Vorteile zu verzichten.

2. Da in einigen Fällen der gewünschte Effekt des Erhalts der Haare nicht
   erzielt wird, sehen sich manche Patientinnen mit der unerfreulichen Situation konfrontiert, die unangenehme Behandlung zwar überstanden
   zu haben, aber dennoch nur ein paar unansehnliche Haarbüschel auf
   dem Kopf zu tragen.

3. Für Patientinnen in den USA ist die Tatsache relevant, dass es sich beim
   Scalp Cooling noch nicht um ein von der Food and Drug Administration anerkanntes Verfahren handelt und die Kosten für die Behandlung
   nicht von den Krankenkassen übernommen werden.

4. Scalp Cooling ist teuer. Da die Hersteller der Scalp-Cooling-Systeme für die Bereitstellung der Kältehauben und der Geräte, die der Zufuhr der Kühlflüssigkeit dienen, bei jeder einzelnen Anwendung Gebühren erheben, bewegt sich die für eine Nutzung des Verfahrens während des gesamten Zeitraums der Chemotherapie aufzubringende Summe meist im hohen vierstelligen Bereich.

5. Der vermutlich schwerwiegendste Vorbehalt gegen eine Anwendung der Methode des Scalp Cooling liegt in der von einigen Onkologen vertreten Überzeugung begründet, dass die Wirksamkeit und Unbedenklichkeit des Verfahrens zum gegenwärtigen Zeitpunkt noch nicht in ausreichendem Maße durch klinische Studien nachgewiesen wurde. Es besteht die Befürchtung, dass durch das Blockieren des Zuflusses der in der Chemotherapie eingesetzten Zytostatika in den Kopfbereich ein Freiraum verbleibt, in dem Krebszellen überdauern können. Der Erfolg der Behandlung und die Überlebenschancen der Patientinnen wären somit beeinträchtigt: Wenn Krebszellen von den Medikamenten nicht erreicht und folglich nicht abgetötet werden können, besteht die Gefahr, dass sie wieder in den Blutkreislauf eintreten. Skeptiker äußern zudem die Besorgnis, dass in einer Körperregion, in der die Wirkung der in der Chemotherapie verabreichten Medikamente nicht greifen kann, eine erhöhte Wahrscheinlichkeit des Auftretens von Metastasen gegeben sein könnte. Beim Scalp Cooling ist diese Gefahr jedoch vermutlich vernachlässigbar, da es sich bei Tumoren in der Kopfhaut generell um eine äußerst seltene Erscheinung handelt und in mehreren europäischen Studien nachgewiesen wurde, dass die Anwendung der Kältehauben nicht mit einer häufigeren Metastasenbildung in dieser Körperregion einhergeht. Dennoch ziehen zum gegenwärtigen Zeitpunkt Onkologen das Scalp Cooling nur in Betracht, wenn eine wenig fortgeschrittene Krebserkrankung vorliegt und sichergestellt ist, dass eine Anwendung dieses Verfahrens den Erfolg der Krebstherapie in keiner Weise beeinträchtigt.

Übelkeit

Jeder hat dieses Gefühl des Unwohlseins schon einmal erlebt und weiß, wie unangenehm es sein kann. Nicht bei allen Patientinnen treten Übelkeit und Erbrechen als Nebenwirkungen der Chemotherapie auf. Bei Bedarf lässt sich diese Reaktion mit Medikamenten unterdrücken. Da der Zeitpunkt des Auftretens der Übelkeit oft mit dem jeweils verwendeten Zytostatikum in Zusammenhang steht, kann dieser Begleiterscheinung auch durch eine vorbeugende Medikamenteneinnahme entgegengewirkt werden. Bitten Sie Ihren behandelnden Onkologen um Maßnahmen zur Abhilfe, wenn Sie Übelkeit und Erbrechen als starke Nebenwirkungen der Chemotherapie erleben.

Blutbild

Die in einer Chemotherapie verabreichten Zytostatika richten ihre Aktivität nicht ausschließlich auf Krebszellen, sondern gegen alle Formen schnell wachsenden Gewebes. Die roten und weißen Blutkörperchen sind von dem Effekt dieser Arzneimittel besonders stark betroffen. Eine durch die zellzerstörende Wirkung der Chemotherapie ausgelöste Reduzierung der roten Blutkörperchen oder Blutarmut kann zu Müdigkeit führen, eine Verringerung der Anzahl weißer Blutkörperchen zieht eine Beeinträchtigung des Immunsystems und ein erhöhtes Infektionsrisiko nach sich. Anzeichen einer Infektion wie Fieber, grippeähnliche Symptome oder Husten müssen streng überwacht werden. In manchen Fällen sind die Einnahme von Antibiotika oder ein stationärer Krankenhausaufenthalt erforderlich. Durch die Gabe von Wachstumsfaktoren kann erreicht werden, dass sich die weißen Blutkörperchen schneller nachbilden – bei einigen Formen der Chemotherapie werden diese Medikamente parallel zur Anwendung verabreicht. Bei einer »dosisdichten« oder intervallverkürzten Therapie beispielsweise, bei der die einzelnen Zyklen in zweiwöchigem Rhythmus aufeinanderfolgen, erhalten die Patienten sofort Arzneimittel wie Neupogen® (Wirkstoff: Filgrastim), die die Bildung weißer Blutkörperchen unterstützen, da dem Körper zwischen den Anwendungen wenig Zeit zur Erholung bleibt

Neuropathie

Mit dem bei der Behandlung von Brustkrebspatientinnen häufig verwendeten Zytostatikum Taxol® (Wirkstoff: Paclitaxel) ist ein erhöhtes Risiko der Nervenschädigung verbunden. Die durch die Gabe entstehenden Folgen wie Schmerzen, Probleme mit dem Tast- und Berührungssinn, ein unangenehmes Kribbeln, eine Störung der Feinmotorik der Hände oder Unsicherheiten beim Gehen, wenn die Füße betroffen sind, werden als Neuropathie bezeichnet. Die Störungen treten oft nur vorübergehend auf, bei einigen Patientinnen bleiben jedoch langfristig Beeinträchtigungen zurück. Werden während einer Chemotherapie Anzeichen von Neuropathie festgestellt, kann Langzeitfolgen häufig durch eine Reduzierung der Dosis des verabreichten Zytostatikums oder durch einen Wechsel zu einem anderen Behandlungsschema entgegengewirkt werden.

Appetit und Geschmackswahrnehmung

Bei einigen Formen der Chemotherapie nehmen Patientinnen einen unangenehmen metallischen Geschmack im Mund wahr. Eine Chemotherapie geht außerdem erwiesenermaßen mit einer Veränderung des Bedürfnisses nach Nahrungsaufnahme einher – manche Patientinnen berichten von einem gesteigerten Hungergefühl, andere von Appetitlosigkeit. Um mit der Chemotherapie verbundenen Nebenwirkungen wie Übelkeit und Erbrechen entgegenzuwirken, werden häufig Steroide verabreicht, die wiederum ein starkes Verlangen nach kohlenhydrathaltigen Speisen auslösen können. Die Annahme, dass eine Chemotherapie einen Gewichtsverlust verursacht, trifft also nicht immer zu. Häufig ist im Gegenteil eine Zunahme an Körpergewicht die Folge – zum Ärger vieler Frauen, die bereits vor der Chemotherapie mit Figurproblemen zu kämpfen hatten. Ich bedaure es immer sehr, wenn ich erlebe, dass bei Patientinnen, die große Anstrengungen unternehmen, um ihr Gewicht unter Kontrolle zu halten, zu all den gesundheitlichen Problemen, mit denen sie zu kämpfen haben, auch noch die Sorge hinzukommt, durch die Chemotherapie zuzunehmen. Ich ermutige diese Patientinnen stets, nicht allzu sehr mit dieser Perspektive zu hadern, guten Mutes zu bleiben und eins nach dem anderen in Angriff zu nehmen. Der richtige Zeitpunkt, sich um Gewichtsprobleme zu kümmern, ist nach der Chemotherapie – wenn der Körper sich erholt hat und die benötigte Energie wieder vorhanden ist.

Entzündungen der Mundschleimhäute

Zu den möglichen Nebenwirkungen einer Chemotherapie zählen auch Schmerzen in der Mundhöhle. Patientinnen, die davon betroffen sind, werden oft Eissplitter gegeben, die beim Lutschen den Blutfluss – und damit auch den Zufluss des Zytostatikums – in die Zunge und in die Mundschleimhäute reduzieren.

Verstopfung und Durchfall

Bedingt durch die Chemotherapie oder durch die von ihr veränderten Essgewohnheiten oder ausgelöste Steigerung beziehungsweise Abnahme des Appetits kann die medikamentöse Behandlung Verdauungsprobleme verursachen. Diese Nebenwirkungen nehmen jedoch selten eine bedenkliche Ausprägung an und lassen sich mit Arzneimitteln wirksam bekämpfen.

Chemobrain

Viele Patientinnen erleben während einer Chemotherapie eine kognitive Beeinträchtigung: Sie leiden an Konzentrationsstörungen und Gedächtnislücken. Glücklicherweise löst die medikamentöse Behandlung aber keine langfristige kognitive Störung aus – auch wenn einige Patientinnen von einem längeren Anhalten der Symptome berichten, stellt sich bei der Mehrzahl der Betroffenen in der Erholungsphase nach der Behandlung die volle Gedächtnisleistung wieder ein. Ich erlebe es oft, dass vor allem in ihren Berufen intellektuell stark geforderte Frauen humorvoll mit den erlebten Beeinträchtigungen umgehen, indem sie anmerken, die Chemotherapie gebe ihnen nun endlich ein Alibi, warum sie all jene Dinge vergäßen, die sie noch nie im Gedächtnis behalten konnten. Die Herabsetzung der kognitiven Leistung ist jedoch nicht immer allein auf physische Auswirkungen der Chemotherapie zurückzuführen. Für das Auftreten dieser Erscheinung können weitere mit der Krebsdiagnose und der Therapie in Verbindung stehende Faktoren wie Angstzustände, Schlafstörungen, Stress, Stimmungsschwankungen und Depressionen verantwortlich sein. Zudem gelten neben den Zytostatika auch andere in der Krebsbehandlung zur Anwendung kommende Medikamente als Auslöser. Für Patientinnen, die während ihrer Therapie an Konzentrationsstörungen oder einer verminderten Gedächtnisleistung leiden, empfiehlt es sich, das Gespräch mit dem behandelnden Onkologen zu suchen, um die möglichen Ursachen zu ermitteln, denen sich in vielen Fällen durch gezielte Maßnahmen entgegenwirken lässt.

Wechseljahrbeschwerden

Eine Chemotherapie kann sowohl die üblicherweise mit den Wechseljahren verbundenen Beschwerden wie Hitzewallungen und Stimmungsschwankungen verursachen als auch eine frühe Menopause auslösen. Die Wahrscheinlichkeit eines frühzeitigen Einsetzens des Klimakteriums korreliert mit dem Lebensalter der jeweiligen Patientin: Je näher das natürliche Auftreten der Wechseljahre liegt, umso größer ist das Risiko eines vorzeitigen Eintretens in die perimenopausale Phase. Außerdem hängt die Wahrscheinlichkeit eines Auftretens dieser Nebenwirkung von dem jeweils verwendeten Zytostatikum ab.

Krebsrisiko

Das in der Brustkrebsbehandlung verwendete Zytostatikum Cyclophosphamid wird mit einem erhöhten Risiko einer späteren Blutkrebserkrankung in Verbindung gebracht. Im Vergleich zu Frauen, die sich keiner Chemotherapie unterzogen haben, ist bei Brustkrebspatientinnen, denen Cyclophosphamid verabreicht wurde, die Wahrscheinlichkeit, an Leukämie zu erkranken, zwar nur um 1 Prozent erhöht, dennoch sollte diese potenzielle Nebenwirkung bei der Entscheidung für oder gegen eine adjuvante Therapie unbedingt berücksichtigt werden. Vor allem Patientinnen, bei denen die Notwendigkeit einer Chemotherapie nicht eindeutig geklärt ist, sollten die fundamentale Nebenwirkung der Ausbildung einer ebenfalls lebensbedrohlichen Erkrankung bei ihrer Entschlussfindung berücksichtigen.

Mit der Chemotherapie verbundene emotionale Belastungen

Eine Chemotherapie ist für Patientinnen grundsätzlich mit Ängsten verbunden. Viele sehen dem Beginn der Behandlung jedoch ungeduldig entgegen, da sie die medikamentöse Therapie als weitere Schutzmaßnahme gegen ein Wiederauftreten der Erkrankung betrachten. Ich habe erlebt, dass Patientinnen trotz aller Strapazen, die eine Chemotherapie mit sich bringt, nach Abschluss der Behandlung beunruhigt sind, da sie das Gefühl haben, eines Schutzschilds gegen die Krebserkrankung beraubt worden zu sein. Ob vor, während oder nach der Behandlung – die emotionalen Auswirkungen einer Chemotherapie auf die Patientin können immens und überraschend vielfältig sein.

Anders als ein chirurgischer Eingriff, der von den Patientinnen erfordert, sich seelisch für ein Ereignis von relativ kurzer Dauer zu stärken, gleicht eine Chemotherapie eher einem Marathon als einem Sprint. Sie erstreckt sich über vier bis sechs Monate. In diesem langen Zeitraum erleben Patientinnen verschiedenste Gefühlszustände. Auch ein Auftreten von depressiven Symptomen und eines ausgeprägten Gefühls von Hoffnungslosigkeit sind möglich. Da diese stark negativ geprägten seelischen Zustände eine Bewältigung der Behandlung und den anschließenden Genesungsprozess gefährden können, bieten Fachkliniken – auch in Deutschalnd – ihren Patientinnen oft sowohl kurz- als auch langfristige Unterstützung in Form von Selbsthilfegruppen, Psychotherapien oder der Gabe von Antidepressiva an. Bei der Ausübung meiner beruflichen Tätigkeit lege ich Wert darauf, meinen Patientinnen bewusst zu machen, dass viele Frauen vergleichbare emotionale Reaktionen auf eine Chemotherapie erleben, dass im Bedarfsfall Unterstützung zur Verfügung steht und dass es kein Zeichen von Schwäche, sondern Ausdruck von Stärke ist, Hilfe in Anspruch zu nehmen.

IRRGLAUBE: »Chemotherapien sind unnötig. Der Körper kann den Krebs eigenständig bekämpfen.«
Vielleicht sind auch Ihnen aus den Medien Geschichten über Menschen bekannt, die es abgelehnt haben, sich einer Chemotherapie zu unterziehen und sich dennoch bester Gesundheit erfreuen. Begegnen Sie dem – oft von

Prominenten oder selbst ernannten Experten – öffentlich bekundeten Ratschlag, dass man sich den Standardverfahren der Krebsbehandlung besser
verweigern sollte, skeptisch: Diese Menschen schöpfen allein aus ihrer persönlichen Erfahrung und haben meist einfach nur Glück gehabt. Es ist richtig, dass oft auch Patienten zu einer Chemotherapie geraten wird, die unter
Umständen keine benötigen. Solange keine verlässlichen Untersuchungsmethoden existieren, anhand derer sich zweifelsfrei bestimmen lässt, dass
bedenkenlos auf eine Chemotherapie verzichtet werden kann, greift die
Medizin auf dieses Verfahren zurück, sobald ein erkennbares Risiko besteht, dass die Erkrankung zurückkehren kann. Mein Ratschlag lautet:
Konzentrieren Sie sich auf die Informationen hinsichtlich der für Sie persönlich mit der Behandlung verbundenen Vor- und Nachteile, die Ihnen
Ihr behandelnder Arzt erteilt, und hören Sie nicht auf die Stimmen, die öffentlich eine Entscheidung bekunden, die vermutlich mit den in Ihrem Fall
vorliegenden Bedingungen rein gar nichts zu tun hat.

Von den Menschen, die sich gegen eine Chemotherapie entschieden haben
und den Preis dafür bezahlen, hört man selbstverständlich nichts. Niemand
gibt öffentlich bekannt, selbst dazu beigetragen zu haben, dass die Krebserkrankung wieder aufgetreten ist. Die Prominenten, die vor dem Mikrofon
verkünden, den Krebs aus eigener Kraft besiegt zu haben, würden niemals der
Welt davon berichten, wie sehr sie ihre Entscheidung gegen die Chemotherapie bedauerten, als sie erfuhren, dass die Erkrankung zurückgekehrt war.

WEITERFÜHRENDE INFORMATIONEN

Da die Chemotherapie ein frühzeitiges Einsetzen der Menopause bewirken kann,
sollten sich jüngere Frauen, die sich dieser Behandlung unterziehen müssen
und den Wunsch haben, nach der Gesundung Kinder zu bekommen, im Vorfeld nach Maßnahmen zur Aufrechterhaltung ihrer Fertilität erkundigen (weitere
Informationen zum Thema Brustkrebs und Schwangerschaft siehe Kapitel 17).
Renommierte Fachkliniken bieten Brustkrebspatientinnen mit Kinderwunsch häufig Unterstützung durch Spezialisten aus dem Bereich der Reproduktionsmedi-

zin an. Gemeinsam mit den Onkologen ermitteln diese Fachärzte *vor* Beginn der Chemotherapie, ob bei der jeweiligen Patientin die Möglichkeit einer Eizellenentnahme besteht und welcher Zeitpunkt sich dafür gegebenenfalls eignet. Die in einer Fachklinik vorherrschende enge Zusammenarbeit zwischen Chirurgen, Onkologen und Reproduktionsmedizinern bietet Patientinnen die bestmöglichen Chancen, ihren Kinderwunsch nach Abschluss der Behandlung zu realisieren, ohne dass das Ziel der Aufrechterhaltung der Fruchtbarkeit die Erfolgsaussichten der Krebstherapie in nicht vertretbarer Form mindert.

Hormontherapie

Wird bei der pathologischen Untersuchung ein Östrogenrezeptor- oder Progesteronrezeptor-positiver Tumor festgestellt – das ist bei etwa 70 Prozent aller Ersterkrankungen der Fall –, schließt sich in der Regel eine Hormontherapie (auch endokrine Therapie genannt) an den chirurgischen Eingriff an. (Zu näheren Informationen zu Hormonen und Rezeptoren siehe Kapitel 8.) In den meisten Fällen kommen bei dieser Form der Behandlung das Medikament Tamoxifen oder sogenannte Aromatasehemmer zum Einsatz. Bei einem Tumor, dessen Wachstum nachweislich hormonabhängig ist, reduzieren diese Arzneimittel die Wahrscheinlichkeit eines Wiederauftretens der Erkrankung um 40 bis 50 Prozent. Bei einer Patientin beispielsweise, bei der die pathologische Untersuchung einen Östrogenrezeptor-positiven Tumor nachweist, der mit einer Überlebenschance von 90 Prozent (beziehungsweise mit einem bei 10 Prozent liegenden Risiko der erneuten Ausbildung der Erkrankung) assoziiert wird, erhöht sich die Wahrscheinlichkeit, dass die Erkrankung vollständig geheilt werden kann, auf 95 Prozent. Der vor rund 40 Jahren entwickelte Arzneistoff Tamoxifen zählt bis heute zu den wirksamsten Medikamenten, die zur Behandlung von Östrogenrezeptor-positiven Tumoren eingesetzt werden.

Patientinnen mit einem rezeptorpositiven invasiven Karzinom bietet eine Hormontherapie drei bedeutende Vorteile. Da sich die Behandlung über mehrere Jahre erstreckt, werden langfristig positive Auswirkungen erzielt. Auch diese Tatsache gibt nach einer Brustkrebsdiagnose Anlass, optimistisch zu bleiben.

1. Durch die Hormontherapie werden möglicherweise im Körper zirkulierende Krebszellen abgetötet. Dadurch wird das Risiko der Metastasenbildung reduziert.
2. Bei Patientinnen, die sich einer Lumpektomie unterzogen haben, wird durch die Hormontherapie die Wahrscheinlichkeit, dass sich in der betroffenen Brust erneut ein Tumor bildet, herabgesetzt.
3. Die Hormontherapie verringert das Risiko, dass auch in der bislang nicht betroffenen Brust ein Tumor auftritt.

Da eine Hormontherapie meist auf der Einnahme von Tabletten basiert, lässt sie sich wesentlich leichter durchführen als eine Chemotherapie. Die Behandlung erstreckt sich üblicherweise über fünf bis zehn Jahre – Patientinnen nehmen in der Regel eine Tablette pro Tag. Bei einer selten angewendeten Form der Hormontherapie wird das Medikament Faslodex® (Wirkstoff: Fulvestrant) als Injektion verabreicht. Bei der Entscheidung, welches Arzneimittel zur Anwendung gebracht wird, orientiert sich der Onkologe am Lebensalter der Patientin und an ihrer Krankengeschichte. Ob die Patientin die Wechseljahre bereits hinter sich hat oder nicht, ist ebenfalls relevant.

Patientinnen nach den Wechseljahren: Grundsätzlich ist bei Patientinnen nach den Wechseljahren sowohl eine Behandlung mit Tamoxifen als auch mit Aromatasehemmern möglich. Repräsentative Studien belegen jedoch, dass Aromatasehemmer bei dieser Gruppe von Patientinnen bessere Ergebnisse erzielen. Deshalb wird zur Behandlung von Frauen nach den Wechseljahren, bei denen ein Östrogenrezeptor-positiver Tumor diagnostiziert wurde, inzwischen überwiegend auf diese Arzneimittel zurückgegriffen.

Patientinnen vor den Wechseljahren: Da Aromatasehemmer bei Patientinnen vor den Wechseljahren keine Wirkung zeigen, wird zur hormonellen Behandlung eines Östrogenrezeptor-positiven Tumors bei dieser Gruppe von Frauen Tamoxifen verwendet.

Patientinnen mit einem duktalen Karzinom in situ: Während eine Chemotherapie nur bei Vorliegen eines invasiven Karzinoms zur Anwendung gebracht wird, kann eine Hormontherapie sowohl bei einem invasiven als auch bei einem nicht invasiven Karzinom verabreicht werden. Anders als bei einem invasiven Karzinom wird bei einem duktalen Karzinom in situ die Hormontherapie nicht mit dem Ziel durchgeführt, die Überlebenschancen der Patientin zu erhöhen: Da bei einem duktalen Karzinom in situ die Überlebensrate mit 98 bis 99 Prozent ohnehin sehr hoch ist, tragen in dieser Hinsicht weder eine Chemo- noch eine Hormontherapie zu einer entscheidenden Steigerung bei. Für Patientinnen mit einem nicht invasiven Karzinom kann sich eine Hormontherapie im Hinblick auf die beiden anderen mit dieser Behandlungsform verbundenen Vorteile empfehlen: der Verringerung der Wahrscheinlichkeit, dass sich nach einer Lumpektomie in der betroffenen Brust erneut ein Tumor bildet, und der Reduzierung des Risikos, dass auch in der bislang nicht betroffenen Brust eine Krebserkrankung auftritt.

Patientinnen mit einem duktalen Karzinom in situ, die sich einer Mastektomie unterzogen haben: Für Patientinnen mit einem duktalen Karzinom in situ besteht nach einer Mastektomie nicht nur eine äußerst geringe Wahrscheinlichkeit, dass im Körper vorhandene Krebszellen Metastasen bilden, auch das Risiko einer erneuten Tumorbildung in der behandelten Brust ist kaum gegeben. Da eine Hormontherapie allein den Zweck erfüllen würde, die ohnehin schon äußerst geringe Gefahr eines Krebsbefalls der verbliebenen Brust zu senken, wird bei Patientinnen mit einem nicht invasiven Karzinom, die sich für eine Mastektomie entschieden haben, üblicherweise auf das Verabreichen von Tamoxifen oder Aromatasehemmern verzichtet.

Patientinnen mit Hormonrezeptor-negativen Karzinomen: Wird in der pathologischen Untersuchung festgestellt, dass der Status der Östrogen- und Progesteron-Rezeptoren negativ ist, bedeutet das, dass das Wachstum des Tumors nicht hormonabhängig ist. Die Gabe von Medikamenten, die die Östrogenrezeptoren blockieren oder die Bildung von Östrogen im

Körper reduzieren, erfüllt in diesen Fällen keinen Zweck. Patientinnen mit Hormonrezeptor-negativen Karzinomen steht als adjuvante Therapie somit nur die Chemotherapie zur Verfügung.

Dauer der Behandlung

In der medizinischen Forschung wurde der durch eine Hormontherapie zu erzielende Vorteil der Steigerung der Überlebensrate akribisch gegen die mit dieser Behandlungsmethode verbundenen Nebenwirkungen (siehe unten) abgewogen, um die optimale Dauer der Gabe von Tamoxifen und Aromatasehemmern zu ermitteln. Lange Zeit ging man auf Basis von zahlreichen, mit insgesamt Tausenden von Patientinnen durchgeführten Studien davon aus, dass der ideale Zeitraum einer Anwendung von Tamoxifen fünf Jahre beträgt. 2013 jedoch erbrachte eine wegweisende Studie den Nachweis, dass bei den meisten Patientinnen vor den Wechseljahren eine sich über zehn Jahre erstreckende Einnahme des Medikaments die Wahrscheinlichkeit eines Wiederauftretens der Erkrankung noch weiter reduziert. Seither wird dieser Gruppe von Patientinnen überwiegend zu einer zehnjährigen medikamentösen Behandlung geraten. Manche Patientinnen werten diese lange Dauer als vorteilhaft, da sie mit der täglichen Tabletteneinnahme das Gefühl verbinden, ihr Schutzschild gegen eine Wiederkehr der Erkrankung über Jahre hinweg aktiv aufrechtzuerhalten. Frauen hingegen, die die Nebenwirkungen von Tamoxifen als stark belastend erleben, erscheint die ausgedehnte Anwendung der Therapie oft als zweifelhafter Segen. Wenn zur Behandlung Ihrer Brustkrebserkrankung eine Hormontherapie erforderlich ist, wird Ihnen Ihr Onkologe konkret auf Ihren Fall bezogen erläutern, mit welchen Vor- und Nachteilen Sie bei der jeweiligen Dauer der Behandlung zu rechnen haben.

Nebenwirkungen der Hormontherapie

Das Medikament Tamoxifen wird seit den 1970er-Jahren in der Brustkrebstherapie eingesetzt. In zahlreichen Studien wurde nachgewiesen, dass die mit diesem Medikament verbundenen Nebenwirkungen bei den meisten

Frauen nicht in schwerwiegender Form auftreten und die erzielte Steigerung der Überlebensrate die durch die Therapie entstehenden Nachteile bei Weitem kompensiert. Bei einigen Patientinnen treten während der Behandlung mit Tamoxifen mit Wechseljahrbeschwerden vergleichbare Symptome wie Hitzewallungen oder vaginaler Ausfluss auf. Außerdem ist die Einnahme von Tamoxifen mit einem erhöhten Thromboserisiko verbunden (in etwa vergleichbar mit dem mit der Antibabypille assoziierten Risiko). Während das Medikament selbst nicht als ursächlich für die Ausbildung einer Katarakt (Grauer Star) angesehen wird, kann sich bei Frauen, die bereits daran erkrankt sind, die Trübung der Augenlinse verschlechtern. Die Patientinnen müssen sich deshalb häufiger augenärztlichen Kontrolluntersuchungen unterziehen.

Gefürchtet wird Tamoxifen aber vor allem wegen des minimal erhöhten Risikos, an Gebärmutterschleimhautkrebs zu erkranken, dem sich vor allem Patientinnen nach den Wechseljahren ausgesetzt sehen. In meinen Beratungsgesprächen äußern viele Frauen Scheu vor dem Gedanken, ein Medikament einzunehmen, dass eine Krebserkrankung bekämpft, eine andere aber möglicherweise verursacht. Tatsächlich herrscht folgender Sachverhalt vor: Die in jüngerer Zeit entwickelten Aromatasehemmer haben Tamoxifen als Medikament zur Behandlung von Patientinnen nach den Wechseljahren inzwischen weitestgehend abgelöst. Tamoxifen wird hauptsächlich Patientinnen verabreicht, bei denen das Klimakterium noch nicht eingetreten ist. Forschungen erzielten in überwiegender Zahl das Ergebnis, dass Tamoxifen bei Patientinnen vor den Wechseljahren nicht mit einem nennenswert höheren Risiko, an Gebärmutterschleimhautkrebs zu erkranken, in Verbindung steht.

IRRGLAUBE: »Frauen, die vorbeugend oder im Rahmen einer adjuvanten Therapie Tamoxifen einnehmen, müssen sich regelmäßig Kontrolluntersuchungen unterziehen, um feststellen zu lassen, ob sie an Gebärmutterschleimhautkrebs leiden.«
Bei einer Einnahme von Tamoxifen besteht nur ein äußerst geringes Risiko, an Gebärmutterschleimhautkrebs zu erkranken. Kontrolluntersuchungen mittels bildgebender Verfahren sind nicht erforderlich, da sich eine Erkrankung meist

schon im Anfangsstadium anhand von Symptomen wie Schmierblutungen oder außerhalb des Menstruationszyklus auftretenden Regelblutungen feststellen lässt. Während der Einnahme von Tamoxifen sollten Frauen – sofern bei ihnen nicht in vorangegangenen Jahren eine operative Entfernung der Gebärmutter (Hysterektomie) durchgeführt worden ist – bei einem Auftreten von Schmierblutungen oder außergewöhnlich starken Blutungen während oder zwischen der Menstruation unbedingt sofort den Arzt aufsuchen.

Da Gebärmutterschleimhautkrebs allein aufgrund dieser Anzeichen sehr schnell entdeckt wird, raten die meisten onkologischen und gynäkologischen Fachverbände davon ab, zur Früherkennung der Erkrankung Kontrollen mittels bildgebender Verfahren wie beispielsweise Ultraschalluntersuchungen des Beckenbereichs durchzuführen. Diese Form der Überprüfung ist zum einen zur Feststellung einer Erkrankung nicht notwendig, zum anderen beinhaltet sie den Nachteil, in der Regel »falsch positive« Befunde zu liefern, die wiederum unnötige Eingriffe wie Ausschabungen und Endometriumbiopsien sowie weitere Untersuchungen nach sich ziehen.

Lehnen Sie also – falls Ihnen von Ihrem Onkologen zu dieser weiterführenden Maßnahme geraten wird – eine auf dem Medikament Tamoxifen basierende Hormontherapie nicht ab in der Annahme, dass mit diesem Arzneimittel schwere Nebenwirkungen verbunden sind. Bei den meisten Patientinnen überwiegt der Vorteil der durch Tamoxifen erzielten signifikanten Erhöhung der Wahrscheinlichkeit, dass der Brustkrebs nicht wieder auftritt, bei Weitem den Nachteil, dass bei einer Einnahme ein geringfügiges Risiko des Auftretens von gravierenden Nebenwirkungen besteht. Regelmäßige Kontrolluntersuchungen mittels bildgebender Verfahren zur Feststellung einer möglichen Erkrankung an Gebärmutterschleimhautkrebs sind nicht zu empfehlen. Zu den Nebenwirkungen von Aromatasehemmern zählen Hitzewellen, Gelenk- und Knochenschmerzen sowie eine Abnahme der Knochendichte. Zuweilen müssen Patientinnen, die sich einer Behandlung mit Aromatasehemmern unterziehen, in Untersuchungen regelmäßig die Knochendichte überprüfen lassen, um der Gefahr von Osteoporose vorzubeugen.

WISSENSWERTES

Tamoxifen wird überwiegend Patientinnen vor den Wechseljahren und damit Frauen im gebärfähigen Alter verabreicht. Das Medikament kann ein frühzeitiges Einsetzen der Menopause auslösen. Sollte bei Ihnen aufgrund der Hormontherapie die Regelblutung ausbleiben, heißt das nicht, dass Sie nicht schwanger werden können. Von einer Schwangerschaft während einer auf der Einnahme von Tamoxifen basierenden Therapie ist jedoch dringend abzuraten, da das Medikament zu schweren Fehlbildungen des Kindes führen kann. Erkundigen Sie sich unbedingt bei Ihrem Gynäkologen, Chirurgen oder Onkologen nach zuverlässigen Methoden der Schwangerschaftsverhütung während der Hormontherapie. Wenn Ihr Kinderwunsch so stark ausgeprägt ist, dass Sie ihn vor Beendigung der Hormontherapie realisieren möchten, sollten Sie auf jeden Fall mit Ihrem Arzt über die mit einem Absetzen des Tamoxifens verbundenen Risiken sprechen. (Weitere Informationen zur Schwangerschaft nach einer Brustkrebserkrankung siehe Kapitel 17.)

Kombination von Chemotherapie und Hormontherapie

Manche Brustkrebspatientinnen müssen sich sowohl einer Chemo- als auch einer Hormontherapie unterziehen. Beispielsweise wird Patientinnen vor den Wechseljahren empfohlen, sowohl eine Chemotherapie durchführen zu lassen als auch im Anschluss an diese Behandlung über einen Zeitraum von fünf bis zehn Jahren Tamoxifen einzunehmen, sofern bei der pathologischen Untersuchung ein Befall der Lymphknoten festgestellt und der Tumor als rezeptorpositiv identifiziert wurde. Eine Hormontherapie erfolgt nie gleichzeitig mit der Chemotherapie – die beiden Behandlungen finden nacheinander statt. In der Regel wird zuerst die Chemotherapie durchgeführt, die Hormontherapie schließt sich daran an. Auch bei Patientinnen, die zusätzlich eine Strahlentherapie benötigen, werden die einzelnen Therapien nacheinander durchgeführt – üblicherweise in der folgenden Reihenfolge: Auf den chirurgischen Eingriff folgt erst die Chemotherapie, dann die Bestrahlung und schließlich eine sich über einen Zeitraum von fünf bis zehn Jahre erstreckende Hormontherapie. Die sequenzielle Form der Behandlung ist dadurch begründet, dass manche Verfahren miteinander konkurrieren und die Beschränkung auf eine Therapie zu einem Zeitpunkt ihre Wirksamkeit jeweils maximiert.

BAHNBRECHENDE ENTWICKLUNGEN IN DER BRUSTKREBSBEHANDLUNG

Genexpressionstests: eine Erleichterung für den Therapieentscheid

In vielen Fällen wird die Entscheidung, ob eine Chemotherapie anzuraten ist oder nicht, dadurch erschwert, dass den Ärzten keinerlei Informationen über die individuelle Tumorbiologie der Patientin beziehungsweise die Aggressivität des Tumors zur Verfügung stehen. Meist lässt sich nicht mit Sicherheit sagen, ob eine Patientin von der Chemotherapie profitiert. Fest steht, dass bei einem Befall der Lymphknoten und einer Geschwulst gro-ßen Ausmaßes davon auszugehen ist, dass es sich um einen aggressiven Tu-mor handelt, der unter Umständen bereits in den Körper gestreut hat. Wie groß die Wahrscheinlichkeit einer bereits vollzogenen Ausbreitung ist, lässt sich jedoch nur grob schätzen. Das Wachstum mancher Tumoren bleibt über Jahre hinweg auf den Ursprungsort beschränkt, ohne dass die Gefahr eines Ausstreuens gegeben ist, andere dehnen sich so rapide aus, dass sie aus dem Nichts aufzutauchen scheinen, da eine Mammographieuntersu-chung kurz zuvor ohne Befund geblieben war.

In den letzten zehn Jahren wurden jedoch bei der Entwicklung von Ver-fahren, die die Entscheidung erleichtern, ob im Einzelfall eine Chemothe-rapie anzuraten ist, bedeutende Erfolge erzielt. Die neu geschaffene Mög-lichkeit, das genetische Profil eines Tumors zu bestimmen, um daraus exaktere Informationen bezüglich der Notwendigkeit beziehungsweise der Effizienz der adjuvanten Therapie zu gewinnen, zählt dabei zu den bedeu-tendsten Fortschritten. Zu den kommerziell verfügbaren, weithin verwen-deten Analysewerkzeugen zählt der Test Oncotype DX®, der sich allerdings nur bei Östrogenrezeptor-positiven Tumoren und tendenziell eher bei Vorliegen krebszellenfreier Lymphknoten anwenden lässt.

Um ein Genexpressionsprofil eines Tumors zu erstellen, wird ein Stück des bei dem chirurgischen Eingriff entnommenen bösartigen Gewebes in ein Labor geschickt. Die Analyse einiger zentraler Gene des Tumorgewebes gibt Aufschluss darüber, ob für die Patientin ein hohes, ein durchschnittliches oder ein geringes Risiko der Rückkehr der Krebserkrankung besteht. Gelegentlich wird Patientinnen mit einem sehr kleinen Tumor, der üblicherweise nicht mit der Notwendigkeit einer adjuvanten Therapie verbunden ist, nach einem Genexpressionstest ausdrücklich zu einer Chemotherapie geraten, da die genetische Analyse den Tumor als überraschend aggressiv ausweist. In der überwiegenden Zahl der Fälle führt ein Genexpressionsprofil jedoch dazu, dass trotz der Diagnose eines relativ großen Tumors auf die üblicherweise erteilte Empfehlung zur Durchführung einer Chemotherapie verzichtet werden kann, da die Testergebnisse das Risiko eines Wiederauftretens der Erkrankung als niedrig oder durchschnittlich ausweisen. Genexpressionstests dienen Onkologen bei der Beratung ihrer Patientinnen als wichtige Hilfsmittel: Die genetische Untersuchung des Tumorgewebes ermöglicht es, die Beurteilung der Notwendigkeit einer Chemotherapie individuell vorzunehmen. Allerdings ist die Entscheidung, ob sich bei Patientinnen mit einem Östrogenrezeptor-positiven Tumor eine Chemotherapie empfiehlt, durch die Genexpressionstests auch komplexer geworden. Die Komplexität der einen Entschluss bestimmenden Faktoren und die für eine fundierte Beratung erforderliche große Fachkompetenz des behandelnden Arztes sind ein weiterer Grund, warum Sie einen auf die Behandlung von Brustkrebs spezialisierten internistischen Onkologen wählen sollten. Wenn Ihr Pathologiebericht den bei Ihnen vorliegenden Tumor als Östrogenrezeptor-positiv und Ihre Lymphknoten als frei von Krebszellen ausweist, Ihnen Ihr Onkologe aber noch nicht zu einem Genexpressionstest geraten hat, sollten Sie unbedingt auf der Durchführung dieser Analysemethode bestehen.

Die medizinische Forschung beschäftigt sich seit einiger Zeit damit, die Anwendungsmöglichkeiten von Genexpressionstests auszuweiten, um beispielsweise auch bei Patientinnen mit von Krebszellen befallenen Lymphknoten die Effizienz einer Chemotherapie besser beurteilen und individualisierte Therapieempfehlungen aussprechen zu können. Ein Befall der Lymphknoten bedeutet nicht notwendigerweise, dass die Krebszellen bereits in die Blutgefäße gelangt sind, und wenn keine Ausbreitung über die Lymphknoten hinaus stattgefunden hat, profitiert die Patientin nicht von einer Chemotherapie. In Fällen wie diesen könnten Genexpressionstests zukünftig die Informationen liefern, die heute für eine genauere Beurteilung der Notwendigkeit einer medikamentösen Behandlung nicht zur Verfügung stehen. Die Weiterentwicklung der kommerziell bereits verfügbaren Genexpressionstests, zu denen auch MammaPrint® zählt, und die Erarbeitung weiterer Verfahren wird es den Ärzten aller Voraussicht nach ermöglichen, die Notwendigkeit und die Effizienz einer Chemotherapie im Einzelfall immer präziser beurteilen zu können.

Neoadjuvante Chemotherapie

Bei den meisten Patientinnen schließt sich die Chemotherapie an den chirurgischen Eingriff an. Forschungen haben gezeigt, dass die Reihenfolge der Behandlungsschritte (chirurgischer Eingriff mit nachfolgender Chemotherapie versus Chemotherapie vor der Operation) keinen Einfluss auf die Überlebenschancen von Brustkrebspatientinnen hat. Üblicherweise wird zuerst der chirurgische Eingriff durchgeführt, da die durch die pathologische Untersuchung des entnommenen Gewebes gewonnenen Informationen die Entscheidung bezüglich der im Weiteren anzuratenden Therapiemaßnahmen erleichtern. In einigen Fällen ist es jedoch von Vorteil, die Chemotherapie vor dem chirurgischen Eingriff stattfinden zu lassen. Eine Chemotherapie, die vor der operativen Entfernung des Tumors durchgeführt wird, wird als neoadjuvante Chemotherapie bezeichnet.

Eine neoadjuvante Chemotherapie wird üblicherweise in den folgenden Fällen empfohlen:

1. Bei entzündlichem Brustkrebs (siehe Kapitel 5) wird die Chemotherapie stets vor dem chirurgischen Eingriff durchgeführt. Die vorgeschaltete medikamentöse Therapie ist notwendig, da diese Krebsart die Brust in so großem Ausmaß erfasst, dass ohne eine Reduzierung der Tumorgröße und des Befalls der Brusthaut das krankhaft veränderte Gewebe in der Operation nicht vollständig entfernt werden kann.

2. Wenn eine sehr große Geschwulst vorliegt, der Tumor mit der Thoraxwand verwachsen ist oder die Krebserkrankung auf die Brusthaut übergegriffen hat, ist es zuweilen schwierig oder gar unmöglich, den Eingriff erfolgreich durchzuführen, selbst wenn man sich für eine Mastektomie entschieden hat. Auch in diesen Fällen verfolgt eine neoadjuvante Chemotherapie das Ziel, die Tumorgröße zu reduzieren, um ein besseres chirurgisches Ergebnis zu ermöglichen.

3. Patientinnen, die eine brusterhaltende Lumpektomie einer Mastektomie vorziehen, wird zuweilen zu einer neoadjuvanten Chemotherapie geraten, wenn ihre Tumorgröße einen Erfolg der kleineren Operation fraglich macht.

4. Patientinnen mit einem Tumor, der die Merkmale Östrogenrezeptornegativ, Progesteronrezeptor-negativ und Her2/neu-negativ (triple negativ) aufweist, wird ebenfalls häufig vor dem chirurgischen Eingriff zu einer Chemotherapie geraten. Da triple-negative Tumoren besonders gut auf die medikamentöse Therapie ansprechen, empfiehlt es sich, diesen Behandlungsschritt zuerst durchzuführen. Da der Status der Östrogen-, Progesteron- und Her2/neu-Rezeptoren in der Regel bereits in der sich an eine Nadelbiopsie anschließenden pathologischen Untersuchung festgestellt wird und nicht erst nach der Analyse des in der Operation entnommenen Gewebes vorliegt, ist es möglich, vorab über die Reihenfolge der Behandlungsschritte zu entscheiden.

WISSENSWERTES

Bei einigen Patientinnen schlägt die Chemotherapie hervorragend an – der Tumor nimmt eklatant an Größe ab oder scheint sogar ganz zu verschwinden. Auch wenn die Chemotherapie den Tumor anscheinend vollständig beseitigt hat, bedeutet das nicht, dass die Notwendigkeit eines anschließenden chirurgischen Eingriffs oder anderer Behandlungsmaßnahmen entfällt. Die medikamentöse Therapie schafft lediglich die Voraussetzung für einen leichter zu bewältigenden und vielleicht auch weniger umfangreichen Eingriff.

WEITERFÜHRENDE INFORMATIONEN

Nach einer Brustkrebsdiagnose treten Sie in der Regel als Erstes mit einem Chirurgen in Kontakt. Da der Chirurg bei der Entschlussfindung hinsichtlich der einzuleitenden Behandlungsschritte an vorderster Front steht, entscheidet er auch anhand der oben beschriebenen Kriterien darüber, ob eine neoadjuvante Chemotherapie in Betracht zu ziehen ist. Ist das der Fall, vermittelt er Sie an einen internistischen Onkologen, bevor der chirurgische Eingriff erfolgt. Auch wenn der Onkologe bestätigt, dass eine neoadjuvante Therapie durchgeführt werden sollte und die Operation zur Entfernung des Tumors in der Behandlungskette an die zweite Stelle rückt, ist es von Vorteil, dass das Gespräch mit dem behandelnden Chirurgen der Chemotherapie vorausgeht: Da dem Chirurgen durch die körperliche Untersuchung und das Einsehen der Ergebnisse der ursprünglichen Diagnostik der Status Ihrer Erkrankung vor Beginn der medikamentösen Behandlung bekannt ist, kann er anhand von regelmäßigen Kontrollen überprüfen, in welchem Maße die Chemotherapie bei Ihnen anspricht. Der Chirurg wird auch überprüfen, ob der in der Nadelbiopsie zur Kennzeichnung des verdächtigen Gewebes gesetzte Marker korrekt platziert wurde (siehe Kapitel 2). Wenn im besten Fall die Chemotherapie exzellente Wirkung zeigt und der Tumor auf ein mittels bildgebender Verfahren nicht mehr erkennbares Ausmaß schrumpft, ermöglicht es dieser Marker dem Chirurgen, in der Operation den ursprünglichen Sitz der Geschwulst zweifelsfrei anzusteuern und zu gewährleisten, dass keine winzigen Reste krankhaft veränderten Gewebes in der Brust verbleiben.

ZUSAMMENFASSUNG

- Eine Chemotherapie ist oft ein wichtiger Schritt zur Behandlung der Brustkrebserkrankung. Jede Form der Chemotherapie ist mit Nebenwirkungen verbunden. Diese Nebenwirkungen treten möglicherweise, aber nicht immer auf und variieren in ihrer Ausprägung von schwach bis stark.

- Bei Patientinnen mit rezeptorpositiven Tumoren stellt eine Hormontherapie eine wichtige Behandlungsmaßnahme dar.

- Bei der schwierigen Entscheidung hinsichtlich der durchzuführenden Therapiemaßnahmen ist in den USA ein auf die Behandlung von Brustkrebs spezialisierter internistischer Onkologe, in Deutschland ein auf Brustkrebs spezialisierter Frauenarzt der beste Ansprechpartner.

Kapitel 10
Strahlentherapie

Warum eine Bestrahlung auch nach der operativen Entfernung des Tumors notwendig ist

Denken Sie an eine Geschirrspülmaschine: Warum geben Sie einen Teller in die Maschine, den Sie vorher unter dem Wasserhahn abgespült haben? Weil die Maschine mit höheren Temperaturen arbeitet, Speisereste entfernt, die Sie beim Abspülen übersehen haben, und Keime beseitigt. Diese Handhabung lässt sich vergleichen mit der Vorgehensweise, nach dem chirurgischen Eingriff eine Strahlentherapie durchzuführen. Durch die Operation – das Abspülen des Tellers unter fließendem Wasser – wird der Großteil der Krebserkrankung beseitigt. Durch die Strahlentherapie – das Reinigen des Tellers in der Geschirrspülmaschine – werden möglicherweise verbliebene Krebszellen zerstört.

An eine Lumpektomie schließt sich immer eine Strahlentherapie an. In umfangreichen Studien wurde nachgewiesen, dass durch die Lumpektomie in Kombination mit einer Strahlentherapie dieselbe Überlebensrate erzielt wird wie durch die Mastektomie und dass durch die gekoppelte Anwendung der beiden Verfahren das Risiko eines Wiederauftretens der Erkrankung bei lediglich 5 Prozent liegt. Wenn nach der Lumpektomie keine Bestrahlung erfolgt, liegt die Wahrscheinlichkeit einer Rückkehr des Krebses bei 30 bis 40 Prozent. Das bedeutet: Wird nach der Lumpektomie auf eine Strahlentherapie verzichtet, ist das Risiko, dass sich in der operierten Brust erneut ein Tumor bildet, in der Mehrzahl der Fälle unvertretbar hoch.

Ablauf einer Strahlentherapie

Bei einer Strahlentherapie finden üblicherweise über einen Zeitraum von fünf bis sechs Wochen an fünf Tagen pro Woche Anwendungen statt. Bei der Behandlung werden die Brust und zuweilen auch die Achsellymphknoten ionisierender Strahlung ausgesetzt, um nach der Lumpektomie möglicherweise in dieser Körperregion verbliebene Krebszellen abzutöten. Während der Anwendung liegt man meist auf dem Rücken auf einer Behandlungsliege oder einem Behandlungstisch und das Strahlengerät wird exakt auf die Brust ausgerichtet. Die Patientinnen müssen ruhig in ihrer Position verharren, während die Strahlung verabreicht wird. Von der Bestrahlung selbst merkt man nichts; es ist lediglich das – oft recht laute – Surren des Bestrahlungsgeräts zu vernehmen. Jede einzelne Anwendung dauert (nachdem die Positionierung von Patientin und Strahlengerät abgeschlossen sind) etwa fünf Minuten. Nach der Behandlung können die Patientinnen die Arztpraxis sofort wieder verlassen und ihr Alltagsgeschäft wieder aufnehmen.

Damit nach dem chirurgischen Eingriff ausreichend Zeit für die Wundheilung zur Verfügung steht, wird mit der Strahlentherapie frühestens drei Wochen nach der Operation begonnen. Bei Patientinnen, die sich nach dem operativen Eingriff einer Chemotherapie unterziehen müssen, wird die Bestrahlung nach Abschluss der medikamentösen Behandlung durchgeführt. Die einzelnen Therapiemaßnahmen finden also nicht gleichzeitig, sondern nacheinander statt. Patientinnen, die nach der operativen Tumorentfernung sowohl eine Chemo- als auch eine Strahlentherapie benötigen, mag die sich insgesamt über ein Jahr erstreckende Behandlung ihrer Brustkrebserkrankung erschreckend lang erscheinen. Zwischen den einzelnen Behandlungsschritten bieten jedoch jeweils einige Woche Pause dem Körper Zeit zur Erholung.

Für die Patientin ist die Strahlentherapie mit einem vergleichsweise hohen logistischen Aufwand verbunden, da sie tägliche Fahrten zur Klinik oder zu einer spezialisierten Arztpraxis erfordert. Die Behandlung ist jedoch gut zu vertragen, da sie keine langfristigen Nebenwirkungen hat. Patientinnen, die eine Strahlentherapie benötigen, werden von einem – idealerweise auf die Behandlung von Brustkrebs spezialisierten – Radioonkologen betreut. Ein Radioonkologe ist nicht mit einem Radiologen zu verwechseln, der sich mit der Anwendung bildgebender Diagnoseverfahren befasst. Vor der ersten Bestrahlung wird eine meist mehrere Stunden dauernde Vorbereitungsmaßnahme, die sogenannte Simulation durchgeführt: Der Radioonkologe fertigt – üblicherweise in einer Computertomographie – Aufnahmen von der Brust und der Thoraxwand an. Diese Bilder ermöglichen es, die ionisierende Strahlung direkt auf den Gewebebereich rund um die Tumorentnahmestelle (das »Tumorbett«) zu richten und die unterhalb der Brust gelegenen Strukturen und Organe wie Thoraxwand, Lunge und Herz zu schonen.

Organisatorische Belange einer Strahlentherapie

Manche Patientinnen lassen die zur Behandlung ihrer Brustkrebserkrankung erforderlichen Therapiemaßnahmen alle unter einem Dach durchführen: Sie lassen die Strahlentherapie in der Klinik vornehmen, in der auch schon der chirurgische Eingriff und die Chemotherapie vollzogen wurden. Andere bevorzugen es, die Bestrahlung in einer näher an ihrem Wohnort gelegenen Einrichtung durchführen zu lassen. Ich erlebe häufig, dass Patientinnen, die außerhalb von New York City wohnen, das in der Stadt gelegene Mount Sinai Hospital, in dem ich arbeite, zwar aufsuchen, um den operativen Eingriff vornehmen zu lassen, für die anschließende Strahlentherapie aber eine Klinik wählen, die für sie leichter erreichbar ist, damit sich die täglichen Behandlungstermine leichter in den Alltag integrieren lassen. Häufig wird eine Einrichtung gewählt, die man auf dem Weg zu Arbeit ansteuern kann. Eine meiner Patientinnen scherzte in der Zeit ihrer Bestrahlung, sie sei versucht, während der kurzen Dauer der Anwendung den Motor ihres Autos laufen zu lassen. Sie entwickelte die brillante Idee, dass eine Strahlentherapie als »Drive-in«-Dienstleistung, bei der Patientinnen zusätzlich über eine Kundenkarte Essen zum Mitnehmen ordern könnten, mit Sicherheit großen Zuspruch finden würde.

Manchen Frauen gelingt es, auch einer längeren täglichen Anfahrt positive Seiten abzugewinnen. Eine meiner Patientinnen entschied sich, obwohl sie außerhalb von New York City wohnte, die Strahlentherapie in unserer Klinik in Manhattan durchführen zu lassen. Sie fuhr jeden Tag mit dem Zug zum Bahnhof Grand Central und nutzte den etwa vier Kilometer langen Weg zu unserem Behandlungszentrum als Gelegenheit zum Walking. Durch dieses Sportprogramm hatte sie bis zum Ende ihrer Strahlentherapie rund fünf Kilogramm abgenommen und war ihrem vorab gefassten Beschluss, ihr Leben gesünder zu gestalten, ein gutes Stück näher gekommen. Frauen mit einem vollen Terminkalender erscheint es oft schwierig, die täglichen Bestrahlungstermine einzuplanen: Der Beruf, die Kinder und die vielen anderen Verpflichtungen scheinen es unmöglich zu machen, einen weiteren Punkt auf die Tagesordnung zu setzen. Die auf einen überschaubaren Zeitraum begrenzte Mehrbelastung lohnt sich jedoch, da die Strahlentherapie eine exzellente Prognose herbeiführen kann und die Wahrscheinlichkeit, dass die Erkrankung nie wieder zurückkehrt, beträchtlich erhöht.

Nebenwirkungen der Strahlentherapie

Während eine Chemotherapie mit vielfältigen und teilweise schwerwiegenden Nebenwirkungen einhergeht, ist eine Strahlentherapie im Allgemeinen gut verträglich. Die Notwendigkeit, täglich eine Klinik oder eine spezialisierte Arztpraxis aufzusuchen, stellt die größte Belastung dar. Im Vergleich zur Chemotherapie treten bei der Strahlentherapie Begleiterscheinungen wie der Verlust der Haare oder Übelkeit in deutlich geringerem Maße auf. Als weitere Nebenwirkungen sind zu erwarten:

- Müdigkeit: Diese Nebenwirkung tritt vor allem bei älteren Frauen gegen Ende der sechswöchigen Behandlung auf. Nach Abschluss der Strahlentherapie verschwindet die Müdigkeit jedoch bald wieder.
- Kurzzeitige Rötung der Haut: Die Brusthaut kann eine lederartige Optik oder Haptik annehmen. Manchmal löst sich die Haut auch wie bei einem Sonnenbrand ab. Die Brusthaut kann während der Dauer der Behand-

lung empfindlich sein und sollte auch nach der Strahlentherapie einige Wochen lang nicht direkter Sonneneinstrahlung ausgesetzt werden. Viele Radioonkologen verschreiben ihren Patientinnen zur Lokaltherapie der Haut Salben, die eine kühlende Wirkung haben und einer Schuppung vorbeugen. Hautirritationen heilen nach Beendigung der Strahlentherapie meist wieder vollständig ab.

· Langfristige Veränderungen der Haut, die eine Rekonstruktion der Brust erschweren: Wenn bei einer Patientin zu einem späteren Zeitpunkt aufgrund einer Rückkehr der Krebserkrankung eine Mastektomie vorgenommen werden muss, kann ein Wiederaufbau der Brust infolge der durch die Strahlentherapie verursachten Hautschäden schwer zu bewerkstelligen sein. Auch wenn die Brusthaut nach abgeschlossenem Heilungsprozess optisch wieder den natürlichen Zustand zeigt, hat die Strahlentherapie auf mikroskopischer Ebene Veränderungen bewirkt, die eine geringere Elastizität mit sich bringen. Die geringere Dehnbarkeit erschwert das Einbringen eines Expanders oder Implantats (zum Wiederaufbau der Brust mit Implantaten siehe Kapitel 7). Da die Wahrscheinlichkeit eines Wiederauftretens der Erkrankung nach einer Behandlung mittels Lumpektomie und Strahlentherapie äußerst gering ist, sind glücklicherweise nur wenige Frauen mit dieser Problematik konfrontiert. Dennoch sollte man sich dieser möglichen Auswirkung einer Strahlentherapie im Vorfeld bewusst sein.

· Erhöhtes Risiko der Ausbildung eines Lymphödems (siehe Kapitel 5): Nach einer axillären Lymphknotendissektion (dem Entfernen aller Lymphknoten im Achselbereich) liegt die Wahrscheinlichkeit des Auftretens eines Lymphödems bei 20 bis 30 Prozent. Bei Patientinnen, die sich aufgrund einer fortgeschrittenen Brustkrebserkrankung nach einer axillären Lymphknotendissektion einer Strahlentherapie unterziehen müssen, steigt das Risiko auf bis zu 40 oder 50 Prozent an. Eine Sentinel-Lymphknotenbiopsie beziehungsweise das Entfernen einiger weniger Achsellymphknoten sind nicht mit einem aufgrund der Strahlentherapie erhöhten Risiko der Ausbildung eines Lymphödems verbunden.

Eine Strahlentherapie kann auch schwerwiegendere Auswirkungen haben. Da die ionisierende Strahlung heutzutage dank verschiedener technischer Verbesserungen jedoch wesentlich zielgerichteter und präziser verabreicht werden kann als früher, treten gravierende Nebenwirkungen nur noch in seltenen Fällen auf: Die Wahrscheinlichkeit, dass Patientinnen durch die Bestrahlung ernsthafte Probleme entstehen, ist mit 1 Prozent äußerst gering. Zum weitaus größten Teil überwiegen bei den Frauen, die sich einer Strahlentherapie unterziehen, die durch die Behandlung erzielten Erfolge gegenüber dem geringfügigen Risiko eines Auftretens von gravierenden Nebenwirkungen. Dennoch ist es wichtig, auch die möglichen ernsthaften Konsequenzen einer Bestrahlung zu kennen:

- Schädigung von Herz oder Lunge: Das Risiko, dass durch die auf die Brust und damit auf die Thoraxwand gerichtete ionisierende Strahlung die darunterliegenden Organe – die Lunge oder, sofern die linke Brust bestrahlt wird, das Herz – geschädigt werden, ist äußerst gering. Es liegt in beiden Fällen bei unter 1 Prozent.

- Entstehung von Sekundärtumoren: Vielen ist bekannt, dass eine Strahlentherapie einerseits Krebserkrankungen heilt, andererseits aber Tumorbildungen verursachen kann. In äußerst seltenen Fällen führt eine Bestrahlung zum Auftreten sekundärer Krebserkrankungen wie Hautkrebs oder der Ausbildung eines Tumors in der Thoraxwand. Da diese Nebenwirkungen bei weniger als 1 Prozent aller Patientinnen auftreten, werden abgesehen von einer körperlichen Untersuchung keine Kontrollen zur Feststellung eines möglichen Sekundärtumors durchgeführt.

Anwendbarkeit einer Strahlentherapie

Einem in einer renommierten Fachklinik tätigen Radioonkologen, der Zugang zu modernsten Behandlungsverfahren hat, ist es am leichtesten möglich, ein auf den individuellen Fall zugeschnittenes Therapieprofil zu erstellen oder einer Patientin auf Basis der konkreten Gegebenheiten ihrer

Erkrankung Varianten der Anwendung zur Wahl zu stellen. Dabei zieht er auch die folgenden Variablen in Betracht.

Lumpektomie ohne nachfolgende Strahlentherapie

Bei manchen Patientinnen kann nach einer Lumpektomie ein Verzicht auf die Strahlentherapie in Betracht gezogen werden. In einer bedeutenden Studie wurde nachgewiesen, dass bei Patientinnen ab einem Alter von 70 Jahren, bei denen ein kleiner Östrogenrezeptor-positiver Tumor vorliegt, der pathologische Befund tumorfreie Resektionsränder attestiert und die Lymphknoten frei von Krebszellen sind, die Wahrscheinlichkeit einer erneuten Tumorbildung in der Brust auch ohne Anwendung der Strahlentherapie bei weniger als 10 Prozent liegt. In der Untersuchung wurde außerdem festgestellt, dass bei dieser Altersgruppe bei einem Verzicht auf die Bestrahlung kein Unterschied hinsichtlich der Übelebensrate besteht. Bei Patientinnen mit einen sehr kleinen, gut differenzierten duktalen Karzinom in situ und großflächig tumorfreien Resektionsrändern besteht ebenfalls die Möglichkeit, keine Strahlentherapie durchzuführen. Da die genannten Bedingungen bei den meisten Brustkrebserkrankungen jedoch nicht gegeben sind, wird nach einer Lumpektomie fast immer zu einer Strahlentherapie geraten.

In einigen Fällen schließen medizinische Gründe die Anwendung einer Strahlentherapie nach einer Lumpektomie aus:

1. Da Haut und Weichgewebe jeder Körperregion nur einmalig ionisierender Strahlung ausgesetzt werden können, ist bei einer Patientin, die sich nach einer Lumpektomie bereits einer Strahlentherapie unterzogen hat, keine erneute Bestrahlung möglich, wenn der seltene und äußerst unglückliche Fall eintritt, dass sich in derselben Brust wieder ein Tumor bildet. Zur weiteren Behandlung muss eine Mastektomie erfolgen, da nicht davon auszugehen ist, dass eine zweite Lumpektomie als alleinige Maßnahme erfolgreich ist, wenn durch die Kombination von Lumpektomie und Strahlentherapie eine Rückkehr der Erkrankung nicht verhindert werden konnte.

2. Bei Frauen, die sich in jungen Jahren wegen eines Hodgkin-Lymphoms einer Bestrahlung der Brustwand (einer sogenannten Mantelfeldbestrahlung) unterziehen mussten, ist eine erneute Anwendung der Strahlentherapie in der Regel nicht möglich. Auch in diesen Fällen empfiehlt sich eine Mastektomie zur Behandlung der Brustkrebserkrankung.

3. Für krankhaft übergewichtige Frauen kommt eine Strahlentherapie oft nicht infrage, da die Patientenliegen der bei der Bestrahlung verwendeten Geräte meist auf ein maximales Gewicht von rund 150 Kilogramm ausgelegt sind.

4. Patientinnen, die in ländlichen Gebieten leben, finden oft keine in akzeptabler Distanz gelegene Arztpraxis vor, in der sie die Strahlentherapie durchführen können. Sie entscheiden sich häufig für eine Mastektomie, wenn es ihnen nicht praktikabel erscheint, über einen Zeitraum von sechs Wochen für die Behandlung fast täglich eine weite Fahrt zu unternehmen.

Reduzierte Dauer einer Strahlentherapie

Eine Strahlentherapie dauert durchschnittlich etwa fünf bis sechs Wochen. Jüngere Behandlungsschemata ermöglichen es jedoch, durch eine Erhöhung der in jeder einzelnen Anwendung verabreichten Dosis ionisierender Strahlung die Behandlungsdauer von sechs auf drei Wochen zu verkürzen. In einer vor Kurzem in Kanada durchgeführten Studie wurde ermittelt, dass bei vielen Patientinnen eine verkürzte Form der Strahlentherapie anwendbar ist, da sie kein erhöhtes Risiko des Wiederauftretens der Erkrankung beinhaltet. Dieses zeitlich komprimierte Behandlungsschema kommt inzwischen auch in den USA verstärkt zur Anwendung. Bei einer weiteren jüngeren Behandlungsform, der intraoperativen Strahlentherapie, wird die Bestrahlung in einer einzigen Anwendung noch während der Lumpektomie verabreicht. Der operative Eingriff verlängert sich dadurch um rund zwei Stunden. Diese neuen Therapieformen sind zwar vielversprechend und werden in einigen Kliniken bereits angeboten, sie eignen sich jedoch noch nicht als Standardverfahren für alle Patientinnen. Da zur Wirksamkeit dieser Methoden noch keine Langzeitstudien vorliegen, muss ihre Anwendbarkeit bei jedem Einzelfall neu überprüft werden.

Zu den Patientinnen, bei denen eine verkürzte Strahlentherapie von Vorteil ist und in Betracht gezogen werden kann, zählen Frauen, die in ländlichen Gebieten wohnen und für die Behandlung weite Strecken in Kauf nehmen müssen. In Fällen, in denen für die Bestrahlung weit entfernt liegende Kliniken aufgesucht werden müssen, ermöglichen es eine von sechs auf drei Wochen reduzierte Anwendungsdauer oder eine intraoperative Strahlentherapie unter Umständen sogar, einem Verzicht auf diesen Therapieschritt vorzubeugen. Auch für Patientinnen, die sich aufgrund von geringen finanziellen Ressourcen ein Fehlen am Arbeitsplatz nicht leisten oder die Mittel für die Betreuung ihrer Kinder nicht aufbringen können, ergibt sich durch eine zeitlich verkürzte Strahlentherapie eine vorteilhaftere Situation. Ältere Frauen mit eingeschränkter Mobilität würden ebenfalls davon profitieren, die für sie strapaziösen täglichen Fahrten zur Klinik reduzieren zu können. Für die Mehrzahl der Patientinnen bleibt als empfehlenswerte Form der Strahlentherapie jedoch eine sechswöchige Anwendungsdauer bestehen.

Strahlentherapie nach einer Mastektomie

Während sich an eine Lumpektomie nahezu ausnahmslos eine Strahlentherapie anschließt, wird eine Mastektomie selten von diesem Behandlungsschritt gefolgt. Nach einer Mastektomie wird eine Bestrahlung nur angeraten, wenn das Risiko besteht, dass eine geringfügige Menge an Krebszellen in der Brust verblieben ist, obwohl das gesamte Brustgewebe und/oder sämtliche Lymphknoten entfernt wurden. Diese Situation ist bei fortgeschrittenen Erkrankungen gegeben, bei sehr großen Tumoren, bei einem Krebsbefall des großen Brustmuskels oder der Brusthaut, bei einem inflammatorischen Karzinom (entzündlichem Brustkrebs) oder bei einem starken Befall der Lymphknoten. Die Wahrscheinlichkeit, dass nach einer Mastektomie eine Strahlentherapie erforderlich ist, ist somit äußerst gering. Falls Sie zu den wenigen Patientinnen gehören, bei denen nach einer vollständigen Entfernung des Brustgewebes eine Bestrahlung notwendig ist, wird Sie Ihr Chirurg oder der mit Ihrer medikamentösen Behandlung betraute internistische Onkologe darauf hinweisen. Da die Strahlentherapie erst nach der Mastektomie und der Chemotherapie erfolgt, werden Ihnen diese beiden Fachärzte einen Radioonkologen vermitteln.

ZUSAMMENFASSUNG

· Eine Strahlentherapie reduziert die Wahrscheinlichkeit einer erneuten Tumorbildung in der Brust in beträchtlichem Maße. Nach einer Lumpektomie kommt sie fast ausnahmslos zur Anwendung.

· Eine Strahlentherapie hat in der Regel geringe Nebenwirkungen, gravierende Begleiterscheinungen treten äußerst selten auf.

· Wer sich gegen eine angeratene Strahlentherapie entscheidet, nimmt ein deutlich erhöhtes Risiko des Wiederauftretens der Erkrankung in Kauf.

Kapitel 11
Klinische Studien

Kann ein in der Testphase befindliches
Medikament der Behandlungsstandard
der Zukunft sein?

Bei einer meiner Patientinnen, Diana, wurde im Alter von 59 Jahren Brustkrebs im fortgeschrittenen Stadium diagnostiziert. Glücklicherweise war
ihre Erkrankung behandelbar und heilbar. Nach dem operativen Eingriff
zur Tumorentfernung wurde Diana von einem internistischen Onkologen
zu einer Chemotherapie geraten. Diana erzählte mir, dass ihr von dem Onkologen vorgeschlagen worden war, über die Standardbehandlung hinaus
an einer klinischen Studie teilzunehmen, in der sie voraussichtlich ein neu
entwickeltes Medikament verabreicht bekommen würde. Da Diana Zweifel hatte, ob die Teilnahme an einer Versuchsreihe, in der die Wirksamkeit
eines Medikaments getestet wird, sinnvoll war, bat sie mich um Rat.

Ich wies Diana darauf hin, dass jedes der heutzutage in der Brustkrebsbehandlung etablierten Medikamente ursprünglich experimentellen Charakter hatte und in klinischen Studien auf seine Anwendbarkeit überprüft
worden war. Die Standardverfahren, die Patientinnen heute zuteilwerden,
haben ihren Status dadurch erlangt, dass in Versuchsreihen nachgewiesen
wurde, dass sie größere Wirksamkeit besitzen als die zuvor angewendeten
Methoden. Klinische Studien stellen für die medizinische Forschung die
einzige Möglichkeit dar herauszufinden, ob ein neu entwickeltes Medika-

ment effizient ist. Ohne diese Erhebungen wäre es nicht zu verwirklichen, in der Zukunft auf noch bessere Behandlungsformen zurückgreifen zu können, die Heilungsraten weiter zu steigern, die Überlebenschancen der Patientinnen zu erhöhen und nach einer Brustkrebsdiagnose immer mehr Anlass zu Optimismus zu geben.

Ich befürworte die Teilnahme an klinischen Studien sehr, sofern das zu überprüfende Medikament für die Patientin geeignet scheint. Da Dianas Voruntersuchungen vielversprechend waren, riet ich ihr, sich an der Studie zu beteiligen. Ich erklärte ihr, dass zunächst das in ihrem Fall zu empfehlende etablierte Behandlungsschema zu Anwendung kommen und ihr dann mit 50-prozentiger Wahrscheinlichkeit ein neues Medikament verabreicht werden würde, das die Effizienz der Therapie unter Umständen erhöht. Da es sich bei dem Diana vorgeschlagenen Testverfahren um eine sogenannte Blindstudie (weitere Informationen zu dieser Form des Experiments siehe unten) handelte, würde sie erst in Nachhinein erfahren, ob ihr das neue Medikament verabreicht worden war. Wie alle Arzneimittel besaß auch das zu testende Medikament Nebenwirkungen, diese waren jedoch vergleichsweise gering. Falls Diana zu den Testteilnehmerinnen gehören sollte, die die neu entwickelte Substanz verabreicht bekamen, bestand nicht nur die Aussicht, dass sich dadurch in ihrem Fall das Risiko eines Wiederauftretens der Erkrankung noch weiter reduzieren würde – in Zukunft würden eventuell auch viele andere Frauen von der Wirksamkeit des Arzneistoffs profitieren. Diana entschied sich letztendlich dafür, an der Studie teilzunehmen. Das Medikament, das Gegenstand der Untersuchungsreihe war, ist zwar noch nicht als Standardarzneimittel zur Brustkrebsbehandlung zugelassen, die vorliegenden Testergebnisse sehen jedoch vielversprechend aus. Diana teilte mir mit, dass es sie stolz gemacht habe, durch ihre Beteiligung an der Studie der krebsbehandelnden Medizin Unterstützung leisten zu können.

Vor- und Nachteile der Beteiligung an einer klinischen Studie
Im Großen und Ganzen bestärke ich meine Patientinnen darin, an klinischen Studien teilzunehmen, sofern sich diese Möglichkeit eröffnet. Nur

durch die Mithilfe von Patientinnen ist es möglich, die Methoden zur Behandlung von Brustkrebserkrankungen weiterzuentwickeln, damit in der Zukunft noch bessere Heilungsaussichten bestehen. Natürlich muss jede Frau vor einer Beteiligung an einer klinischen Studie die damit verbundenen Vor- und Nachteile abwägen.

Vorteile:

- Eine Teilnahme bietet die Gelegenheit, bei der Gesundheitsfürsorge eine aktive Rolle zu spielen.
- Teilnehmerinnen werden unter Umständen mit effizienteren Methoden behandelt, die anderen Patientinnen erst später zur Verfügung stehen.
- Da bei einer klinischen Studie im Vergleich zu einer Standardanwendung häufiger Kontrolluntersuchungen durchgeführt werden, bietet sich Teilnehmerinnen der Vorzug einer intensiveren ärztlichen Betreuung.
- Das Gefühl, durch den eigenen Beitrag zur medizinischen Forschung zukünftigen Generationen von Brustkrebspatientinnen zu einem Behandlungsvorteil zu verhelfen, kann motivierend sein.

Nachteile:

- Die Behandlung kann mit zusätzlichen Nebenwirkungen verbunden sein. Die möglichen Auswirkungen sollten unbedingt vorab mit dem behandelnden Arzt besprochen werden.
- Es besteht die Möglichkeit, dass die Behandlung nicht anschlägt.
- Die Teilnahme an einer klinischen Studie kann aufgrund der häufigeren Kontrolluntersuchungen und Arztbesuche einen größeren Zeitaufwand erfordern.
- Wer bei einer Blindstudie den 50 Prozent der Patientinnen angehört, die ein Placebo verabreicht bekommen, durchläuft die Behandlung, ohne die Vorteile des möglicherweise effizienteren Arzneistoffs zu genießen. Teilnehmer einer Blindstudie erfahren erst nach Abschluss des Testverfahrens, welcher Gruppe sie angehörten. (Hinweis: Normalerweise werden neue Medikamente in doppelt-verblindeten Studien ge-

gen etablierte Therapien getestet und nicht gegen ein Placebo. Dies trifft zumindest in der Onkologie zu, da hier jeder Patient eine Therapie erhalten sollte. Falls sich eine Studienarm als deutlich schlechter erweisen sollte, muss entblindet werden, sodass allen Patientinnen die effizientere Therapie zukommen kann.)

IRRGLAUBE: »Wer sich als Versuchskaninchen anbietet, wird auch als solches behandelt.«

Wenn Sie sich dazu entschließen, an einer klinischen Studie teilzunehmen, bedeutet das nicht, dass man in der Art eines Tierversuchs an Ihnen herumexperimentiert. Medizinische Erhebungen werden in der Regel nur von exzellenten Ärzten in renommierten Kliniken durchgeführt, die stets den Ausgangspunkt moderner, verbesserter Behandlungsmethoden bilden. Die Durchführung unterliegt strengen Vorgaben, die Fairness, Sicherheit und die Angemessenheit der Behandlung garantieren. Die meisten klinischen Studien beinhalten eine Therapie nach herrschenden Standards und die zusätzliche Anwendung einer noch nicht allgemeinhin verwendeten Behandlungsform, die unter Umständen bessere Ergebnisse erzielt. Mit anderen Worten: Die Teilnehmer einer klinischen Studie werden nicht wie Versuchskaninchen, sondern wie VIPs behandelt.

Fragen, die vor einer Teilnahme an einer klinischen Studie geklärt werden sollten:

- Wie lange wird die Studie dauern?
- Wie häufig ist die Klinik aufzusuchen?
- Welche Nebenwirkungen können auftreten?
- Welche Vorteile sind von dem getesteten Medikament zu erwarten?
- Welche langfristigen Ziele verfolgt die Studie?
- Welche Maßnahmen werden während der Behandlung zur Überprüfung der Sicherheit der Patientinnen angewendet? Werden zusätzliche Blutabnahmen oder Röntgenuntersuchungen anberaumt und, wenn ja, mit welcher Häufigkeit?

- Werden die durch die Behandlung gewonnenen Daten vertraulich behandelt und in welcher Form werden sie weiterverwendet?
- Wer kommt für die Kosten der Behandlung auf?
- Ist für den behandelnden Arzt das »Rekrutieren« von Versuchsteilnehmern mit einem finanziellen Anreiz verbunden? (Siehe Abschnitt »Finanzielle Entschädigung« unten.)
- Wie lauten die »Endpunkte« (das primäre und das sekundäre Ziel) der Studie?
- Können im Verlauf der Behandlung Komplikationen auftreten, die es für die Patientin erforderlich machen, die Teilnahme an der Studie vorzeitig zu beenden?

Warnsignale, die gegen eine Teilnahme an einer klinischen Studie sprechen

Wenn Sie der Teilnahme an einer klinischen Studie zustimmen, sollten Sie unbedingt Wert darauf legen, dass Ihnen die oben genannten Fragen vor Behandlungsbeginn beantwortet werden und dass Ihnen während der Therapie Ansprechpartner zur Verfügung stehen, an die sie sich bei möglicherweise auftretenden Problemen wenden können. Wenn Sie den Eindruck haben, die für Sie relevanten Informationen nicht zu erhalten, haben Sie jedes Recht, Ihre Zusage zurückzuziehen oder Ihre Teilnahme an der Studie vorzeitig zu beenden. Lassen Sie sich nicht zu einer Teilnahme überreden, wenn Sie sich aus persönlichen Gründen mit einer solchen Entscheidung nicht wohlfühlen. Auch der Gedanke, bei einer Nicht-Beteiligung eine möglicherweise effizientere Therapie zu versäumen, sollte bei Ihrer Entscheidung nicht ausschlaggebend sein.

Ablauf einer klinischen Studie

1. Einwilligung nach erfolgter Aufklärung (»Informierte Einwilligung«)

An einer Teilnahme interessierte Patientinnen bekommen vor Beginn der Studie vom Leiter der klinischen Prüfung (LKP) Art, Umfang, Durchführung, mögliche Folgen und Risiken sowie die Erfolgsaussichten der Testanwendung ausführlich erklärt. Um die Eignung einer Patientin genau zu überprüfen, werden oft zusätzliche Untersuchungen durchgeführt oder weitere Informationen abgefragt. Ist die Eignung festgestellt, wird die Patientin gebeten, eine »Informierte Einwilligung« zu unterschreiben. Mit ihrer Unterschrift bestätigt die Patientin, dass der Leiter der klinischen Prüfung seiner Aufklärungspflicht nachgekommen ist und dass sie freiwillig an der Studie teilnimmt. Bei der informierten Einwilligung handelt es sich um ein Standardverfahren – es ist nicht notwendig, das Dokument von einem Anwalt prüfen zu lassen!

2. Randomisierung

Zur Erhebung medizinischer Daten gibt es verschiedene Methoden. Bei placebokontrollierten Studien beispielsweise wird einer Gruppe von Patienten ein Standardmedikament, einer zweiten ein Scheinarzneimittel (Placebo) verabreicht. Verfahren, die die Verabreichung einer wirkungslosen Substanz beinhalten, werden grundsätzlich nicht bei Probanden angewendet, die auf jeden Fall einer medizinischen Behandlung bedürfen. Wie oben bereits erwähnt, werden in der Onkologie neue Medikamente gegen etablierte Therapien getestet und nicht gegen ein Placebo, da hier jeder Patient eine Therapie erhalten sollte.

Andere Studien basieren auf einem Vergleich zwischen dem reinen Standardverfahren und der um ein Medikament ergänzten Anwendung des Standardverfahrens. Die Wirksamkeit eines neuen Medikaments lässt sich nicht testen, indem man das Präparat einfach einigen Patienten verabreicht. Der wissenschaftliche Nachweis erfordert eine Gegenüberstellung zweier vergleichbarer Gruppen von Patienten, die unterschiedliche Formen der Behandlung erhalten, und eine anschließende Überprüfung, bei welcher Gruppe langfristig ein größerer Therapieerfolg zu verzeichnen ist. Um die Teilnehmer einer Studie in zwei Gruppen einzuteilen, wird das Verfahren der Randomisierung angewendet: Die Patienten werden – üblicherweise mithilfe eines Computerprogramms – nach dem Zufallsprinzip einer der beiden Gruppen zugeordnet. Dieses Verfahren soll gewährleisten, dass sich bestimmte Merkmale der Patienten wie Lebensalter, Schwere der Erkrankung und allgemeiner Gesundheitszustand gleichmäßig auf die beiden Gruppen verteilen. Nur so ist die Objektivität der in der Studie gewonnenen Ergebnisse gegeben. Die Randomisierung dient dazu, für die Anwendung der verschiedenen Behandlungsformen im Mittel gleiche Versuchsbedingungen zu schaffen und sicherzustellen, dass die in der Studie erzielten Resultate die Wirkungsweise des getesteten Medikaments bei einer späteren breit gefächerten Anwendung möglichst genau vorhersagen.

3. Studie

In einer sogenannten Blindstudie ist den Patienten nicht bekannt, ob sie das zu testende Medikament erhalten oder nicht. Bei einer Doppelblindstudie wissen auch die Ärzte nicht, ob sie der die Standardbehandlung oder der die neue Substanz verabreichenden Gruppe angehören. Diese Informationen werden vorenthalten, um die mit der jeweiligen Behandlungsform verbundenen Erwartungen und Verhaltensweisen auszuschalten. Somit wird sichergestellt, dass die von den Patienten und Ärzten verzeichneten Nebenwirkungen und positiven Effekte tatsächlich auf das neue Medikament zurückzuführen sind und nicht allein auf der Assoziation beruhen, dass eine zusätzlich verabreichte Substanz Auswirkungen zeitigen muss. Im Bereich der Brustkrebsbehandlung wurde beispielsweise in den 1990er-Jahren eine groß angelegte Studie durchgeführt, deren erstes Ergebnis 1999 vorlag. Dabei wurde getestet, ob sich das in der Therapie von bestehenden Erkrankungen häufig eingesetzte Medikament Tamoxifen auch zur vorbeugenden Behandlung von Frauen mit erhöhtem Brustkrebsrisiko eignet. An der Studie nahmen rund 13 000 Frauen teil, bei denen ein nachweislich höheres Risiko bestand, an Brustkrebs zu erkranken. Durch Randomisierung entstanden zwei bezüglich des Lebensalters, der Ausprägung des Brustkrebsrisikos und anderer Kriterien gleichwertige Versuchsgruppen. 6500 Frauen wurde Tamoxifen verabreicht, 6500 Teilnehmerinnen erhielten ein Placebo. Da es sich um eine Blindstudie handelte, war den Teilnehmerinnen nicht bekannt, welche Substanz sie verabreicht bekamen. Als sich im Verlauf der Studie herausstellte, dass sich bei der Gruppe, die Tamoxifen einnahm, das Auftreten einer Brustkrebserkrankung um 50 Prozent reduzierte, wurde das Testverfahren sofort eingestellt, um die Ergebnisse veröffentlichen zu können und es den Frauen, die das Placebo verabreicht bekamen, zu ermöglichen, sich ebenfalls einer Behandlung mit Tamoxifen zu unterziehen, um auch hier das Risiko einer Erkrankung beträchtlich zu senken. Für die Erhebung war es dennoch wichtig, dass eine Gruppe ein Placebo bekam. Tamoxifen hat Nebenwirkungen. Manche dieser Nebenwirkungen basieren aber allein auf der subjektiven Wahrnehmung der Patientinnen. Beispielsweise wurde Tamoxifen nachgesagt, eine Zunahme an Körpergewicht zu verursachen. In der Studie wurde jedoch festgestellt, dass die Gruppe von Frauen, die das Placebo einnahm, im Durchschnitt stärker an Gewicht zulegte als die Gruppe, in der das Tamoxifen getestet wurde. Somit wurde der objektive Nachweis erbracht, dass Tamoxifen keine stärkere Gewichtszunahme verursacht als ein Placebo. Wäre die Untersuchung nicht als Blindstudie angelegt worden und hätte es keine Gegenüberstellung mit einem Placebo gegeben, hätte sich nicht eindeutig feststellen lassen, ob die Zunahme an Körpergewicht auf Tamoxifen zurückzuführen ist oder nicht.[*]

4. Beendigung der Studie

Klinische Studien erstrecken sich über Monate oder Jahre. Sie kosten viel Geld und ziehen zur Absicherung der Ergebnisse die Verarbeitung riesiger Datenmengen nach sich. Wie im oben beschriebenen Fall der Überprüfung der Wirkungsweise von Tamoxifen werden Studien häufig vorzeitig beendet, wenn sich herausstellt, dass das Medikament einen positiven Effekt hat, der möglichst schnell allen Patientinnen zugänglich gemacht werden sollte. Wenn im Verlauf der Studie offensichtlich wird, dass die Patientinnen nicht von der verabreichten Substanz profitieren oder die auftretenden Nebenwirkungen gravierender

---

[*] B. Fisher, J. P. Costantino, D. L. Wickerham et al. (1998): Tamoxifen for prevention of breast cancer: Report of the National Surgical Adjuvant Breast and Bowel Project P-1 Study. In: Journal of the National Cancer Institute.

sind als vermutet, wird die Versuchsreihe ebenfalls abgebrochen. Treten keine signifikant positiven oder negativen Entwicklungen auf, wird die Studie mit regelmäßigen Kontrolluntersuchungen zur Überprüfung der Nebenwirkungen, des allgemeinen Gesundheitszustands der Teilnehmer und der Anzeichen einer Wiederkehr der Erkrankung regulär zu Ende geführt. Manche Patientinnen entschließen sich dazu, ihre Teilnahme an einer Studie vorzeitig zu beenden, da sie die Nebenwirkungen des verabreichten Medikaments als äußerst belastend empfinden oder keinen eindeutig positiven Effekt verzeichnen können. Die Entscheidung, aus einer Versuchsreihe auszusteigen, kann jederzeit in Absprache mit dem Leiter der klinischen Prüfung getroffen werden. Ein vorzeitiges Ausscheiden aus einer klinischen Studie ist nicht als persönliches Versagen zu werten – unabhängig von der Dauer der Teilnahme tragen die Erfahrungen, die eine Patientin macht, in jeden Fall dazu bei, den Wissenschaftlern weitere Erkenntnisse über Brustkrebserkrankungen zu liefern.

Finanzielle Entschädigung

Patientinnen erhalten für die Teilnahme an einer klinischen Studie in der Regel keine Bezahlung. Für die aufzuwendenden Fahrtkosten oder die investierte Zeit wird jedoch gelegentlich eine kleine finanzielle Entschädigung geleistet. In keinem Fall aber sollte für den Arzt, der Ihnen die Teilnahme an einer Studie vorschlägt, das »Anwerben« von Patientinnen mit einem finanziellen Anreiz verbunden sein, da daraus ein Interessenkonflikt resultiert. Ihr Arzt sollte sich frei von dem Gedanken an einen persönlichen Profit Ihrer Behandlung und Ihrer Gesundheitsfürsorge widmen. Wenn Sie sich für die Teilnahme an einer klinischen Studie interessieren, sollten Sie auf jeden Fall sicherstellen, dass Ihnen Ihr Arzt nicht aufgrund eines für ihn damit verbundenen Geldvorteils zu einer Beteiligung rät. Ein finanzielles Interesse an der »Rekrutierung« von Patientinnen für eine klinische Studie kann zum Beispiel gegeben sein, wenn der Arzt Aktien an dem Pharmaunternehmen hält, das das zu testende Medikament produziert, oder wenn er aufgrund seiner Tätigkeit als beratender Arzt einer Firma ein Honorar bezieht.

ZUSAMMENFASSUNG

· Klinische Studien sind die Basis für zukünftig bessere Behandlungsmethoden.

· Teilnehmer haben mitnichten den Status eines Versuchskaninchens. Lassen Sie, wenn sich Ihnen die Möglichkeit zur Beteiligung an einer Studie eröffnet, bei Ihren Überlegungen nicht die Tatsache außer Acht, dass Ihnen aufgrund der zusätzlichen Kontrolluntersuchungen eine intensivere ärztliche Betreuung zuteilwerden wird.

· Informieren Sie sich gründlich über die mit der Behandlung verbundenen Risiken und die zu erwartenden Vorteile.

Kapitel 12
Die Phase der Rekonvaleszenz
Erholung und ärztliche Versorgung

Viele Patientinnen überrascht es, dass sie die Zeit nach der Brustkrebs-behandlung als belastend empfinden. Man könnte meinen, der Abschluss einer oft Monate dauernden Therapie würde für alle Frauen einen Befrei-ungsschlag bedeuten und sie würden voller Energie in ihr Alltagsleben zu-rückkehren. Tatsächlich aber löst die zurückliegende Behandlung häufig ganz andere Gefühlslagen aus. Auf den anfänglichen Triumph folgt oft ein seelisches Tief. Nach einer Mastektomie oder einem durch die Chemothe-rapie bedingten Verlust der Haare sehen sich Frauen mit einer drastischen Veränderung ihres Erscheinungsbilds und mit einer veränderten Wahrneh-mung ihres eigenen Körpers konfrontiert. Entgegen der gemeinhin herr-schenden Vorstellung, dass eine Chemotherapie zu einem Verlust an Kör-pergewicht führt, nehmen viele Frauen in dieser Therapiephase zu (auch weil Ihnen während der Dauer der Behandlung die Energie für körperliche Betätigungen fehlt). Selbst wenn der individuelle Therapieplan keine wahr-nehmbaren äußerlichen Veränderungen verursacht hat, ist durch die Er-krankung das Gefühl, unverwundbar zu sein und auf die eigene Gesundheit zählen zu können, mit Sicherheit ein Stück weit verloren gegangen.

Der Umstand, dass nach Abschluss der Behandlung die regelmäßigen Arztbesuche entfallen, löst bei vielen Frauen ein Gefühl der Verzweiflung und der Verunsicherung aus. Eine meiner Patientinnen sagte: »Seit der Be-endigung meiner Therapie fühle ich mich nicht mehr vor dem Krebs beschützt.« Vielen Frauen fällt es schwer, nach der Brustkrebsbehandlung Geduld aufzubringen. Eine meiner Patientinnen lief regelmäßig Marathon. Während und nach ihrer Chemotherapie hatte sie jedoch nicht genug Kraft fürs Training. Sie empfand es als äußerst deprimierend, ihre Aktivität drosseln zu müssen. Die Notwendigkeit, Geduld zu haben und dem Heilungsprozess Zeit und Raum zu geben, war in der Phase ihrer Rekonvaleszenz häufig Thema unserer Gespräche. Eine andere Patientin führte ihre Tätigkeit als Reporterin für eine Nachrichtenagentur regelmäßig rund um den Globus. Sie berichtete aus allen möglichen Ländern über dort herrschende Konflikte. Als sie nach dem operativen Eingriff kurz vor der Chemotherapie stand, riet ich ihr, sich selbst nicht unter Druck zu setzen und von allzu häufigen Reisen abzusehen. Sicher würde es auch nach Abschluss ihrer Behandlung noch genügend weltpolitisch bedeutsame Ereignisse geben, meinte ich. »Wir werden sehen«, erwiderte sie. Etwa zwei Monate später hatte diese Patientin gerade den vierten Zyklus ihrer Chemotherapie beendet. Als ich eines Abends mit meiner Familie zu Hause beim Essen saß, hörte ich aus dem Fernseher eine mir bekannte Stimme. Ich blickte zum Fernsehgerät und sah meine Patientin – mit Perücke und Baseballkappe – aus Moskau berichten. Bei dieser Patientin hatte ich mit meiner Ansicht über Geduld und Ruhe in der Phase der Rekonvaleszenz offensichtlich falschgelegen.

Die Genesung jeder Patientin schreitet in individuellem Tempo voran und es besteht keine Notwendigkeit, Eile walten zu lassen. Es kann hilfreich sein, sich zu vergegenwärtigen, dass unabhängig von der Art der zu durchlaufenden Therapiemaßnahmen die Zeit, die der Körper nach jeder Behandlung zur Erholung benötigt, in etwa der Genesungszeit nach einer erlittenen Verletzung entspricht. Wenn Sie sich den Knöchel verstauchen, absolvieren Sie am darauffolgenden Tag keinen Sechs-Kilometer-Lauf. Sie gönnen dem Fuß eine Zeit lang Ruhe und fangen dann langsam wieder mit dem Training an. Dabei hören Sie auf Ihren Körper und bauen langsam Ihre Kraft wieder auf. Die Genesung nach einer Brustkrebsbehandlung verläuft nicht anders: Sie setzt langsam ein, doch im Lauf der Zeit fühlen Sie sich immer besser und stärker. Bei Frauen, die vor der Therapie gesund und aktiv waren, stellen sich in der Regel die gute körperliche Verfassung und die Leistungsfähigkeit vollständig wieder ein. Die folgenden Seiten bieten eine Zusammenfassung der körperlichen, mentalen und seelischen Aspekte, die die Genesung nach einer Brustkrebsbehandlung begleiten und von denen mir meine Patientinnen täglich berichten.

Körperliche Gesundung – chirurgischer Eingriff, Chemotherapie, Strahlentherapie

Lumpektomie

Unabhängig davon, ob zusätzlich eine Sentinel-Lymphknotenbiopsie durchgeführt wird oder nicht, erholen sich Patientinnen nach einer Lumpektomie üblicherweise schnell. Der chirurgische Eingriff ist von kurzer Dauer und wird in der Regel ambulant durchgeführt. Die Patientinnen sind meist kurze Zeit nach der Operation wieder auf den Beinen. Sie können sich trotz leichten Wundschmerzes selbstständig ankleiden, auch bei den Mahlzeiten und beim Toilettengang benötigen sie keine Hilfe. Viele meiner Patientinnen nehmen wenige Tage nach einer Lumpektomie ihre berufliche Tätigkeit wieder auf. Vor allem nach einem mit einer Lymphknotenentfernung verbundenen Eingriff können die Lenkbewegungen beim Autofahren leichte Beschwerden verursachen, die Beeinträchtigung ist jedoch nicht von langer Dauer. Bis zur Wiederaufnahme von Arbeitstätigkeiten oder Freizeitaktivitäten, die ein verstärktes Maß an körperlicher Aktivität erfordern – zum Beispiel das Heben und Tragen von Gegenständen, eine Tätigkeit als Putzfrau oder ein Fitnesstraining –, ist eine längere Phase der Rekonvaleszenz anzusetzen. In der Regel kann man nach zwei bis drei Wochen diesen Tätigkeiten wieder nachgehen.

Nach einer Lumpektomie kann davon ausgegangen werden, dass die ursprüngliche körperliche Verfassung und die eigene Leistungsfähigkeit vollständig wiederhergestellt werden. Auch das Empfindungsvermögen in Brust und Brustwarze geht nicht verloren. Manche Patientinnen berichten auch Jahre nach dem chirurgischen Eingriff von einem Spannungsgefühl in der Brust, das vermutlich auf das Narbengewebe zurückzuführen ist. Diese in zeitlichen Abständen wiederkehrende Erscheinung beeinträchtigt die Lebensqualität der Patientinnen und ihre Agilität jedoch nicht in nennenswerter Weise.

Mastektomie

Eine ein- oder beidseitige Mastektomie zieht eine längere Erholungsphase nach sich. Patientinnen benötigen üblicherweise vier bis sechs Wochen für die Regeneration. Umfang und Dauer der Rekonvaleszenz sind auch davon abhängig, ob ein Wiederaufbau der Brust erfolgt ist und, wenn ja, in welcher Form (zu den verschiedenen Verfahren der Brustrekonstruktion siehe Kapitel 7). Eine Mastektomie – mit oder ohne Wiederaufbau der Brust mit Implantaten – bedingt einen Krankenhausaufenthalt von zwei bis drei Tagen. Sie stellt einen umfangreichen chirurgischen Eingriff dar. Da anders als bei Operationen im Bauchraum oder innerhalb der Brusthöhle bei einer Mastektomie nur Haut und Weichgewebe entfernt und keine Muskeln durchtrennt werden, können sich die meisten Patientinnen bereits einige Stunden nach dem Aufwachen aus der Narkose aus eigener Kraft im Bett aufsetzen. Nach vier bis sechs Wochen ist die Mobilität in der Regel vollständig wiederhergestellt.

In Verbindung mit einem Wiederaufbau der Brust mit körpereigenem Gewebe erfordert eine Mastektomie einen vier- bis sechstägigen Krankenhausaufenthalt, da die erste Genesungsphase auch die Wundheilung an der Entnahmestelle des verpflanzten Haut-Fett-Lappens beinhaltet. Durch die Gewebeentnahme aus dem Bauch verlängert sich die Dauer der gesamten Rekonvaleszenz auf mindestens sechs Wochen. Der zusätzliche Eingriff führt außerdem zu einer zu Beginn der Erholungsphase stärker eingeschränkten Mobilität. Nach einer Mastektomie mit einem Wiederaufbau der Brust mit Implantaten wie mit körpereigenem Gewebe dauert es außerdem eine gewisse Zeit, bis sich die Patientin an die Folgeerscheinungen wie den Verlust des Empfindungsvermögens in Bereich von Brustwand und Brustwarze gewöhnt hat.

WEITERFÜHRENDE INFORMATIONEN

Eine Mastektomie zieht auch die Notwendigkeit nach sich, den Kleiderschrank teilweise neu zu bestücken. Patientinnen, die sich gegen einen Wiederaufbau der Brust entscheiden, greifen in der Regel auf Silikonprothesen zurück, die sich in den Büstenhalter einlegen lassen. Die Prothesen und die speziellen BHs, die Frauen nach der Operation ausgehändigt bekommen, erlauben es, viele Arten von Kleidungsstücken, darunter auch Badeanzüge, zu tragen, ohne dass der Brustersatz unnatürlich aussieht. Trägerlose Kleider hingegen bleiben mit Brustprothesen nur schlecht in der richtigen Position. Eine meiner Patientinnen erklärte mir nach ihrer Mastektomie, dass sie die Wahl des Kleids, das sie bei der Hochzeit ihrer Tochter tragen wollte, noch einmal überdenken müsste. Nach einer Mastektomie mit anschließender Brustrekonstruktion haben viele Patientinnen den Eindruck, dass ihre Brüste »frecher« aussehen als zuvor. Form und Größe der neu gestalteten Brüste können durchaus eine Veränderung des Kleidungsstils veranlassen. Manche Frauen zeigen sich aufgrund ihres neuen Erscheinungsbilds offenherziger, andere bedeckter. Auch bei der Wahl von Bikini und Dessous können sich Änderungen ergeben.

Vor allem nach einer Mastektomie haben viele Frauen Hemmungen, sich nackt zu zeigen. Ihre Befangenheit wirkt sich auch auf die Paarbeziehung aus. Eine rekonstruierte Brust fühlt sich zweifelsohne für die Patientin anders an und sie sieht auch anders aus. Da der Wiederaufbau der Brust schrittweise erfolgt, unterliegt das Aussehen über einen gewissen Zeitraum hinweg immer wieder Veränderungen. In der Paarbeziehung spielt die Kommunikation eine große Rolle: Es ist wichtig, mit dem Partner vor, während und nach den einzelnen Behandlungsschritten immer wieder über die individuelle Wahrnehmung der Situation zu sprechen. Eine Mastektomie und ein Wiederaufbau der Brust stellen beide Partner vor die Herausforderung, mit dem veränderten Erscheinungsbild und Körpergefühl der Frau umzugehen. Diese Anpassung erfordert Zeit. Viele meiner Patientinnen berichten jedoch, dass die gemeinsam durchlebte Erfahrung der schockierenden Brustkrebsdiagnose, der Behandlung und der Heilung sie und ihren Partner enger zusammengeschweißt hat.

Axilläre Lymphknotendissektion

Nach einem chirurgischen Eingriff, bei dem sämtliche Achsellymphknoten entfernt wurden, ist es wichtig, auf Anzeichen der Ausbildung eines Lymphödems zu achten. Eine Flüssigkeitsansammlung im Arm, die mit einer Schwellung, einem Taubheitsgefühl und einem erhöhten Infektionsrisiko einhergeht, ist eine typische Nebenwirkung der axillären Lymphknotendissektion (siehe Kapitel 5). Die Wahrscheinlichkeit eines Auftretens liegt bei 20 bis 30 Prozent. Ein Lymphödem kann jederzeit entstehen, ohne dass der konkrete Auslöser in jedem Fall bekannt ist. Zu den anzuwendenden Vorsichtsmaßnahmen zählt die Vermeidung von Tätigkeiten, die den Arm oder die Hand einem erhöhten Verletzungsrisiko aussetzen. Von Aktivitäten, die anstrengende, repetitive Armbewegungen beinhalten, sollte man ebenfalls absehen. Auch eng anliegende Kleidung, die den Blut- und Lymphfluss in den Unterarm behindert, kann ein Lymphödem auslösen. Nach einer axillären Lymphknotendissektion erteile ich meinen Patientinnen meist den Ratschlag, der Entstehung eines Lymphödems auf jeden Fall entgegenzuwirken, sich jedoch nicht aus Sorge vor einem möglichen Auftreten zwanghaft einzuschränken. Wenn sich ein Lymphödem entwickelt, sollten möglichst frühzeitig Behandlungsmaßnahmen wie Massagen und eine spezielle Bewegungstherapie angewendet werden, um die Symptome zu lindern. Vor allem stark übergewichtige und an Diabetes leidende Frauen kann der Kampf gegen ein Lymphödem ihr Leben lang beschäftigen. Auch wenn ein Lymphödem eine Beeinträchtigung darstellt, handelt es sich in der Regel nicht um eine lebensbedrohliche Erkrankung. In seltenen Fällen kann im Zusammenhang mit einem chronischen Lymphödem ein Lymphangiosarkom – ein Tumor im Lymphsystem des betroffenen Arms – entstehen. Angesichts der äußerst geringen Wahrscheinlichkeit eines Auftretens dieser Krebserkrankung müssen Patientinnen nach einer axillären Lymphknotendissektion nicht allzu viel Furcht davor haben. Der Chirurg oder der Onkologe, der nach dem Eingriff ihre Betreuung übernimmt, wird bei seinen Kontrolluntersuchungen auch auf Anzeichen eines Lymphödems und der mit dieser Nebenwirkung verbundenen Komplikationen achten.

Rekonvaleszenz nach einer Chemo-/Hormontherapie

Das Nachwachsen der Haare ist für viele Patientinnen nach einer Chemotherapie das erste triumphale Anzeichen, dass die Behandlung überstanden
ist. In der Regel stellt sich in der Erholungsphase die ursprüngliche körperliche Verfassung vollständig wieder ein. Einige Nebenwirkungen der medikamentösen Behandlung können jedoch über einen längeren Zeitraum bestehen bleiben. Dazu zählen Schmerzen oder ein Taubheitsgefühl in den
Fingerspitzen, Füßen und Zehen (Neuropathie), Wechseljahrbeschwerden
wie Hitzewallungen und das Einsetzen der Menopause sowie das sogenannte Chemobrain. Manche der in der Chemotherapie verwendeten Zytostatika werden mit einem geringfügigen Risiko des Auftretens von sekundären
Krebserkrankungen wie Leukämie in Verbindung gebracht. Die genannten
Nebenwirkungen treten jedoch keineswegs bei jeder Chemotherapie auf –
sie sind teilweise sogar äußerst selten (weitere Informationen zu den möglichen Nebenwirkungen einer Chemotherapie siehe Kapitel 9).

Bei der Hormontherapie handelt es sich um eine Langzeitbehandlung –
die vom Körper nach Absetzen der Medikamente zu bewältigenden Auswirkungen sind minimal. An eine Chemotherapie schließt sich eine mehrere Wochen dauernde Erholungsphase an, in der sich die Patientin langsam
immer besser fühlt. Während der Rekonvaleszenz entwickeln manche Patientinnen, die mit einer starken Ausprägung der Nebenwirkungen zu kämpfen haben, Zweifel daran, ob ihre Entscheidung, sich der jeweiligen Therapie zu unterziehen, richtig war. Der Gedanke, es wäre vielleicht besser
gewesen, sich gegen eine Therapie zu entscheiden, um die unangenehmen
Konsequenzen zu vermeiden, ist nur natürlich. Im Laufe einer sich über
mehrere Jahre erstreckenden Hormontherapie denken viele Frauen darüber nach, das Medikament abzusetzen, um sich von den unerwünschten
Begleiterscheinungen der Einnahme zu befreien. Im Nachhinein gehegte
Zweifel an der getroffenen Entscheidung sind jedoch wenig produktiv. Es
ist wichtig, sich immer wieder vor Augen zu führen, dass die angewendeten
Therapiemaßnahmen notwendig waren, da sie die Wahrscheinlichkeit, die
Brustkrebserkrankung zu überleben, erhöht haben. Statt Bedenken zu he-

gen, ist es also durchaus angebracht, in dem Bewusstsein, alles getan zu haben, um auch langfristig auf Gesundheit hoffen zu können, ein wenig Gelassenheit und Stolz zu entwickeln.

Rekonvaleszenz nach einer Strahlentherapie

Da Müdigkeit und Hautirritationen die häufigsten Nebenwirkungen einer Strahlentherapie sind, beinhaltet die Heilungsphase nach Abschluss der Behandlung das Abheilen der Haut und das Wiedererlangen von Energie und Fitness. Die Tatsache, dass sich nach der sechswöchigen Behandlungsdauer der Alltag wieder ohne tägliche Arzttermine in Angriff nehmen lässt, kann äußerst befreiend wirken. Da die Strahlentherapie nach dem chirurgischen Eingriff und der Chemotherapie oft den letzten Behandlungsschritt darstellt, bedeutet das Ende der Bestrahlung für viele Patientinnen auch das Ende der gesamten Brustkrebstherapie. Dieses Ereignis löst allerdings nicht immer nur Freude, sondern auch eine ganze Reihe unerwarteter Gefühlsregungen aus.

Emotionale Auswirkungen einer Brustkrebsbehandlung

Auch wenn es sich bei Brustkrebs prinzipiell um eine rein körperliche Erkrankung handelt, ist der Kampf gegen den Krebs mit einer immensen seelischen Belastung verbunden. Vom anfänglichen Schock der Diagnose über die Anspannung während der Therapie bis hin zur Freude, dass die Erkrankung besiegt wurde, durchlaufen Patientinnen das gesamte Spektrum der Gefühle. Die psychische Belastung hält nach dem Therapieende an, da sich die Patientinnen an einen veränderten Alltag gewöhnen müssen. Selbstverständlich ist es Ziel jeder Brustkrebsbehandlung, den betroffenen Frauen wieder ein normales Leben zu ermöglichen. Nach der Therapie müssen viele Patientinnen jedoch erst einmal herausfinden, was »normal« inzwischen für sie bedeutet. »Normal« kann nach bewältigter Behandlung beinhalten, mit der Angst vor einer Rückkehr der Erkrankung behaftet zu sein. »Normal« kann mit dem Anreiz verbunden sein, mehr denn je auf die eigene Gesundheit zu achten. »Normal« kann bedeuten, das Leben nun aus einer ganz anderen Perspektive zu sehen und für Dinge dankbar zu sein, die früher als selbstverständlich erachtet wurden. Viele Patientinnen setzen nach einer Brustkrebserkrankung neue Prioritäten in ihrem Leben, die einschneidende, positive Veränderungen mit sich bringen. Ob Beruf, Beziehungen, Hobbys, eine ehrenamtliche Tätigkeit, Spiritualität oder Religiosität – die meisten Patientinnen ändern ihre Sichtweise und unterziehen einige ihrer Lebensbereiche einer Neubewertung oder Veränderung. Mein Rat lautet, die nach einer Brustkrebsbehandlung aufsteigenden Gefühle nicht zu ignorieren und nicht so zu tun, als könne man völlig unbeeindruckt das alte Leben wieder aufnehmen. Im Lauf der Zeit treten die mit der Brustkrebserkrankung verbundenen Erlebnisse von selbst in den Hintergrund und man kann sich wieder mit ganzer Kraft dem Alltag widmen. Für Frauen, die feststellen, dass sie auch nach mehr als einem Jahr noch nicht wieder richtig Fuß gefasst haben, besteht die Option, bei einer Selbsthilfegruppe oder bei einem Psychotherapeuten Unterstützung zu suchen.

Nachsorge

Im Anschluss an die Therapie der akuten Brustkrebserkrankung wendet jeder Arzt für die Nachsorge das von ihm bevorzugte Behandlungsschema an. Die meisten setzen zunächst Kontrolluntersuchungen in Abständen von drei bis vier Monaten an und wechseln später zu einem Rhythmus mit zunächst zwei, dann einer Untersuchung pro Jahr. Wenn mehrere Spezialisten in die Behandlung involviert waren, die sämtlich eine Konsultation in zwei- bis dreimonatlichen Abständen veranschlagen, können die Kontrolltermine schnell zu einer Belastung werden: Alle paar Wochen einen Chirurgen, einen internistischen Onkologen und einen Radioonkologen aufsuchen zu müssen, macht es nicht leicht, ins normale Leben zurückzukehren.

Bitten Sie Ihre Ärzte darum, wenn möglich die Kontrolluntersuchungen untereinander abzustimmen. Vielleicht lässt sich ein Nachsorgeschema realisieren, dass zum Beispiel alljährlich im Januar einen Besuch beim Chirurgen und im Juli einen Untersuchungstermin beim Onkologen beinhaltet. Damit wäre eine Aufrechterhaltung der Gesundheitsfürsorge seitens der Ärzte gegeben, während der größere zeitliche Abstand zwischen den einzelnen Untersuchungen der Patientin mehr Freiraum verschafft. Da es andererseits wichtig ist, dass sich die Patientinnen nicht im Stich gelassen fühlen, nehmen die meisten Chirurgen und Onkologen eine mehrere Jahre über die akute Behandlung hinausreichende Betreuung durch Kontrolluntersuchungen sehr ernst.

Ratschläge hinsichtlich der Nachsorge

Nach abgeschlossener Krebsbehandlung von der Angst geplagt zu sein, dass die Erkrankung zurückkehren könnte, ist völlig normal. Jede Patientin, die mich im Rahmen der Nachsorge aufsucht, drängt auf eine höhere Frequenz der Kontrolluntersuchungen. »Wäre es nicht angebracht, häufiger eine Mammographie oder andere Untersuchungen durchzuführen, um Metastasen oder einen erneuten Tumor in der Brust möglichst frühzeitig zu entdecken?«, lautet die mir immer wieder gestellte Frage. Sofern keine beidseitige Mastektomie durchgeführt wurde, sind nach Abschluss der Brustkrebsbehandlung regelmäßige Kontrollen mittels bildgebender Verfahren und körperlicher Untersuchungen auf jeden Fall notwendig. Üblicherweise finden diese Nachsorgemaßnahmen einmal pro Jahr, in einigen Fällen in den ersten beiden Jahren nach Abschluss der Behandlung auch zweimal jährlich statt.

Häufig wird durch den behandelnden Chirurgen festgelegt, welche bildgebenden Verfahren und welche Form der körperlichen Untersuchung nach Beendigung der Krebstherapie bei einer Patientin angemessen sind und in welchen zeitlichen Abständen sie erfolgen sollten. Der Chirurg ist mit dem jeweiligen Fall am besten vertraut und kann am schnellsten beurteilen, welche bei einer körperlichen Untersuchung festgestellten Veränderungen tatsächlich Anlass zur Sorge geben. Bei manchen Patientinnen sind zusätzliche Kontrollen durch Ultraschalluntersuchungen oder MRTs erforderlich (zu Untersuchungen mittels bildgebender Verfahren und den mit deren Anwendung verbundenen Entscheidungen siehe Kapitel 1). Die Mammographie ist ein in jedem Fall anzuwendendes und sinnvolles Nachsorgeverfahren.

Selbst wenn die erste Krebserkrankung auf den Mammographieaufnahmen nicht erkennbar war, bedeutet das nicht, dass eine erneute Tumorbildung auf den Röntgenbildern ebenfalls nicht sichtbar sein wird. Um sicherzustellen, dass eine zweite Krebserkrankung nicht unentdeckt bleibt, ist es nicht notwendig, alle existierenden bildgebenden Verfahren zur Kontrolle anzuwenden. Die Mammographie ist stets die sicherste Methode zur Früherkennung einer Brustkrebserkrankung. Sofern keine beidseitige Mastektomie durchgeführt worden ist, ist allen Patientinnen anzuraten, diese Untersuchung einmal jährlich vornehmen zu lassen – unabhängig davon, ob die vormalige Erkrankung durch dieses bildgebende Verfahren entdeckt wurde oder nicht.

WEITERFÜHRENDE INFORMATIONEN

Nachsorgeuntersuchungen mittels bildgebender Verfahren:
»Je mehr, umso besser« ist nicht die Devise

Bei manchen Patientinnen ist es tatsächlich erforderlich, in den ersten ein bis zwei Jahren nach ihrer Brustkrebsbehandlung durch häufigere Untersuchungen zu überprüfen, ob sich erneut ein Tumor in der Brust gebildet hat. Bei anderen müssen die regelmäßigen Mammographieuntersuchungen durch Kontrollen mittels Sonographie oder Magnetresonanztomographie ergänzt werden. Ob eine Erhöhung der Frequenz oder die Anwendung mehrerer Verfahren nötig sind, muss mit dem behandelnden Arzt geklärt werden. Grundsätzlich aber wird das Ziel verfolgt, nach einer Brustkrebsbehandlung den von der Früherkennung bekannten jährlichen Rhythmus der Mammographieuntersuchungen wiederherzustellen. Vielen meiner Patientinnen erscheint diese Maßgabe nicht nachvollziehbar. Die Erfahrung der bereits erfolgten Brustkrebserkrankung verleitet sie zu der Annahme, dass möglichst viele Kontrolluntersuchungen stattfinden sollten, um eine mögliche erneute Tumorbildung früh zu erkennen. Die Nachsorge folgt jedoch nicht dem Motto »je mehr, umso besser«, da mit der häufigeren oder breiter gefächerten Anwendung von bildgebenden Verfahren zur Kontrolle der Brust das Risiko steigt, »falsch positive« Befunde zu erzielen.

Dieses Risiko ist auch gegeben, wenn der gesamte Körper mittels bildgebender Verfahren auf Metastasen untersucht wird. Stellen Sie sich folgendes Szenario vor: Nach überstandener Brustkrebsbehandlung lassen Sie eine Computertomographie (CT) vornehmen, um festzustellen, ob der Tumor gestreut und Metastasen gebildet hat. Bei der Untersuchung wird ein kleiner dunkler Fleck auf der Lunge festgestellt. Sofern Sie nicht in den Jahren vor Ihrer Brustkrebserkrankung regelmäßig eine CT durchführen ließen, lässt sich nicht ermitteln, ob die dunkle Stelle bereits vor der Brustkrebsdiagnose existierte oder ob in der Lunge ein frischer Tumor heranwächst. Bei dem Fleck kann es sich auch um eine Narbe oder um eine gutartige Geschwulst handeln. Sofern die dunkle Stelle ausreichend groß erscheint, rät der Arzt zur weiteren Diagnose zu einer Gewebeentnahme, die entweder einen umfangreichen chirurgischen Eingriff oder eine Biopsie erfordert. Beide Verfahren sind im Bereich der Lunge mit beträchtlichen Risiken verbunden. Ist der Fleck zu klein, um ihn in einer Biopsie ansteuern zu können, wird Ihnen von Ihrem Arzt aller Wahrscheinlichkeit nach empfohlen, drei bis sechs Monate abzuwarten und dann in einer erneuten CT-Untersuchung zu überprüfen, ob die Stelle sich ausgedehnt hat oder nicht. Beide Varianten sind wenig verlockend: In dem einen Fall müssen Sie sich einer großen Operation unterziehen, um herauszufinden, ob es sich bei dem dunklen Fleck um eine Metastase des Primärtumors in ihrer Brust handelt. In dem anderen Fall müssen Sie Monate des sorgenvollen Abwartens durchleben, bis durch die erneute Untersuchung geklärt wird, ob der Fleck größer geworden ist und auf eine Krebserkrankung hindeutet oder sich nicht verändert hat und das CT nur Narbengewebe zeigt, das sich vermutlich schon seit Jahren an dieser Stelle befindet. Vor allem aber handelt es sich bei der Identifizierung eines dunklen Flecks auf der Lunge mitnichten um eine Form der Früherkennung. Die Heilungschancen oder die Aussicht auf eine erfolgreiche Behandlung vom metastasiertem Brustkrebs ändern sich durch diesen Befund nicht.

Statt Ihren behandelnden Chirurgen um eine ausgedehntere Anwendung von Kontrolluntersuchungen zu bitten, weil Sie annehmen, dadurch Ihre Angst vor einem Wiederauftreten der Krebserkrankung in Schach halten zu können, ist es hilfreicher, wenn Sie sich der Tatsache bewusst werden, dass die häufigere Anwendung von bildgebenden Verfahren Ihre Sorge eher verstärken kann.

Tumormarker: ein warnendes Beispiel

Eine meiner Patientinnen, Kate, hatte sich von Ihrer Brustkrebserkrankung sehr gut erholt. Ihre Diagnose lag drei Jahre zurück und sie führte wieder ein aktives Leben. Sie suchte mich und ihren Onkologen im Halbjahresrhythmus zu Kontrolluntersuchungen auf und ging einmal pro Jahr zur Mammographie. Ihr Hausarzt, den sie im Rahmen einer Routineuntersuchung konsultierte, legte ihr jedoch nahe, zusätzlich zu den von mir und dem Onkologen durchgeführten Kontrollen eine Tumormarkerbestimmung vornehmen zu lassen.

Tumormarker sind biologische Substanzen im Blut, deren gehäuftes Auftreten auf eine bösartige Geschwulst oder ein Rezidiv eines Tumors (ein Wiederauftreten der Erkrankung) hindeuten kann. Bei manchen Patienten – zum Beispiel bei ehemals an Prostatakrebs Erkrankten – ist eine Tumormarkerbestimmung ein wichtiges Werkzeug der Nachsorge, da sich ein erneutes Auftreten der Erkrankung dadurch gut identifizieren lässt. In der Brustkrebsnachsorge eignet sich diese Blutuntersuchung jedoch nicht als Kontrollmaßnahme: Schwankungen der Tumormarkerwerte können auch durch Faktoren verursacht werden, die mit einer Krebserkrankung nicht in Zusammenhang stehen – zum Beispiel durch Rauchen und Infektionen. In einigen wenigen Fällen leistet eine Tumormarkerbestimmung hilfreiche Dienste bei der Überprüfung, ob die Behandlung anschlägt oder ob sich – bei einem erhöhten Risiko des Wiederauftretens der Erkrankung – der Krebs tatsächlich zurückgemeldet hat. Bei der Mehrzahl der Brustkrebspatientinnen ist diese Untersuchungsmethode jedoch nicht sinnvoll, da sie zu irritierenden Ergebnissen führen kann: In der Blutuntersuchung werden oft völlig normale Tumormarkerwerte festgestellt, obwohl eine Brustkrebserkrankung vorliegt. Eine Analyse, die erhöhte Werte verzeichnet, obwohl die Patientin gesund ist, ist ebenfalls möglich. Aufgrund der mangelhaften Aussagekraft der Resultate wird die Tumormarkerbestimmung bei den meisten Brustkrebspatientinnen in der Nachsorge nicht als Untersuchungsmethode angewendet.

Da Kates Hausarzt offenbar anderer Überzeugung war, erklärte er ihr, dass es sich um ein Versehen handeln müsste, dass ihr von ihrer Chirurgin und ihrem Onkologen nicht zu einer Tumormarkerbestimmung geraten worden war. Er nahm ihr sofort Blut ab und sandte es zur Analyse in ein Labor. Statt des üblichen Werts von maximal 31 wies das Laborergebnis bei Kate einen Tumormarkerwert von 33 aus. Auf diese Nachricht hin rief mich Kate völlig aufgelöst an.

Kate, die bislang nach ihrer Behandlung seelisch ausgeglichen war, empfand nun verständlicherweise panische Angst. Wir vereinbarten einen Untersuchungstermin und durchleuchteten Kate von Kopf bis Fuß. Die Tatsache, dass durch die bildgebenden Verfahren nirgendwo eine Auffälligkeit sichtbar gemacht werden konnte, bedeutete einerseits eine gute Nachricht. Andererseits mussten wir Kate darauf hinweisen, dass es notwendig war, die Tumormarkerbestimmung ein bis zwei Monate später noch einmal durchzuführen. Sollte die erneute Blutuntersuchung einen noch höheren Wert ergeben, würde wieder eine Untersuchung mittels bildgebender Verfahren erforderlich sein, da in einigen Fällen ein Ansteigen der Tumorwerte einer Metastasenbildung vorausgeht.

Die vier Wochen bis zur nächsten Blutabnahme bedeuteten für Kate selbstverständlich eine sehr schwere Zeit. Der Gedanke, dass die Krebserkrankung zurückgekehrt sein könnte, vereinnahmte sie völlig. Sie litt unter Kopfschmerzen und fragte sich ständig, ob diese durch die extreme psychische Belastung ausgelöst wurden oder Anzeichen von Metastasen im Gehirn waren. Es war schrecklich mitzuerleben, was diese Patientin, die ihre Brustkrebserkrankung so gut bewältigt hatte, durchmachen musste.

Die zweite Tumormarkerbestimmung ergab den Wert 22. Kate ließ nach der guten Nachricht, dass der Wert im Bereich des Normalen lag, die Korken knallen und sandte auch mir eine Flasche Champagner. Ich öffnete die Flasche noch am selben Abend und trank auf ihr Wohl. Kate hatte leider die schmerzliche Erfahrung machen müssen, dass selbst eine vollkommen harmlos erscheinende Untersuchung wie ein Bluttest ernsthafte Konsequenzen haben und auf lange Sicht eher schaden als nutzen kann. Warum die erste Tumormarkerbestimmung einen erhöhten Wert ergab, wird sich niemals klären lassen. Kate und ich kamen überein, solange sie sich gesund fühlte, auf weitere Blutabnahmen zur Ermittlung der Tumormarkerwerte zu verzichten. Gott sei Dank schloss sich Kates Hausarzt unserer Vereinbarung an.

WEITERFÜHRENDE INFORMATIONEN

In der Übergangsphase von der aktiven Bekämpfung Ihrer Brustkrebserkrankung zu einem gesunden Leben reduziert sich der Kontakt zu den Ärzten, die sie während Ihrer Therapie betreut haben, immer mehr. Die langsam abnehmende Frequenz der Arzttermine ist einerseits ein gutes Zeichen: Niemand möchte für den Rest seines Lebens Patient sein. Andererseits schafft sie Raum für die Beeinflussung durch Mediziner, die nicht im Bereich der Brustkrebsbehandlung tätig sind, und durch Laien aus Ihrem persönlichen Umfeld. Das Gespräch mit Frauen, die ihre Brustkrebserkrankung vor längerer Zeit besiegt haben, kann während der Phase der Rekonvaleszenz Mut machen, selbst auf endgültige Heilung zu vertrauen. Der Erfahrungsaustausch, der in Selbsthilfegruppen oder in Internetforen stattfindet, kann aber auch Nachteile haben: Die zahlreichen Berichte von Frauen, die eine abweichende Form der Therapie gewählt haben oder in ihrer Brustkrebsbehandlung einen anderen Weg gegangen sind, können Zweifel auslösen – die ursprünglich aus guten Gründen getroffene Entscheidung für den eigenen Behandlungsweg wird rückblickend infrage gestellt. In solchen Situationen ist es wichtig, sich ins Gedächtnis zurückzurufen, dass es bei Brustkrebserkrankungen keine Einheitslösung gibt. Sie haben – bezogen auf die in Ihrem Fall vorliegende konkrete Ausformung der Erkrankung – die für Sie persönlich richtige Entscheidung getroffen und gemeinsam mit den von Ihnen gewählten Fachärzten die angemessene Form der Therapie durchgeführt. Sie haben keinen Grund, an dem einst von Ihnen gefassten Entschluss und der Effizienz Ihres Behandlungswegs zu zweifeln.

ZUSAMMENFASSUNG

· Eine Mastektomie zieht eine längere Phase der Rekonvaleszenz nach sich als eine Lumpektomie. Die Genesung schreitet bei den einzelnen Patientinnen unterschiedlich schnell voran.

· Nach Abschluss der Behandlung nimmt die Frequenz der Arztbesuche immer weiter ab. Denken Sie daran: Die sich reduzierende Notwendigkeit ärztlicher Betreuung ist ein gutes Zeichen!

· Bei Nachsorgeuntersuchungen gilt nicht die Devise »je mehr, umso besser«.

Kapitel 13
Lebensstil

Besteht ein Zusammenhang zwischen Ernährung, Stress, Alkoholkonsum, Rauchen und Brustkrebs?

Während meiner Facharztausbildung arbeitete ich eine Zeit lang 120 Stunden pro Woche (um Ihnen das Nachrechnen zu ersparen: eine Woche hat insgesamt nur 168 Stunden). In den Monaten, in denen ich Bereitschaftsdienst hatte und fast rund um die Uhr beschäftigt war, entwickelte ich einen, wie ich dachte, genialen Plan, um mich für die langen Nächte im Krankenhaus zu stärken. Ich holte mir jeden Abend um 21 Uhr aus dem Automaten in der Cafeteria eine große Packung M&Ms und teilte mir die Schokolinsen über die Nacht hindurch so ein, dass die Tüte um 6 Uhr morgens leer war. Heillos übermüdet kam mir die amüsante Idee, dass in einer Packung M&Ms alle Lebensmittelgruppen vertreten waren: Die roten Schokolinsen waren Stellvertreter tierischer Produkte und die grünen Ersatz für Gemüse. Die gelben stellten Milchprodukte dar. Nachdem ich etwa vier Wochen nach diesem ausgefeilten Ernährungsplan gelebt hatte, stieg ich eines Morgens aus der Dusche, trocknete mir das Gesicht ab und bemerkte, dass an meinem Handtuch Härchen haften geblieben waren. Ich sah in den Spiegel und stellte erschrocken fest, dass meine rechte Augenbraue in der Mitte kahl war. Dieser Haarausfall war mit Sicherheit auf meine Mangelernährung zurückzuführen – echte Vitamine hatte meine Schokokost aus dem Automaten schließlich nicht zu bieten.

Nicht genug damit, dass ich am nächsten Tag die Peinlichkeit erdulden musste, mit halber Augenbraue zur Arbeit zu gehen. Ich hatte einen lang verdien-
ten Erholungsurlaub außer Landes gebucht und musste meinen abgelaufe-
nen Reisepass erneuern. Mein Augenbrauendebakel drohte also für lange
Zeit auf meinem Passfoto dokumentiert zu werden. Glücklicherweise erin-
nerte ich mich an den von meiner Großmutter angewendeten Trick, fehlende
Härchen mit einem Augenbrauenstift nachzuzeichnen. Mit dieser Technik
rettete ich mich über die Zeit – es dauert tatsächlich Monate, bis Augenbrau-
en nachgewachsen sind. Ich erzähle diese Geschichte, um zu verdeutlichen,
dass eine Mangelernährung gesundheitliche Schäden verursacht – vom Verlust der Augenbrauen bis hin zu einem gesteigerten Brustkrebsrisiko.

Risikofaktoren

Eine Brustkrebsdiagnose wird oft als Warnsignal verstanden. Nach Abschluss der Behandlung holen viele Patientinnen Erkundigungen ein, inwieweit sie ihren Lebensstil ändern sollten, um eine erneute Tumorbildung in
der Brust – oder das Auftreten einer anderen Krebserkrankung – so weit wie
möglich auszuschließen. Einige Risikofaktoren wie die genetische Veranlagung entziehen sich unserer Kontrolle, andere – zum Beispiel unsere Ernährung, unseren Tabak- und Alkoholkonsum und unsere Stressbelastung –
können wir beeinflussen. Diese lebensstilbedingten Faktoren prägen
unseren allgemeinen Gesundheitszustand wesentlich.

Ernährung

Durch eine Ernährungsumstellung lässt sich erwiesenermaßen einer ganzen
Reihe von Erkrankungen vorbeugen. Dazu zählen Herzleiden, Bluthochdruck
und Diabetes. Auch das Auftreten einiger Krebserkrankungen – zum Beispiel
Magen-, Speiseröhren- und Darmkrebs – wird durch bestimmte Ernährungs-
gewohnheiten eingeschränkt oder begünstigt. Die medizinische Forschung hat
sich intensiv mit der Frage beschäftigt, ob auch die Entstehung von Brustkrebs
durch einen bestimmten Lebensmittelkonsum gefördert wird beziehungsweise ob eine Veränderung des persönlichen Speiseplans eine reduzierte Wahr-

scheinlichkeit des Auftretens dieser Erkrankung herbeiführen kann. Die einhellige Antwort lautet: Nein. Es besteht kein direkter Zusammenhang zwischen dem Auftreten einer Brustkrebserkrankung und dem Konsum bestimmter Nahrungsmittel. Weder rotes Fleisch noch fettreiche Kost noch ein übermäßiger Genuss von M&Ms begünstigen die Entstehung von Brustkrebs.

Patientinnen können aus diesem Forschungsergebnis einerseits positive Rückschlüsse ziehen: Sie können sich nach einer Brustkrebsdiagnose sicher sein, das Auftreten der Erkrankung nicht durch einen fehlerhaften Speiseplan gefördert zu haben. Viele Frauen quälen nach der Diagnose Schuldgefühle – hinsichtlich der Ernährung können sie aber rein gar nichts falsch gemacht haben. Andererseits bringt das Resultat der medizinischen Studien den Nachteil mit sich, dass Patientinnen keine Möglichkeit haben, nach der überstandenen Behandlung durch eine Ernährungsumstellung einem Wiederauftreten der Erkrankung vorzubeugen. Natürlich trägt eine gesunde Ernährung mit Vollkornprodukten, reichlich Vitaminen und wenig tierischen Fetten zu einem guten Gesundheitszustand bei und reduziert möglicherweise das Auftreten von Krebserkrankungen allgemein. Dennoch wurde bisher für kein Lebensmittel nachgewiesen, mit einer Erhöhung oder Reduzierung des Brustkrebsrisikos in direktem Zusammenhang zu stehen.

IRRGLAUBE: »Der Verzehr von Soja kann Brustkrebs auslösen.«

Diese Annahme ist ein gutes Beispiel dafür, wie wenig über den Zusammenhang zwischen einzelnen Nahrungsmitteln und der Entstehung einer Brustkrebserkrankung bekannt ist. Die medizinische Forschung hat sich ausgiebig mit der Beschaffenheit von Soja beschäftigt und untersucht, ob der Verzehr von Sojaprodukten positiven oder negativen Einfluss auf das Brustkrebsrisiko hat. Sojabohnen enthalten Phytoöstrogene, die eine dem menschlichen Hormon Östrogen ähnliche Wirkung entfalten können. Aus dieser Tatsache wurde die Schlussfolgerung abgeleitet, dass der Verzehr von aus Sojabohnen gefertigten Lebensmitteln eine Erhöhung des Hormonspiegels bedingt und somit die Ausbildung einer Brustkrebserkrankung befördert. Andere Forscher gehen davon aus, dass der Konsum von

Soja das Brustkrebsrisiko reduziert: Untersuchungen haben ergeben, dass Frauen im asiatischen Raum, die traditionell vor allem in jungen Jahren eine an Soja reiche Ernährungsweise bevorzugen, nur sehr selten an Brustkrebs erkranken. Aufgrund der Tatsache, dass die Studien sowohl in die eine als auch in die andere Richtung weisen, gehen die meisten Ärzte davon aus, das der Verzehr von »normalen Mengen« von Sojaprodukten – das heißt drei bis vier Portionen pro Woche – unbedenklich ist.

Übergewicht

Während kein direkter Zusammenhang zwischen dem Konsum eines bestimmten Lebensmittels und einem erhöhten Risiko einer Ersterkrankung oder eines erneuten Auftretens von Brustkrebs nachgewiesen werden konnte, führt ein auf falscher Ernährung basierendes starkes Übergewicht erwiesenermaßen mit höherer Wahrscheinlichkeit zu einer Brustkrebserkrankung: Im Fettgewebe wird Östrogen produziert und ein erhöhter Östrogenspiegel geht mit einem gesteigerten Brustkrebsrisiko einher. Die Entstehung von bösartigen Tumoren wird bei übergewichtigen Frauen durch weitere biologische Faktoren wie eine beeinträchtigte Insulinaufnahme und eine erhöhte Zirkulation von Wachstumsfaktoren gefördert. Neben einem höheren Risiko der Ersterkrankung besteht bei Patientinnen mit übermäßigem Körpergewicht auch eine größere Gefahr des Wiederauftretens der Erkrankung – vor allem, wenn ein Hormonrezeptor-positiver Tumor vorlag. Jüngste Erhebungen belegen, dass normalgewichtige Frauen eine um 5 Prozent höhere Wahrscheinlichkeit haben, eine Brustkrebserkrankung zu überleben, als übergewichtige Patientinnen. In einigen Fällen ist dieser Vorteil in etwa so groß wie die durch eine Anwendung der Chemotherapie gesteigerte Überlebenschance.

Übergewichtige Brustkrebspatientinnen sehen sich auch einem höheren Risiko des Auftretens von Komplikationen während der einzelnen Therapiephasen ausgesetzt. Sie zeigen bei chirurgischen Eingriffen eine erhöhte Anfälligkeit für Infektionen und die Bildung von Blutgerinnseln (Thromben). Auch die Narkose ist vermehrt mit Komplikationen verbunden. Die Anwendung von medikamentösen Therapien gestaltet sich bei übergewichtigen Patientinnen ebenfalls komplizierter: Bei der Chemotherapie ist es für die Ärzte schwieriger, einen intravenösen Zugang zu legen. Das Medikament Tamoxifen, das weithin zur Reduzierung der Wahrscheinlichkeit eines Wiederauftretens der Brustkrebserkrankung eingesetzt wird, steht mit einem erhöhten Thromboserisiko in Verbindung. Blutgerinnsel können sich zu einer lebensbedrohlichen Komplikation entwickeln, wenn sie durch die Venen in die Lunge transportiert werden. Diese Erscheinung ist zwar sehr selten, tritt aber bei übergewichtigen Patientinnen in verstärktem Maße auf. Die Anwendung einer Strahlentherapie ist aufgrund der auf ein maximales Gewicht von rund 150 Kilogramm ausgelegten Patientenliegen bei stark übergewichtigen Frauen sogar ganz ausgeschlossen. Selbst wenn nur ein sehr kleiner Tumor vorliegt, kommt bei diesen Patientinnen eine stets an eine Bestrahlung gekoppelte Lumpektomie deshalb nicht infrage.

Übergewichtige Frauen werden dennoch mitnichten bei Erhalt der Diagnose zum Abnehmen aufgefordert. Da es allein schon schwer genug ist, die Nachricht, an Brustkrebs erkrankt zu sein, verkraften zu müssen, ist es wenig sinnvoll, durch die Forderung nach einer Gewichtsabnahme weiteren Druck aufzubauen. Bei vielen Frauen resultieren die Gewichtsprobleme aus »emotionalem Essen« – die Nahrungsaufnahme dient als Trost oder als Bewältigungsmechanismus. Auch diese Ursache lässt den Plan, unmittelbar nach der Brustkrebsdiagnose eine Diät anzusetzen, kaum als vernünftig erscheinen.

Nach Abschluss der Brustkrebsbehandlung sind jedoch viele Frauen bestrebt, durch eine Gewichtsabnahme ihren allgemeinen Gesundheitszustand zu verbessern. Sofern eine sinnvolle Diät und ausreichend Bewegung das gewünschte Ziel verfehlen, lohnt es sich, mit einem Arzt über Alternativen zu sprechen.

Bewegungsmangel

Ausreichend Bewegung ist der Gesundheit in vielerlei Hinsicht zuträglich. Bei der Behandlung von Brustkrebspatientinnen, die vor ihrer Diagnose regelmäßig Sport trieben, konnte ich bei den Untersuchungen ein gesünderes Herz-Kreislauf-System, eine gesteigerte Ausdauer, eine gut ausgeprägte

Knochendichte, eine bessere psychische Verfassung und eine schnellere Rekonvaleszenz nach dem chirurgischen Eingriff und den weiteren Behandlungsmaßnahmen verzeichnen.

Da Sport und Bewegung auch Übergewicht vorbeugen, ist bei Frauen, die regelmäßig trainieren, zudem von einem geringeren Ersterkrankungsrisiko auszugehen. Die medizinische Forschung liefert auch einige Hinweise darauf, dass bei jungen Brustkrebspatientinnen, die sehr viel Sport treiben, eine geringere Wahrscheinlichkeit des Wiederauftretens der Erkrankung besteht (ein ursächlicher Zusammenhang zwischen der sportlichen Betätigung und dem verminderten Rückfallrisiko ist allerdings nicht bewiesen – es besteht auch die Möglichkeit, dass das durch den Sport reduzierte Körpergewicht den auslösenden Faktor darstellt). Auch wenn es schwierig ist, exakt zu bestimmen, in welcher Weise Bewegung eine Brustkrebserkrankung verhindern hilft, steht die Tatsache, dass Sport für die Gesundheit wichtig ist, außer Frage.

Wenn Sie sich dazu entschließen, in Zukunft ein gesünderes Leben zu führen, das auch die Ausübung von Sport beinhaltet, profitieren Sie in vielfältiger Weise davon. Ihren Plan müssen Sie keineswegs bereits während der Krebstherapie umsetzen. Es ist kaum möglich, den Fokus auf eine Verbesserung des allgemeinen Gesundheitszustands zu legen, während man gegen den Brustkrebs kämpft. Sobald die Beschäftigung mit der Erkrankung in den Hintergrund tritt, lässt sich jedoch das Ziel verfolgen, sich der Gesundheit des gesamten Körpers zu widmen. Intensität, Häufigkeit und Art der sportlichen Betätigung müssen individuell festgelegt werden. Für den einen stellt ein ausgedehnter Spaziergang, für den anderen ein Marathonlauf die ideale Betätigung dar. Das für Sie persönlich richtige Maß an Bewegung können nur Sie selbst – in Absprache mit ihren Ärzten und anderen Gesundheitsexperten – festlegen. Allgemein werden täglich 30 Minuten kombiniertes Herz-Kreislauf- und Krafttraining empfohlen.

Rauchen

Rauchen ist schädlich. Es beeinträchtigt die Gesundheit fundamental. Da mein Mann sich als Chirurg auf die Behandlung von Lungenkrebs spezialisiert hat, höre ich täglich von Opfern, die diese Erkrankung gefordert hat. Ich könnte gut und gerne die restlichen Seiten dieses Buches mit einer Beschreibung der schrecklichen Auswirkungen des Rauchens füllen, denn der Tabakkonsum verursacht nicht nur Lungenkrebs, sondern unter anderem auch Kehlkopfkrebs, Lungenemphyseme, Asthma, Bronchitis, Gefäß- und Herzerkrankungen. Da sich dieses Buch jedoch nicht mit Lungen-, sondern mit Brustkrebs beschäftigt, muss ehrlicherweise gesagt werden, dass Brustkrebs zu den wenigen Erkrankungen zählt, die nicht durch Rauchen verursacht werden.

Diese Tatsache sollte aber nicht dazu veranlassen, nach einer Brustkrebsdiagnose munter weiter zu rauchen. Wenn bei einer Raucherin Brustkrebs im frühen Stadium festgestellt wird, stellt die Frage, ob sie diese Erkrankung überleben wird, bezogen auf den allgemeinen Gesundheitszustand vermutlich die kleinere Sorge dar. Die Wahrscheinlichkeit, dass die Patientin an einer durch das Rauchen verursachten Erkrankung, zum Beispiel einer des Herzens, verstirbt, ist wesentlich höher.

Auf die Brustkrebsbehandlung hat das Rauchen dennoch negativen Einfluss. Raucherinnen bewältigen chirurgische Eingriffe und die sich daran anschließende Rekonvaleszenz erwiesenermaßen schlechter. Da Rauchen zu einer Verengung und mangelnden Durchblutung der Blutgefäße führt, verlangsamt sich der Heilungsprozess der durch den Hautschnitt entstandenen Wunde. Daraus resultiert ein erhöhtes Infektionsrisiko, das ein verspätetes Einsetzen der nachfolgenden Behandlungsschritte nach sich ziehen kann. Auch während und nach der Operation können schwere Komplikationen auftreten: Die Vollnarkose ist bei Rauchern mit einem erhöhten Risiko des nachfolgenden Auftretens einer Lungenentzündung oder anderer Lungenerkrankungen verbunden. Außerdem bilden sich bei Rauchern in verstärktem Maße Blutgerinnsel in den Beinen, die sich ablösen und in die Lunge wandern können. Eine durch Thromben ausgelöste Lungenembolie ist eine lebensbedrohliche Erkrankung.

Nach einer Mastektomie sehen sich Raucherinnen mit eingeschränkten Möglichkeiten der Brustrekonstruktion konfrontiert. Ein Wiederaufbau der Brust mit körpereigenem Gewebe ist oft nicht möglich, da der aus einer anderen Körperregion entnommene Haut-Fett-Lappen nur zur Modellierung der neuen Brust eingesetzt werden kann, wenn die zur Versorgung dienenden Blutgefäße funktionsfähig sind. Die meisten plastischen Chirurgen scheuen davor zurück, zwei durch das Rauchen geschädigte Blutgefäße miteinander zu verbinden. Dieser Eingriff ist oft schlichtweg zu gefährlich. Überraschenderweise stellt sich bei Patientinnen, die mit dem Rauchen aufhören, schon wenige Wochen später eine bessere Durchblutung der Gefäße ein. Wer einige Zeit vor der Operation das Rauchen aufgibt, reduziert somit die Wahrscheinlichkeit eines Auftretens von Komplikationen und schafft unter Umständen die Voraussetzungen für einen Wiederaufbau der Brust mit körpereigenem Gewebe.

Patientinnen unmittelbar nach der Brustkrebsdiagnose dazu zu bewegen, das Rauchen einzustellen, ist natürlich selten von Erfolg gekrönt. Zum einen lassen sich die durch jahrelanges Rauchen verursachten Schäden nicht durch ein paar Wochen Abstinenz beheben. Zum anderen erfüllt bei vielen Patientinnen die Zigarette die Funktion, die Übergewichtige mit »emotionalem Essen« bedienen: Rauchen ist ein Bewältigungsmechanismus, von dem angesichts der durch die Brustkrebsdiagnose ausgelösten extremen Belastung nicht Abstand genommen werden kann. Eine meiner Patientinnen zeigte folgende Reaktion: »Habe ich Sie richtig verstanden? Ich soll meine Brustkrebsdiagnose verkraften und dabei gleichzeitig mit dem Rauchen aufhören? Was noch? Soll ich vielleicht auch noch zehn Kilo abnehmen? Das funktioniert nicht. Helfen Sie mir einfach, die Krankheit zu besiegen.« Im Grunde bleibt jeder Patientin nur, ihre Fähigkeit, neben der Brustkrebserkrankung weitere Herausforderungen anzugehen, realistisch einzuschätzen und ihr Bestes zu geben. Es ist jedoch wichtig, sich vor Augen zu führen, dass der Verzicht auf das Rauchen es nicht nur ermöglicht, Zugang zu sämtlichen Formen der Brustkrebsbehandlung zu erhalten und deren korrekte Durchführung zu gestatten, sondern auch eine elementare Verbesserung des allgemeinen Gesundheitszustands bewirkt. Wenn es Ihnen schwerfällt, aus eigener Kraft mit dem Rauchen aufzuhören, können

Sie sich bei Ihrem Arzt nach Hilfsmitteln wie Medikamenten oder therapeutischen Maßnahmen zur Rauchentwöhnung wie Hypnosetherapien, die in einigen Fällen durchaus Wirkung zeigen, erkundigen.

Alkohol

Während kein direkter Zusammenhang zwischen dem Verzehr eines bestimmten Lebensmittels und einer Brustkrebserkrankung nachgewiesen werden konnte, steht hoher Alkoholkonsum erwiesenermaßen sowohl mit einem erhöhten Ersterkrankungsrisiko als auch mit einer höheren Wahrscheinlichkeit der Rückkehr der Erkrankung nach abgeschlossener Brustkrebstherapie in Verbindung. Ursache der erhöhten Krebsanfälligkeit ist vermutlich die durch den Alkohol verursachte Schädigung der Leber. Zu den Aufgaben der Leber gehört der Abbau von im Körper zirkulierenden Hormonen wie Östrogen. Werden aufgrund einer Beeinträchtigung der Leberfunktion die Hormone nicht in ausreichendem Maße abgebaut, resultiert daraus ein erhöhter Östrogenspiegel, der einerseits die Wahrscheinlichkeit einer Tumorbildung erhöht und andererseits das Wachstum eines bereits bestehenden Tumors befördern kann. Die Definition von hohem Alkoholkonsum ist sehr länderspezifisch. In Deutschland nennt die Bundeszentrale für gesundheitliche Aufklärung (BZgA) als gesundheitlich unbedenklichen Alkoholkonsum für gesunde erwachsene Frauen einen Richtwert von 12 Gramm am Tag, das entspricht etwa einem Standardglas Alkohol. Für gesunde erwachsene Männer liegt diese Grenze bei 24 Gramm Alkohol pro Tag, das sind etwa zwei Standardgläser. Wenn Sie als Frau mehr als 0,1 Liter Wein oder Sekt, mehr als 0,25 Liter Bier oder 4 Zentiliter Schnaps pro Tag trinken, bewegen Sie sich also bereits in einem gesundheitlich riskanten Bereich.

Wenn Sie regelmäßig Alkohol trinken und nach Ihrer Brustkrebsdiagnose das Bedürfnis haben, Ihren Konsum einzuschränken, um aktiv zu einem in Zukunft besseren gesundheitlichen Allgemeinzustand beizutragen, können Sie sich – sofern Sie dieses Vorhaben nicht aus eigener Kraft bewältigen können – professionelle Hilfe suchen.

Stress

Viele meiner Patientinnen machen nach Erhalt der Diagnose sofort Stress als Ursache ihrer Brustkrebserkrankung aus. »Ich weiß, woher das kommt«, lautet oft die erste Reaktion – für das Auftreten der Erkrankung werden die erlebten belastenden Ereignisse verantwortlich gemacht. Der moderne Alltag ist zweifelsohne von Stress geprägt und viele Menschen fühlen sich permanent überlastet. Es existiert jedoch kein wissenschaftlicher Beweis, dass Stress das Auftreten einer Krebserkrankung fördert.

In der Medizin herrscht jedoch weitgehend Übereinstimmung darüber, dass Stress Auswirkungen auf das Immunsystem hat und dass zwischen dem Zustand des Immunsystems und der Entstehung einer Krebserkrankung ein Zusammenhang besteht. Wenn Sie die Neigung verspüren, mit dem Ziel einer allgemein gesünderen Lebensführung Aktivitäten nachzugehen, die Ihnen dabei helfen, Stress abzubauen – zum Beispiel Yoga, Meditieren oder ein leichtes Fitnesstraining –, ist es deshalb gewiss sinnvoll, dieses Vorhaben in die Tat umzusetzen. Sollten Sie die Ursache Ihrer Brustkrebserkrankung tatsächlich in Ihrem stressbeladenen Alltag sehen und sich deshalb Vorwürfe machen, trägt vielleicht die folgende Erkenntnis zu Ihrer Beruhigung bei: Mehrere wissenschaftliche Untersuchungen lieferten das Ergebnis, dass bei Personengruppen wie Kriegsgefangenen oder Überlebenden des Holocaust, die über lange Zeit extremen Belastungen und traumatisierenden Erlebnissen ausgesetzt waren, keine erhöhte Wahrscheinlichkeit der Entstehung jedweder Form von Krebserkrankung festzustellen war.

IRRGLAUBE: »Lass deine Brustkrebsdiagnose nicht zur mentalen Belastung werden. Stress verschlimmert die Krebserkrankung nur.«

Wie oben beschrieben existiert kein wissenschaftlicher Beweis, dass Stress das Auftreten oder die Ausbreitung einer Krebserkrankung fördert. Dennoch werden Sie nach Ihrer Diagnose aus Ihrem persönlichen Umfeld vielfach die Aufforderung hören: »Entspann dich! Wenn du dich unter Druck setzt, breitet sich der Krebs nur weiter aus.« Einem Menschen, der unter großer Anspannung steht, zu raten, gelassen zu bleiben, ist nichts anderes, als einem Hungrigen zu empfehlen, nicht ans Essen zu denken: Man erzielt den gegenteiligen Effekt. Eine Brustkrebsdiagnose stellt immer auch eine psychische Belastung dar. Lassen Sie sich kein schlechtes Gewissen einreden, wenn andere die Ansicht äußern, Stress würde Ihre Erkrankung noch schlimmer machen, und Ihnen dadurch den Eindruck vermitteln, Sie würden selbst zur Verschlechterung Ihrer Situation beitragen: Diese Auffassung ist schlichtweg falsch.

IRRGLAUBE: »Verzichte auf Zucker – Zucker fördert das Tumorwachstum.« »Ernähre dich nur noch von basischen Lebensmitteln – Krebszellen bevorzugen ein saures Milieu.« »Ich schwöre auf meine Saftkur. Sie reinigt den Körper, sodass sich der Krebs leichter besiegen lässt.«

Wie oben beschrieben besteht kein direkter Zusammenhang zwischen dem Auftreten einer Brustkrebserkrankung und dem Konsum bestimmter Nahrungsmittel. Dennoch kursieren in der Boulevardpresse Empfehlungen für eine Ernährungsumstellung zur Krebsprävention, die in der Bevölkerung breiten Anklang finden. In der Absicht, angeblich das Tumorwachstum befördernde Lebensmittel zu umgehen und damit die Kontrolle über die Entstehung und Ausbreitung der Erkrankung zu erlangen, entwickeln viele Frauen äußerst einseitige Essgewohnheiten. Aus medizinischer Sicht sind zu Extremen neigende Ernährungsweisen jedoch nicht empfehlenswert: Sie sind weder gesund noch nachhaltig. Selbstverständlich ist eine ausgewogene Ernährung zu empfehlen, die viele pflanzliche Nahrungsmittel – frisches Obst und Gemüse – integriert und industriell verarbeitete Lebensmittel, die stets einen hohen Zucker- oder Salzgehalt aufweisen, kaum berücksichtigt. Es besteht jedoch keine Notwendigkeit, angeblich krebserregende Nahrungsmittel vom Speiseplan zu nehmen. Da sich die publizierten Ernährungstipps selten an den Erfordernissen für einen guten gesundheitlichen Allgemeinzustand orientieren, sollte man ihnen mit Skepsis begegnen.

Hinsichtlich des vielfach propagierten Verzichts auf Zucker ist zu beachten, dass Zucker sowohl das Wachstum von bösartigen als auch von gutartigen Zellen fördert. Den Krebs »auszuhungern«, indem man keinen industriell hergestellten Zucker zu sich nimmt, ist schlichtweg unmöglich.

Die Wahl gesunder Lebensmittel beinhaltet den Vorteil, dass der darin enthaltene Zucker von wertvollen Bestandteilen wie Vitaminen und Mineralien begleitet wird. Zusammen mit einer Vermeidung von Übergewicht und einem mäßigen Alkoholkonsum stellt eine gesunde Ernährungsweise, die sich auf frisches Obst und Gemüse, mageres Fleisch und Vollkornprodukte stützt, die beste Voraussetzung sowohl hinsichtlich der Vermeidung und der guten Behandelbarkeit einer Brustkrebserkrankung als auch bezüglich der Aufrechterhaltung eines guten gesundheitlichen Allgemeinzustands dar.

ZUSAMMENFASSUNG

- Übergewicht und ein hoher Alkoholkonsum sind die einzigen durch den individuellen Lebensstil bedingten Risikofaktoren für eine Brustkrebserkrankung.

- Lassen Sie sich von Empfehlungen zu einer radikalen Ernährungsumstellung nicht beeindrucken. Eine ausgewogene, gesunde Ernährung, regelmäßige Bewegung und der Verzicht auf das Rauchen bilden die von Ihnen beeinflussbaren Elemente Ihres Lebensstils, die die Entstehung und die Ausbreitung einer Brustkrebserkrankung negativ und den allgemeinen Gesundheitszustand positiv beeinflussen.

Kapitel 14
Alternative und komplementäre Medizin

Welche Rolle kommt diesen Verfahren

bei der Brustkrebsbehandlung zu?

Als eine meiner Patientinnen – Lisa, 47 Jahre alt und Mutter von zwei Kindern – nach einer Mammographieuntersuchung und einer Nadelbiopsie die Diagnose erhielt, dass bei ihr ein duktales Karzinom in situ vorlag, lautete ihre erste Reaktion: »Ich hoffe, Sie unterstützen mich in meiner Absicht, auf alternative Behandlungsmethoden zurückzugreifen.«

Es stellte sich heraus, dass Lisa bereits einen Internisten, einen Vertreter der ganzheitlichen Medizin und einen Arzt für Naturheilkunde konsultiert und die Empfehlung erhalten hatte, zahlreiche Nahrungsergänzungsmittel einzunehmen – in der Hoffnung, dadurch ihr Immunsystem zu stärken, den Kampf gegen den Krebs einzuleiten und sie für die anstehende Operation zu stärken.

Ich erklärte Lisa, dass ich ihre Absicht keinesfalls unterstützen würde, wenn unter »alternativen Methoden« die Anwendung von pflanzlichen Heilmitteln statt der Standardverfahren zur Brustkrebsbehandlung zu verstehen war. Bei Ärzten, die sich tagtäglich im Kampf gegen den Krebs engagieren, treten sofort Bedenken auf, wenn Patientinnen zu ihrer Behandlung auf andere als die aufgrund ihrer erwiesenen Wirksamkeit angewendeten Methoden (chirurgischer Eingriff, medikamentöse Behandlung und Strah-

271

lentherapie) zurückgreifen möchten. Da für die meisten alternativen Behandlungsmethoden der wissenschaftliche Nachweis ihrer Langzeitwirkung noch nicht erbracht ist, ist ihre Anwendung – vor allem wenn mehrere Verfahren kombiniert werden – hinsichtlich einer möglichen Toxizität und unter Umständen auftretenden Nebenwirkungen mit vielen Unbekannten verbunden. Sofern Lisa sich mit dem Begriff »alternativ« jedoch auf die komplementäre Medizin – die Anwendung von alternativen Methoden als Ergänzung zur etablierten Medizin – bezog, würde ich ihr Vorhaben unterstützen.

Die Komplementärmedizin hat in jüngster Vergangenheit stark an Zuspruch gewonnen. Viele Patienten legen Wert darauf, bei ihrer Behandlung Verfahren der Schulmedizin mit ganzheitlichen Methoden zu kombinieren. Dem von Lisa vorgeschlagenen Ansatz der Komplementärmedizin folgte ich nur unter dem Vorbehalt, dass all ihre behandelnden Ärzte – ihr Onkologe, ihr Internist, ihr Arzt für ganzheitliche Medizin und ihr Naturheilkundler – im Einklang agierten, um miteinander in Konflikt stehende Behandlungsmethoden und eine durch die Kombination mit anderen Mitteln gesteigerte toxische Wirkung der Medikamente vermeiden zu können.

Da Lisa der Anwendung dieser Vorsichtsmaßnahme zustimmte, gingen wir gemeinsam die Nahrungsergänzungsmittel durch, die sie zum Zeitpunkt unseres Gesprächs bereits einnahm. Ich äußerte Bedenken hinsichtlich eines Medikaments, das Lisa von ihrem Arzt für Naturheilkunde zur Stärkung ihres Immunsystems gegeben worden war. Das Mittel war in Tablettenform einzunehmen. Bei Tabletten, die geschluckt werden, wird der Wirkstoff im Magen aufgenommen und dann über den Blutkreislauf im Körper verteilt. Ich erklärte Lisa, dass bei dieser Verabreichungsform keinerlei Kontrolle darüber bestand, welche Bereiche des Körpers der Wirkstoff ansteuert. Es war also möglich, dass die zur Stärkung des Immunsystems eingenommene Substanz von den Krebszellen aufgenommen und somit das Wachstum des Tumors beschleunigt werden würde. Dieses Szenario schockierte Lisa – einen solchen Effekt hatte sie nicht in Betracht gezogen.

Bei der Anwendung komplementärer Methoden ist die sorgfältige Überprüfung der einzunehmenden Substanzen von großer Bedeutung. Manche

Nahrungsergänzungsmittel können die Wirksamkeit der in der Krebsbehandlung verwendeten Standardmedikamente beeinträchtigen oder sogar aufheben. Einige Kräuter und Pilze beispielsweise beeinflussen die Funktionsweise der Leber. Werden sie zusammen mit bestimmten Zytostatika, die ebenfalls in der Leber abgebaut werden, genommen, besteht die Gefahr, dass eine erhebliche Lebertoxizität auftritt: Da die Menge der für die Leber giftigen Substanzen steigt, ist eine Schädigung des Organs nicht auszuschließen. Eine Beurteilung, welche Stoffe bedenkenlos mit Standardmedikamenten kombiniert werden können, setzt folglich fundierte Fachkenntnis voraus.

Komplementäre versus alternative Medizin

Während unter dem Begriff »alternative Medizin« Methoden und Konzepte verstanden werden, die anstelle der klassischen Verfahren der Schulmedizin zur Anwendung kommen, bezeichnet man Therapien, die als Ergänzung zu den Behandlungsformen der wissenschaftlich etablierten Medizin angelegt sind, als »komplementär«. Die meisten der auf die Behandlung von Krebserkrankungen spezialisierten Kliniken haben stetig wachsende Abteilungen für komplementäre Medizin, in denen sich Ärzte intensiv um den wissenschaftlichen Nachweis der Effizienz der von Ihnen angewendeten Methoden bemühen und an der Optimierung der Kombination ihrer Verfahren mit den Behandlungsansätzen der konventionellen Medizin arbeiten. Die von diesen Ärzten angewendeten Therapien schließen oft die Gabe von Arzneien aus, die die Wirkung von zur Krebsbehandlung genutzten Standardmedikamenten beeinträchtigen oder außer Kraft setzen könnten. Die Mediziner beschäftigen sich schwerpunktmäßig mit Therapieformen wie Akupunktur, Meditation und Massagen, die dazu beitragen, die mit der Krebstherapie verbundene seelische Belastung und die aus den konventionellen Verfahren resultierenden Nebenwirkungen zu reduzieren. In jüngster Zeit veröffentlichte Studien belegen beispielsweise, dass sich Hitzewallungen, die bei einigen der in der Krebstherapie verwendeten Standardmedikamente als Nebenwirkung auftreten können, durch Akupunktur lindern lassen. Auch Massage- und Hypnosetherapien, Yoga und Meditation haben das Potenzial, bei der Behandlung von

Krebspatienten als komplementäre Verfahren zur Anwendung zu kommen. In Fachkliniken, die dem bedeutenden Stellenwert einer komplementären Behandlung Rechnung tragen, werden sie bereits zum Einsatz gebracht.

Strenge Testverfahren: der wesentliche Unterschied zwischen alternativer und konventioneller Medizin

Verfahren wie die Lumpektomie und die Chemotherapie, die heute in der Brustkrebsbehandlung Standard sind, haben diesen Status nur erlangt, weil sie jahrelang einer kritischen Prüfung unterzogen wurden. Aussagekräftige klinische Studien sind mit einem gewaltigen Aufwand verbunden. Sie sind teuer – die Kosten für das durchführende medizinische Personal, die Datenverarbeitung und das in der Studie zu testende Medikament oder Therapieverfahren bewegen sich in Millionenhöhe. Dabei ist zu betonen, dass seriöse Studien immer fremdfinanziert sind und dem an der Studie teilnehmeden Patienten keine Kosten entstehen.

Klinische Studien sind außerdem zeitaufwendig – für den mit der Leitung betrauten Arzt können sie einen Großteil seiner beruflichen Laufbahn in Anspruch nehmen. Verlässliche Ergebnisse erfordern die Teilnahme einer riesigen Anzahl von Patienten. Erkrankte, die sich mit Blick auf einen eigenen Behandlungsvorteil oder das Wohl zukünftiger Patienten dazu bereit erklären, an einer klinischen Studie mitzuwirken, leisten einen bedeutenden Beitrag zum Erkenntnisgewinn, zum wissenschaftlichen Fortschritt und zur Weiterentwicklung von Behandlungsmethoden. Allein die Vorbereitung einer Studie dauert oft Jahre. Damit eine ausrechend hohe Teilnehmerzahl gewährleistet ist, werden die Versuchsreihen zuweilen parallel in mehreren Kliniken durchgeführt – manchmal nehmen Krankenhäuser in mehreren Ländern teil. Hinter diesen groß angelegten Studien steckt ein immenser Organisationsaufwand. (Weitere Informationen über klinische Studien siehe Kapitel 11.)

Bis Anfang der 1980er-Jahre stand Chirurgen zur Behandlung von Brustkrebspatientinnen nur das Verfahren der Mastektomie zur Verfügung. Als es die fortschreitende Entwicklung der Mammographie ermöglichte, immer kleinere Tumoren sichtbar zu machen, wurde die Lumpektomie als schonendere Variante des chirurgischen Eingriffs entwickelt. Dieses Verfahren wurde jedoch nicht aufs Geratewohl angewendet: In einer mehrere Länder umspannenden Studie wurde die neu entwickelte, an eine Strahlentherapie gekoppelte Lumpektomie der bereits etablierten Mastektomie gegenübergestellt. Als die Datenerhebung abgeschlossen war, wurde sorgfältig geprüft, ob die Versuchsteilnehmerinnen durch die Randomisierung in zwei bezüglich spezifischer Merkmale wie Lebensalter, Tumorgröße und Lymphknotenstatus gleichwertige Gruppen eingeteilt worden waren. Die Auswertung aller Studienergebnisse erbrachte schließlich, dass hinsichtlich der erzielten Überlebensrate keinerlei Unterschied zwischen den beiden chirurgischen Verfahren bestand. Deshalb kann bei der Behandlung von Brustkrebserkrankungen heute auf zwei Operationsmethoden zurückgegriffen werden: die Mastektomie und die von einer Strahlentherapie gefolgte Lumpektomie. Die Lumpektomie wurde also erst als Standardverfahren zur Therapie von Brustkrebspatientinnen anerkannt, nachdem durch umfangreiche Studien und eine akribische Auswertung der Ergebnisse sichergestellt worden war, dass sie bezüglich des Behandlungserfolgs der Mastektomie nicht nachstand. Die in der klinischen Studie gewonnenen Daten wurden in den darauffolgenden 30 Jahren immer wieder zu vergleichenden Untersuchungen herangezogen, um zu überprüfen, ob die durch die Lumpektomie erzielten Erfolge auch langfristig den hervorragenden Ergebnissen der Mastektomie entsprechen.

Alternative Behandlungsmethoden werden nur selten einer solch gründlichen Prüfung unterzogen – und alternative Arzneien werden fast nie in einer akribischen Studie etablierten Medikamenten gegenüberstellt. Die Effizienz einer Therapie lässt sich jedoch nur anhand von klinischen Studien beweisen. Für viele Patienten wird die alternative Medizin vor allem dann attraktiv, wenn die bei ihnen diagnostizierte Form der Tumorerkrankung wenig Behandlungsmöglichkeiten durch die konventionelle Medizin zulässt oder aufgrund des fortschreitenden Stadiums immer weniger Therapien angewendet werden können. Zur Behandlung von Brustkrebs stehen jedoch zahlreiche konventionelle Verfahren zur Verfügung, die in klinischen Studien an vielen Patientinnen sorgfältig getestet wurden und deren Wirksamkeit unbestritten ist. Patientinnen, die sich nach einer Brustkrebsdiagnose der alternativen Medizin zuwenden, geben somit Verfahren, für deren Effizienz jeder Nachweis fehlt, gegenüber Behandlungsmethoden mit langer Erfolgsgeschichte den Vorzug. Natürlich sind nicht alle konventionellen Methoden in jedem Einzelfall wirksam. Dennoch ergibt es keinen Sinn, alternative Verfahren zu wählen, deren Effizienz in keiner Weise gesichert ist, und sich damit gegen Behandlungsmethoden zu entscheiden, die erwiesenermaßen bei der Mehrzahl der Patientinnen zum Erfolg führen.

Zuwendung zur alternativen Medizin aus Angst vor den mit den konventionellen Verfahren verbundenen Nebenwirkungen

Viele Patientinnen wenden sich den Verfahren der alternativen Medizin zu, da sie Scheu vor den bekanntermaßen mit den konventionellen Therapien in Verbindung stehenden Nebenwirkungen haben. Die Tatsache, dass ein Wirkstoff als »natürlich« oder eine Therapie als »ganzheitlich« gilt, bedeutet jedoch nicht, dass deren Anwendung – anders als bei synthetischen Arzneistoffen – frei von Risiken oder unerwünschten Begleiterscheinungen ist. Viele natürliche Zusatz- oder Inhaltsstoffe üben auf den menschlichen Körper eine schädigende Wirkung aus. Einige sind sogar giftig. Die Einnahme ist nicht risikofrei, nur weil die Stoffe natürlichen Ursprungs sind.

Jedes Arzneimittel – ob nun aus dem Bereich der konventionellen oder der alternativen Medizin –, kann nach oraler oder intravenöser Verabreichung Nebenwirkungen verursachen. Ich erinnere mich beispielsweise an eine Patientin, die – wohl wissend, dass aufgrund der in ihrem Fall vorliegenden Tumorgröße und der Beteiligung der Lymphknoten im Anschluss eine Strahlen- und eine Chemotherapie zu empfehlen waren – eine Lumpektomie durchführen ließ. Als mich diese Patientin drei Monate nach dem chirurgischen Eingriff zu einer Kontrolluntersuchung aufsuchte, war ich schockiert: Ihre Haut hatte eine so merkwürdig gelb-orange Färbung angenommen, dass sie beinahe zu leuchten schien. Die Patientin erklärte mir, dass sie sich statt für die empfohlene Chemotherapie für eine alternative Behandlungsmethode entschieden habe, die das Einleiten von Kaffee über den Anus in den Darm und das Trinken von zahllosen Litern Orangensaft (daher die seltsame Färbung ihrer Haut) beinhaltete. Anlass für das Umgehen der Chemotherapie war die Angst vor der Übelkeit und dem Verlust der Haare gewesen, die mit dieser Form der Behandlung in Verbindung stehen. Stattdessen nahm sie in Kauf, aufgrund einer Therapie, deren Effizienz in keiner Weise bewiesen war, das Erscheinungsbild eines Aliens anzunehmen. (Ganz zu schweigen von den Kaffee-Einläufen, die, auch wenn dabei eine natürliche Substanz verabreicht wurde, mit Sicherheit alles andere als angenehm waren.).

Wenn Sie sich für eine alternative Form der Behandlung entscheiden, sollten Sie die Ihnen zur Einnahme empfohlenen Substanzen derselben kritischen Bewertung unterziehen wie die zu dem Bereich der konventionellen Medizin gehörenden Medikamente. Sollten die alternativen Arzneien eine so große Wirksamkeit besitzen, dass sie in der Krebsbekämpfung erfolgreich sind, sind sie mit Sicherheit mit Nebenwirkungen verbunden. Geht ihre Anwendung mit keinerlei Nebenwirkungen einher, sind sie nicht effizienter als ein Placebo.

Einnahme von Nahrungsergänzungsmitteln

Bei den meisten Nahrungsergänzungsmitteln ist nicht erwiesen, dass sie einen positiven oder negativen Effekt auf die Entstehung oder das Wiederauftreten einer Brustkrebserkrankung haben. Anbieter und Konsumenten stellen alle möglichen Behauptungen auf. Vielleicht schwört eine Ihrer Freundinnen darauf, dass ein Grüntee-Extrakt dafür gesorgt hat, dass sich nach ihrer ersten Brustkrebserkrankung kein zweiter Tumor gebildet hat. Das bedeutet aber nicht, dass ein wissenschaftlicher Nachweis der Wirksamkeit von Grüntee-Extrakt vorliegt oder dass bei Ihrer Freundin ein Wiederauftreten der Erkrankung nicht auch ausgeschlossen gewesen wäre, wenn sie diesen Extrakt nicht zu sich genommen hätte. Wie in dem anfangs wiedergegebenen Gespräch mit meiner Patientin Lisa angemerkt, müssen an Brustkrebs leidende Frauen auch beachten, dass jedes Nahrungsergänzungsmittel, das angeblich auf die Körperzellen einen positiven Effekt ausübt, seine Wirkung ebenfalls im Sinne einer Wachstumsförderung des bösartigen Gewebes entfalten kann.

In den USA werden mit dem Verkauf von Nahrungsergänzungsmitteln Milliarden verdient. In den Gesprächen, die ich mit meinen Patientinnen nach ihrer Brustkrebsdiagnose führe, geben selbst Frauen, die ungern Medikamente einnehmen, zahlreiche Nahrungsergänzungsmittel an, die sie seit Jahren konsumieren: Vitamine von A bis Z, Ginkgo-Extrakte, Ubichinon-10, Chondroitin, Fischöl, Omega-3-Fettsäuren, Echinacea, Haifischknorpel et cetera pp. Man darf nicht außer Acht lassen, dass alternative Arzneimittel meist keiner Regulierung unterliegen und die Hersteller somit weder bei der Potenz ihrer Pharmaka einer Normierung folgen noch einen Nachweis der Wirksamkeit ihrer Produkte erbringen müssen. Ein Blick auf verschiedene Verpackungen zeigt beispielsweise, dass der Anteil von Haifischknorpel in den Tabletten einzelner Anbieter von kaum vorhanden bis sehr hoch variiert. Es gibt keine Kontrollinstanz, die diese Produkte in Augenschein nimmt und vor der Vermarktung sicherstellt, dass die in den Tabletten enthaltene Menge Haifischknorpel zweckmäßig ist. Die voneinander abweichenden Wirkstoffmengen in den einzelnen Präparaten sind teilweise dadurch bedingt, dass keinerlei Nachweis existiert, in welcher Dosis das Mittel tatsächlich einen Effekt erzielt und welche Dosierung für den Anwender keine bedenklichen Nebenwirkungen zeigt. Die vom Hersteller erteilte Einnahmeempfehlung und die in jeder Tablette enthaltene Wirkstoffmenge sind somit völlig beliebig. Bei der Krebsbehandlung ist diese mangelnde Präzision kaum von Vorteil. In der konventionellen Medizin verwendete Medikamente werden im Rahmen der Arzneimittelprüfung in klinischen Studien auf ihre Qualität, Wirksamkeit und Unbedenklichkeit getestet. In den USA obliegt die Arzneimittelüberwachung der U. S. Food and Drug Administration, in Deutschland ist das Bundesinstitut für Arzneimittel und Medizinprodukte (BfArM) beziehungsweise auf EU-Ebene die Europäische Arzneimittel-Agentur (EMA) dafür zuständig. Aufgrund der strengen Regularien sind die kurz- und langfristigen Effekte und Nebenwirkungen konventioneller Medikamente meist gut bekannt. Nahrungsergänzungsmittel dagegen werden in der Regel nicht in wissenschaftlichen Studien überprüft. (Diese Mittel sind zudem teuer: Für den monatlichen Bedarf fallen leicht Beträge im dreistelligen Bereich an.)

Mir fällt es schwer nachzuvollziehen, warum viele Frauen, die Medikamenten äußerst skeptisch gegenüberstehen und Arzneien nur einnehmen, wenn es unbedingt erforderlich ist, bereitwillig zu Nahrungsergänzungsmitteln greifen, über deren Wirkung und Nebenwirkungen wenig bis gar nichts bekannt ist. Mein Ratschlag lautet: Seien Sie im Umgang mit Nahrungsergänzungsmitteln, Zusatzstoffen und anderen Wunderheilmitteln – und dabei vor allem bei hochpreisigen Präparaten – ebenso kritisch wie bei jedem anderen Medikament und informieren Sie sich genau. Produkte, die Ärzte nur in ihren Praxen aushändigen, da sie für das produzierende Unternehmen in werbender Weise tätig sind und deshalb einen finanziellen Vorteil aus der Verbreitung ziehen, sollten Sie besonders skeptisch gegenüberstehen. Falls Sie sich letztendlich für die Einnahme von Nahrungsergänzungsmitteln entscheiden, achten Sie darauf, dass sämtliche der Sie behandelnden Ärzte wissen, welche Präparate Sie zu sich nehmen.

Ausnahmen: Vitamin D und Kalzium

Es steht außer Frage, dass klinische Studien zu dem Ergebnis führen können, dass einige Nahrungsergänzungsmittel, Vitamine und andere Zusatzstoffe tatsächlich in der Krebsprävention – bei der Vorbeugung von Ersterkrankungen wie hinsichtlich des Rückfallrisikos – sinnvoll eingesetzt werden können. Verlässliche Studien deuten zum Beispiel darauf hin, dass ein Ausgleich eines Vitamin-D- oder Kalziummangels durch Nahrungsergänzungsmittel angebracht sein kann. Vor allem bei Frauen nach den Wechseljahren spielen Vitamin D und Kalzium eine bedeutende Rolle bei der Aufrechterhaltung einer gesunden Knochenstruktur und -dichte. Da einige Untersuchungen nahelegen, dass ein Mangel an Vitamin D die Wahrscheinlichkeit eines Wiederauftretens der Krebserkrankung erhöht, empfehlen viele Mediziner ihren Patienten, den Vitamin-D-Spiegel bestimmen zu lassen und das Vitamin bei einem nachgewiesenen Mangel über Nahrungsergänzungsmittel zuzuführen. Dieser Ratschlag wird auf Basis aktueller Informationen und Daten erteilt.

WEITERFÜHRENDE INFORMATIONEN

In der Brustkrebsbehandlung investieren alle – Ärzte, Familienangehörige und Patientinnen – viel Kraft, um gute Voraussetzungen für eine Heilung zu schaffen. In den Medien findet man jedoch zahllose Anzeigen, die Heilmittel bewerben, die die Krebserkrankung angeblich ganz rasch und unkompliziert verschwinden lassen. Diese Werbemaßnahmen sind betrügerisch und rücksichtslos, da sie sich die verzweifelte Lage jener Patientinnen zunutze machen, die nach jedem Strohhalm greifen, um den Kampf gegen den Krebs zu gewinnen. Ignorieren Sie diese Meldungen und konzentrieren Sie sich darauf, mit bewährten Methoden einen möglichst guten Allgemeinzustand aufrechtzuerhalten: Rauchen Sie nicht, achten Sie auf eine ausgewogene, gesunde Ernährung und bewegen Sie sich regelmäßig. Diese Maßnahmen fördern nicht nur während und nach einer Brustkrebsbehandlung, sondern Ihr gesamtes Leben hindurch Ihre Gesundheit.

Spiritualität und Religion: für viele Patientinnen die beste Form der komplementären Medizin

In vielen Familien spielen Religion und Spiritualität im Alltag eine zentrale Rolle. Wie bei allen anderen Ereignissen, die das Leben grundlegend verändern, kann nach einer Brustkrebserkrankung der eigene Glaube wesentlich zur Bewältigung beitragen und damit während des gesamten Behandlungsprozesses eine elementare Stütze sein.

Religion und Spiritualität sind für viele Menschen wichtige Quellen des Trostes und der Stärke. Sie werden auf unterschiedlichste Weise praktiziert. Ob man nun einer anerkannten Glaubensgemeinschaft angehört und in der eigenen Gemeinde tätig ist oder ob man sich in irgendeiner anderen Form der Existenz einer höheren Macht oder einer beschützenden Hand gewiss ist – der eigene Glaube verleiht Hoffnung und Optimismus und wirkt damit während der medizinischen Behandlung auf kraftvolle Weise unterstützend.

Ich wurde in meiner beruflichen Laufbahn vor anstehenden Operationen bereits in viele Formen der religiösen Stärkung einbezogen. Ich wurde beispielsweise eingeladen, mit der Familie zu beten, bevor ich die Patientin in den Operationssaal führte, oder bekam einen Zettel mit einem Gebet ausgehändigt mit der Bitte, diesen auf dem Operationstisch unter das Kopfkissen zu legen. Einmal segnete ein Priester meine Hände, indem er sie mit Weihwasser benetzte (obwohl er wusste, dass ich meine Hände anschließend desinfizieren musste). Wenn mich Patientinnen wissen lassen, dass sie für mich und meine Familie beten werden, berührt mich das immer sehr: Sie möchten, dass ich beschützt werde, so wie ich – ihrem Glauben nach – ein wenig dazu beigetragen habe, sie zu beschützen. In der Gemeinde, der ich angehöre, wird in jedem Gottesdienst in Gebet gesprochen, um für einen Kranken um Heilung zu bitten. Alle Gottesdienstteilnehmer stehen auf und sprechen das Gebet gemeinsam, sofern ein Gemeindemitglied eine Person kennt, die auf Gesundung hofft. Ich kenne stets Menschen, auf die dieser Zustand zutrifft. Ich befürworte jede Form von Spiritualität oder Religion, die einem Menschen zur Bewältigung des eigenen Lebenswegs Stärke, Zuversicht und Optimismus verleiht.

ZUSAMMENFASSUNG

· Stellen Sie sicher, dass allen in Ihre Behandlung involvierten Ärzten bekannt ist, welche Nahrungsergänzungsmittel und alternativen Arzneimittel Sie vor, während und nach der Brustkrebserkrankung einnehmen.

· Verfahren der komplementären Medizin wie Akupunktur, Meditation und Massagen tragen dazu bei, die seelische Belastung während der Krebstherapie und einige der mit den konventionellen Behandlungsmethoden verbundenen Nebenwirkungen zu lindern.

· Jede Substanz, die auf die Körperzellen einen stimulierenden Effekt ausübt, kann auch bei bösartigem Gewebe einen Wachstumsschub verursachen.

· Unterziehen Sie alternative Arzneien derselben kritischen Prüfung, die Sie auch bei konventionellen Medikamenten anwenden.

Kapitel 15
Erbliche Vorbelastung

Welche Gene verursachen
ein erhöhtes Brustkrebsrisiko?

Eine meiner Patientinnen, Christina, ist eine von drei Schwestern. Christina erkrankte im Alter von 37 Jahren an Brustkrebs und wurde erfolgreich behandelt. Seit Christinas Diagnose nimmt ihre ältere Schwester Jenna an dem von unserer Klinik angebotenen Früherkennungsprogramm für Hochrisikopatientinnen teil. Jenna sucht mich im Halbjahresrhythmus zu Untersuchungen auf: Sie lässt jedes Jahr im Sommer eine Mammographie und alljährlich im Winter eine Magnetresonanztomographie durchführen. Christinas jüngere Schwester Valerie steht angesichts ihres jungen Alters von 25 Jahren regelmäßigen Früherkennungsuntersuchungen noch abneigend gegenüber, wird sich aber vermutlich in einigen Jahren ebenfalls unserem speziellen Vorsorgeprogramm anschließen. Diesen drei Schwestern ist bewusst, dass eine Brustkrebsdiagnose innerhalb der Familie einen Dominoeffekt nach sich ziehen kann, da die Wahrscheinlichkeit besteht, dass auch bei weiteren Angehörigen ein erhöhtes Erkrankungsrisiko vorliegt.

Meine Patientinnen quält nach Erhalt der Diagnose verständlicherweise meist die Sorge, dass bei ihren Töchtern und Schwestern ebenfalls ein erhöhtes Risiko besteht, an Brustkrebs zu erkranken. Wenn bei einem Familienmitglied eine Brustkrebserkrankung festgestellt wird, ist die Gefahr, dass die Erkrankung bei weiteren Verwandten auftritt, jedoch oft nicht so groß, wie man vermuten mag. Wird beispielsweise innerhalb einer Familie bei nur einer Frau im Alter von 70 Jahren Brustkrebs diagnostiziert, liegt bei der Tochter dieser Patientin nur ein geringfügig erhöhtes Erkrankungsrisiko vor. Tritt hingegen bei mehreren Familienmitgliedern vor allem in jüngeren Jahren eine Brustkrebserkrankung auf, steigt die Wahrscheinlichkeit, dass weitere weibliche Angehörige betroffen sein werden, in höherem Maße an. Glücklicherweise ist die Medizin heutzutage in der Lage, bei Patientinnen mit einem erwiesenermaßen erhöhten Brustkrebsrisiko eine größere Bandbreite und eine höhere Frequenz von Kontrolluntersuchungen durchzuführen, die es in der Regel ermöglichen, ein Auftreten der Erkrankung frühzeitig zu erkennen, sodass gute Heilungschancen bestehen. Um festzustellen, ob innerhalb einer Familie eine erbliche Vorbelastung besteht, die ein erhöhtes Brustkrebsrisiko nach sich zieht, können Gentests durchgeführt werden.

Erbliche Vorbelastung: BRCA-1 und BRCA-2

Die meisten meiner Patientinnen haben bereits von BRCA-Mutationen gehört oder gelesen und erkundigen sich danach, ob sie von diesem Gendefekt betroffen sein könnten oder nicht. BRCA-1 und BRCA-2 sind Gene, die jeder Mensch von Geburt an trägt. Liegt bei diesen Genen eine angeborene Veränderung vor, die ihre Funktionsweise einschränkt, besteht ein besonders hohes Risiko, an Brust- und Eierstockkrebs zu erkranken, und eine leicht erhöhte Wahrscheinlichkeit des Auftretens von Bauchspeicheldrüsenkrebs, Prostatakrebs und – im Falle einer BRCA-2-Mutation – auch von Brustkrebs bei Männern. Eine BRCA-Mutation lässt sich anhand einer Blut- oder Speichelprobe durch eine DNA-Analyse feststellen. Das Ergebnis der Laboruntersuchung liegt in der Regel innerhalb eines Zeitraums von zehn Tagen bis drei Wochen vor.

Wenn eine BRCA-Mutation besteht, liegt das Brustkrebsrisiko bei 80 bis 90 Prozent; die Wahrscheinlichkeit, an Eierstockkrebs zu erkranken, ist mit 20 bis 40 Prozent anzusetzen. Für Frauen, bei denen nach einer ersten Brustkrebsdiagnose in einer DNA-Analyse eine BRCA-Mutation festgestellt wird, besteht eine bis zu 50-prozentige Wahrscheinlichkeit, dass sich entweder in der vormals betroffenen oder in der anderen Brust ein zweiter

Tumor ausbildet. In diesen Fällen lohnt sich die Überlegung, eine beidseitige Mastektomie durchführen zu lassen, um ein erneutes Auftreten der Erkrankung zu vermeiden. (Weitere Informationen zum Entscheidungsprozess bezüglich der Art des operativen Eingriffs siehe Kapitel 6.)

Frauen, bei denen eine angeborene Mutation in einem der BRCA-Gene vorliegt, erkranken häufig bereits in jungen Jahren – üblicherweise im Alter zwischen 30 und 50 – an Brustkrebs. Dieser Umstand und die Tatsache, dass sie derjenigen Gruppe mit dem höchsten Erkrankungsrisiko angehören, schürt bei den Betroffenen verständlicherweise große Angst. Bei männlichen Familienmitgliedern mit einer erblich bedingten BRCA-Mutation besteht zwar ebenfalls eine gesteigerte Tendenz zur Ausbildung von Prostata-, Bauchspeicheldrüsen- und Brustkrebs, das Risiko ist jedoch wesentlich geringer. Beispielsweise beträgt bei Männern mit einer BRCA-2-Mutation die Wahrscheinlichkeit, an Brustkrebs zu erkranken, etwa 10 Prozent.

IRRGLAUBE: »Einer erblichen Vorbelastung liegt immer eine BRCA-Mutation zugrunde.«

BRCA-1- und BRCA-2-Mutationen sind eine seltene Erscheinung und nur für einen geringen Anteil aller Brustkrebsvorkommen verantwortlich. Von 1000 Frauen sind lediglich ein bis zwei Trägerinnen einer BRCA-Mutation. Auch in Familien, in denen Brust- und Eierstockkrebs vermehrt auftreten, liegt den Erkrankungen nur selten eine BRCA-Mutation zugrunde. Da sich bestimmte Ausprägungen des Erbguts innerhalb einzelner Ethnien häufen, tritt die Veränderung der BRCA-Gene bei bestimmten Volksgruppen jedoch verstärkt auf. Bei den Aschkenasim beispielsweise – einer ursprünglich aus Europa stammenden Gruppe von Juden, die heute zum überwiegenden Teil in den USA lebt, aber auch in Israel, Großbritannien und Deutschland – liegt bei etwa 2 Prozent (beziehungsweise einer von 40 Frauen) eine BRCA-Mutation vor. Deshalb lassen viele Aschkenasim-Frauen einen Gentest durchführen – vor allem, wenn innerhalb ihrer Familie bereits Fälle von Brust- oder Eierstockkrebs aufgetreten sind oder wenn sie selbst eine entsprechende Diagnose erhalten haben.

Entscheidung für oder gegen einen Gentest

Nach einer Brustkrebsdiagnose bekommen die meisten Frauen von Freunden oder Familienmitgliedern den wohlgemeinten Ratschlag, durch einen Gentest ermitteln zu lassen, ob bei ihnen eine BRCA-Mutation vorliegt. Der Irrglaube, dass jede Frau, die an Brustkrebs erkrankt ist oder Angehörige hat, bei denen diese Erkrankung aufgetreten ist, überprüfen lassen sollte, ob sie Trägerin veränderter BRCA-Gene ist, ist weitverbreitet. Bei Frauen nach den Wechseljahren, deren familiäre Krankengeschichte keine Brustkrebsvorkommen beinhaltet, ist – sofern sie nicht der Gruppe der Aschkenasim angehören – die Wahrscheinlichkeit, dass ein Gentest einen positiven Befund liefert, äußerst gering (gemessen an der Gesamtzahl aller Brustkrebsvorkommen machen Patientinnen mit einer BRCA-Mutation sogar nur 10 Prozent aus). Selbstverständlich spricht nichts dagegen, beim behandelnden Arzt Erkundigungen hinsichtlich der Notwendigkeit eines Gentests einzuholen. Bei den meisten Frauen ist eine Analyse des Erbguts jedoch nicht erforderlich. Auf die Behandlung von Brustkrebs spezialisierte Ärzte sind in der Regel mit der mit einem Gentest verbundenen Vorgehensweise und mit den Kriterien, die eine Anwendung sinnvoll erscheinen lassen, vertraut. Eine DNA-Analyse wird meist angeraten, wenn nach dem Feststellen einer Brustkrebserkrankung der Verdacht besteht, dass bei der betroffenen Patientin eine BRCA-Mutation vorliegen könnte. Liefert die Untersuchung einen positiven Befund, ist es ratsam, dass auch die – männlichen wie weiblichen – Angehörigen der Patientin einen Gentest durchführen lassen, selbst wenn bei ihnen keine akute Erkrankung vorliegt. Diese Maßnahme ist sinnvoll, da für die Kinder und Geschwister der Patientin die Wahrscheinlichkeit, ebenfalls diesen Gendefekt aufzuweisen, 50 Prozent beträgt.

Üblicherweise wird Frauen bei Vorhandensein folgender Bedingungen zu einem Gentest geraten:

1. Wenn bei zwei weiblichen Angehörigen ersten Grades, die die Wechseljahre bereits überschritten haben, eine Brustkrebserkrankung vorliegt. Eine Verwandtschaftsbeziehung ersten Grades besteht zwischen Mutter und Töchtern sowie zwischen Geschwistern.

2. Wenn innerhalb einer Familie sowohl Brust- als auch Eierstockkrebs aufgetreten ist.

3. Wenn bei einem männlichen Familienmitglied eine Brustkrebserkrankung diagnostiziert wurde.

4. Unabhängig von der familiären Krankengeschichte wird jeder Frau, die vor ihrem 40. Lebensjahr an Brustkrebs erkrankt, ein Gentest empfohlen.

5. Jeder Frau, die der Gruppe der Aschkenasim angehört und vor ihrem 50. Lebensjahr an Brustkrebs erkrankt, wird zu einem Gentest geraten.

6. Jeder Frau, bei der in beiden Brüsten ein Tumor diagnostiziert wird, wird ein Gentest empfohlen – vor allem, wenn die Erkrankung vor Erreichen des 50. Lebensjahres auftritt.

7. Da triple-negative Tumoren oft mit einer BRCA-1-Mutation in Zusammenhang stehen, wird jeder Frau, bei der diese Form der Krebserkrankung vorliegt, zu einem Gentest geraten – vor allem, wenn die Diagnose in jungen Jahren erfolgt.

8. Jeder Frau, bei der synchrone bilaterale Karzinome (zeitgleich entstandene Tumoren desselben Typs in beiden Brüsten) nachgewiesen wurden, wird ein Gentest empfohlen.

9. Außerhalb dieser Standardkriterien gibt es verschiedene Rahmenbedingungen, die einen Gentest zwar nicht zwingend erforderlich machen, im Einzelfall jedoch zumindest die Überlegung lohnen, eine DNA-Analyse vornehmen zu lassen. Dazu gehören Fälle, in denen die familiäre Vorgeschichte unbekannt ist. Frauen, die adoptiert wurden, besitzen beispielsweise oft keinerlei Kenntnisse über die Krankengeschichte ihrer biologischen Vorfahren. Ähnliches gilt für an Brustkrebs erkrankte Frauen, die keine Geschwister haben und deren Mütter früh an anderen Leiden verstorben sind. Auch bei Patientinnen, in deren Familien es nur sehr wenige Angehörige gibt, ist die Möglichkeit einer erblichen Vorbelastung unklar. Über die Fälle nicht bekannter Krankengeschichten hinaus werden Gentests auch Frauen angeraten, in deren Familien seltene Krebserkrankungen außergewöhnlich häufig sind.

Es ist wichtig zu betonen, dass die meisten Brustkrebspatientinnen in keine der eben genannten Kategorien fallen. 75 Prozent der Frauen sind zum Zeitpunkt der Diagnose über 50 Jahre alt, in 80 bis 90 Prozent aller Fälle liegt keine familiäre Vorbelastung vor und Angehörige der Volksgruppe der Aschkenasim machen nur einen kleinen Anteil der Gesamtbevölkerung aus. In medizinischen Kreisen wurde in jüngster Zeit der Vorschlag laut, bei der Anwendung von Gentests nicht mehr den gängigen Indikatoren der persönlichen oder familiären Krankengeschichte zu folgen, sondern Frauen aus bestimmten Bevölkerungsgruppen grundsätzlich zu einer DNA-Analyse zu raten. Dieses Vorhaben verfolgt das Ziel, unabhängig von Faktoren, die auf eine mögliche Veränderung des Erbguts hinweisen, jede Trägerin einer BRCA-Mutation ausfindig zu machen, um dem Auftreten einer Brustkrebserkrankung, der Notwendigkeit einer Behandlung und den mit der Krankheit verbundenen lebensbedrohlichen Konsequenzen entgegenwirken zu können. Viele Ärzte werten das Auftreten einer Brustkrebserkrankung bei einer Trägerin einer BRCA-Mutation als Versagen der der Medizin zur Verfügung stehenden Möglichkeiten, da die Kenntnis des genetischen Status der Patientin Präventivmaßnahmen ermöglicht hätte. Die Anregung zu einer allgemeinen Durchführung von Gentests findet vor allem im Hinblick auf die Volkgruppe der Aschkenasim Unterstützung, bei der bei 2 Prozent aller Frauen (und Männer) einer BRCA-Mutation vorliegt. Unabhängig von der ethnischen Zugehörigkeit und der familiären Krankengeschichte lohnt es sich natürlich – vor allem für Frauen, die das Gefühl haben, zu einer der oben genannten Kategorien zu gehören –, mit dem behandelnden Arzt darüber zu sprechen, ob die Durchführung eines Gentests zur Überprüfung einer BRCA-Mutation im eigenen Fall sinnvoll sein könnte.

HUMANGENETISCHE BERATUNG

Auch wenn viele Ärzte eine BRCA-Analyse selbst veranlassen können, ist es üblich, Patienten zur weiteren Konsultation und zur Durchführung des Tests an eine genetische Beratungsstelle zu verweisen. In einigen Fällen setzt auch eine Kostenübernahme durch die Krankenkassen den Besuch einer Beratungsstelle voraus. Die meisten großen Kliniken und auf die Behandlung von Brustkrebs spezialisierten medizinischen Zentren bieten eine humangenetische Beratung an. Auch in Deutschland arbeiten die Brustkrebszentren mit niedergelassenen Humangenetikern zusammen oder überweisen Patien an große Unikliniken für eine humangenetische Testung beziehungsweise Beratung.

In den Gesprächen ermitteln Fachärzte aus dem Bereich der Humangenetik gemeinsam mit den Patienten, ob die familiäre Krankengeschichte Anlass zu einem Gentest gibt. Vor allem bei Familien mit wenigen weiblichen Mitgliedern kann es schwierig sein, festzustellen, ob die Möglichkeit einer erblichen Vorbelastung besteht. In der humangenetischen Beratung tätige Ärzte verfügen jedoch über die erforderliche Fachkompetenz, um genau zu bestimmen, ob eine Patientin einer der oben genannten Risikogruppen angehört.

Auf genetische Erkrankungen spezialisierten Medizinern ist selbstverständlich bewusst, dass entgegen der gemeinhin und auch unter einigen Ärzten herrschenden Vorstellung, eine BRCA-Mutation sowohl über die mütterliche als auch über die väterliche Linie weitergegeben werden kann. Deshalb beziehen sich ihre Erkundigungen in den Beratungsgesprächen sowohl auf väterlicher- als auch auf mütterlicherseits bekannte Erkrankungen. BRCA-Mutationen ziehen bei Männern ein leicht erhöhtes Risiko nach sich, an bestimmten Krebsarten zu erkranken. Für Brustkrebserkrankungen bei Männern (siehe Kapitel 16) kann eine BRCA-2-Mutation verantwortlich sein. Da sich die Erkrankung bei Männern jedoch nur sehr selten manifestiert, wird eine Genmutation oft über Generationen hinweg unbemerkt weitergegeben, bevor sie sich bei einem weiblichen Familienmitglied bemerkbar macht.

Neben BRCA-Mutationen gibt es einige weitere, sehr seltene Erberkrankungen, die mit einem erhöhten Brustkrebsrisiko in Verbindung stehen. Beim Li-Fraumeni-Syndrom beispielsweise liegt eine Mutation des Tumorsupressorgens p53 vor, die mit der Entstehung verschiedener Krebserkrankungen – zum Beispiel mit Sarkomen, Gehirntumoren, Leukämie und Brustkrebs – in Verbindung steht. Das Lynch-Syndrom wird zwar überwiegend als erblich bedingter

Dickdarm- oder Gebärmutterkrebs klassifiziert, manifestiert sich jedoch gelegentlich auch in Form von Brustkrebs (allerdings ist das mit dieser Genveränderung assoziierte Brustkrebsrisiko geringer ausgeprägt als die mit einer BRCA-Mutation in Verbindung stehende Gefahr einer Erkrankung). Glücklicherweise treten diese Erberkrankungen nur bei sehr wenigen Menschen auf. Sofern jedoch innerhalb einer Familie seltene Formen der Krebserkrankung in verstärktem Maße zu verzeichnen sind, wird in der Regel ein Gentest empfohlen. Den in genetischen Beratungsstellen tätigen Ärzten ist es möglich, anhand von spezifischen Fragen zu eruieren, ob bei der jeweiligen Patientin eine BRCA-Mutation oder eine andere erblich bedingte Veränderung eines Gens wahrscheinlich ist. Ihre Beurteilung hilft den Patientinnen und deren Familienmitgliedern dabei, das persönliche Krebsrisiko besser einzuschätzen.

GENTEST ZUR FESTSTELLUNG EINER BRCA-MUTATION NACH EINER BRUSTKREBSDIAGNOSE

Wenn bei Frauen, deren familiäre Konstellation gemäß der oben beschriebenen sieben Kriterien das Vorliegen einer BRCA-Mutation möglich erscheinen lässt, tatsächlich eine Brustkrebserkrankung festgestellt wird, ist ein Gentest von besonders großer Bedeutung, da das Resultat den Behandlungsweg entscheidend beeinflussen kann.

Auf den Entscheidungsprozess bezüglich des chirurgischen Eingriffs haben die Ergebnisse einer DNA-Analyse die folgenden Auswirkungen:

1. Wird bei einer bestehenden Brustkrebserkrankung durch den Gentest der Nachweis erbracht, dass keine BRCA-Mutation vorliegt (negativer Befund), ist das Risiko, dass sich in der bereits betroffenen Brust zu einem späteren Zeitpunkt erneut ein Tumor bildet, aller Wahrscheinlichkeit nach gering. Die Gefahr, dass in der bislang gesunden Brust eine Krebserkrankung auftritt, ist mit 5 Prozent ebenfalls nur geringfügig vorhanden. In diesen Fällen eignet sich die Lumpektomie durchaus als Behandlungsmethode, selbst wenn in der Familie der Patientin bereits mehrfach Brustkrebserkrankungen aufgetreten sind.

2. Wird bei einer bestehenden Brustkrebserkrankung durch den Gentest der Nachweis erbracht, dass eine BRCA-Mutation vorliegt (positiver Befund), besteht ein hohes Risiko, dass sich in der bereits betroffenen Brust erneut ein Tumor bildet – es liegt bei 30 Prozent. Die Wahrscheinlichkeit, dass in der bislang gesunden Brust ebenfalls eine Krebserkrankung auftritt, ist mit 50 Prozent sogar noch größer. Nach diesem Befund tendieren viele Patientinnen dazu, eine beidseitige Mastektomie durchführen zu lassen, um die Gefahr eines erneuten Auftretens der Erkrankung zu umgehen. Allerdings ist bei dieser Entscheidung auch das Lebensalter zum Zeitpunkt der Brustkrebserkrankung zu berücksichtigen: Für Frauen mit einer BRCA-Mutation, bei denen der Brustkrebs statt in dem für diese Genveränderung üblichen Alter von 30 bis 50 Jahren zu einem späteren Zeitpunkt auftritt, besteht häufig ein geringeres Risiko einer erneuten Tumorbildung, sodass auch eine Lumpektomie infrage kommen kann.

Obwohl es zehn Tage bis drei Wochen dauert, bis die Resultate des Gentests vorliegen, warten viele Patientinnen die Laboruntersuchung ab, bevor sie sich endgültig auf das chirurgische Verfahren festlegen. Im Idealfall wird die Blut- oder Speichelprobe unmittelbar nach der Diagnosestellung ins Labor geschickt, damit sich der operative Eingriff nicht unnötig verzögert.

WISSENSWERTES

Manche Frauen, deren familiäre Krankengeschichte Brustkrebsvorkommen aufweist, entscheiden sich unabhängig von dem durch den Gentest erzielten Befund für die weitreichendere Form des chirurgischen Eingriffs. Viele meiner Patientinnen beharren nach ihrer Brustkrebsdiagnose darauf, eine beidseitige Mastektomie durchführen zu lassen – sie warten die Testergebnisse nicht ab, weil diese an ihrem Entschluss nichts ändern würden. Anderen fällt die Entschlussfindung schwer. Patientinnen, die das Ergebnis des Gentests als wichtige Entscheidungshilfe bei der Auswahl der in ihrem Fall anzuwendenden Operationsmethode erachten, sollten sich der Tatsache bewusst sein, dass die Inkaufnahme von einigen

Wochen Wartezeit bis zum Eintreffen der Laborergebnisse den Behandlungs-
erfolg nicht gefährdet und ihre Aussichten auf Heilung nicht beeinträchtigt.

WEITERFÜHRENDE INFORMATIONEN

Nach einem Gentest, der das Vorliegen einer BRCA-Mutation bestätigt, entscheidet sich die Mehrzahl der Patientinnen für eine Mastektomie. Diejenigen, die nach
einem positiven Laborbefund zu einer Behandlung mittels Lumpektomie und
Strahlentherapie tendieren, sollten folgende Einschränkung im Hinterkopf behalten: Sofern zu einem späteren Zeitpunkt ein Wiederauftreten der Erkrankung eine
Mastektomie erforderlich macht, sind aufgrund der durch die Strahlentherapie
verursachten Schädigungen der Haut unter Umständen die Möglichkeiten zum
Wiederaufbau der Brust Einschränkungen unterworfen (weitere Informationen
siehe Kapitel 10). Zudem lassen sich in einigen Fällen bei einer zweiten Erkrankung die Therapieverfahren nicht mehr in ihrer gesamten Bandbreite anwenden.
Patientinnen, deren Untersuchungsergebnisse ein erhöhtes Risiko des Wiederauftretens der Erkrankung nachweisen, sollten die daraus resultierenden Konsequenzen detailliert mit dem behandelnden Arzt besprechen und sich erst nach
gründlicher Überlegung für ein Operationsverfahren entscheiden.

GENTEST ZUR FESTSTELLUNG EINER BRCA-MUTATION, WENN KEINE BRUSTKREBSERKANKUNG VORLIEGT

Nicht an Brustkrebs erkrankte Frauen lassen in der Regel dann einen Gentest zur Überprüfung einer BRCA-Mutation durchführen, wenn bei einer
nahen Verwandten – der Mutter oder einer Schwester – nach Feststellung
eines Mammakarzinoms das Vorliegen dieser Genveränderung nachgewiesen wurde. Sofern bei einem Familienmitglied eine BRCA-Mutation vorliegt, besteht für alle Verwandten ersten Grades eine 50-prozentige Wahrscheinlichkeit, den Gendefekt geerbt zu haben. Ein Test ist in diesen
Fällen unbedingt anzuraten.

Wenn Sie unabhängig von einer Brustkrebsdiagnose schlicht aus Sorge, Trägerin dieses Gendefekts zu sein, eine DNA-Analyse vornehmen lassen möchten, sollten Sie zunächst durch Ihren Arzt abklären lassen, ob bei einer Ihrer nahen Angehörigen im Zusammenhang mit einer Eierstock- oder Brustkrebserkrankung durch einen Gentest eine BRCA-1- oder BRCA-2-Mutation nachgewiesen wurde. Wenn bei einem an Brustkrebs leidenden Familienmitglied bereits durch eine Laboruntersuchung festgestellt wurde, dass sie keine Trägerin einer BRCA-Mutation ist, entfällt in der Regel die Notwendigkeit, selbst einen Test durchführen zu lassen.

In meiner Praxis nehme ich bei einigen Patientinnen, deren familiäre Krankengeschichte ein gehäuftes Vorkommen vor Brust- und Eierstockkrebs aufweist, auch dann einen Gentest vor, wenn bisher keine der erkrankten Angehörigen auf einen Gendefekt untersucht wurde: Da die Form der DNA-Analyse, durch die sich eine BRCA-Mutation feststellen lässt, erst seit Mitte der 1990er-Jahre zur Verfügung steht, sind Konstellationen möglich, in denen die erkrankten Familienmitglieder bereits verstorben sind, ohne dass ein Gentest durchgeführt werden konnte.

Wenn Sie unabhängig von einer Brustkrebsdiagnose aus der Befürchtung heraus, möglicherweise Trägerin einer BRCA-Mutation zu sein, einen Gentest vornehmen lassen möchten, sind Sie wesentlich geringerem Zeitdruck ausgesetzt, da keine Notwendigkeit besteht, die Ergebnisse möglichst rasch für den Entscheidungsprozess hinsichtlich des Operationsverfahrens vorliegen zu haben. Die Resultate des Gentests sind dennoch von Bedeutung, da sie Einfluss auf die zukünftig anzusetzenden Maßnahmen zur Krebsfrüherkennung haben. Üblicherweise wird, sofern nicht vorher eine Brustkrebserkrankung vorliegt, Frauen erst ab einem Alter von 20 bis 25 Jahren zu Vorsorgeuntersuchungen geraten, da sich die Wahrscheinlichkeit eines Auftretens der Erkrankung ab dieser Lebensperiode zu konkretisieren beginnt. Außerdem haben die Frauen dann ein Erwachsenenalter erreicht, dass es ihnen ermöglicht, sich mit ihrem persönlichen Erkrankungsrisiko auseinanderzusetzen und bezüglich ihres weiteren Vorgehens reflektierte Entscheidungen zu treffen. Vor dem Erreichen des 20. Lebensjahres besteht selbst für Trägerinnen einer BRCA-Mutation nur ein äußerst geringes Risiko, an Brustkrebs zu erkranken.

Auf die anzusetzenden Maßnahmen zur Früherkennung haben die Ergebnisse einer DNA-Analyse folgende Auswirkungen:

1. Wird durch den Gentest der Nachweis erbracht, dass keine BRCA-Mutation vorliegt, können die Früherkennungsuntersuchungen in der üblicherweise vorgeschlagenen Frequenz erfolgen: Die erste Mammographie sollte im Alter von 40 Jahren beziehungsweise zu dem Zeitpunkt durchgeführt werden, an dem die Frau zehn Jahre jünger ist, als es die jüngste ihrer Angehörigen war, als sie die Diagnose Brustkrebs erhielt. Je nach Ausprägung des individuellen Erkrankungsrisikos wird jedoch auch Frauen, die keine Trägerinnen einer BRCA-Mutation sind, zuweilen empfohlen, zusätzlich zur Mammographie regelmäßige Untersuchungen mittels Sonographie oder Magnetresonanztomographie vornehmen zu lassen. (Weitere Informationen zu Früherkennungsuntersuchungen für Hochrisikopatientinnen siehe Kapitel 1.)

2. Wird durch den Gentest der Nachweis erbracht, dass eine BRCA-Mutation vorliegt, besteht ein besonders hohes Risiko, an Brustkrebs zu erkranken – es liegt bei 80 bis 90 Prozent. Zudem besteht eine höhere Wahrscheinlichkeit, dass die Krebserkrankung vor Erreichen des 40. Lebensjahres, ab dem gemeinhin regelmäßige Früherkennungsuntersuchungen angeraten werden, auftritt. Der genaue Zeitpunkt, an dem ein Auftreten von Eierstock- oder Brustkrebs zu erwarten steht, lässt sich jedoch nicht vorhersagen – die familiäre Krankengeschichte beziehungsweise das Alter, in dem Angehörige an Krebs erkrankten, lässt darauf keine Rückschlüsse zu. Trägerinnen einer BRCA-Mutation wird deshalb empfohlen, frühzeitig mit den Vorsorgeuntersuchungen zu beginnen und diese häufiger vornehmen zu lassen. In der Regel wird betroffenen Frauen geraten, ab dem 25. Lebensjahr jährlich eine Mammographie und eine Magnetresonanztomographie durchführen zu lassen. Man kann die beiden Untersuchungen an einem Tag absolvieren oder

auf zwei Termine verteilen, sodass sich halbjährliche Arztbesuche ergeben. Um auch zwischen den Anwendungen der bildgebenden Verfahren das Auftreten einer Erkrankung frühzeitig feststellen zu können, werden zusätzlich körperliche Untersuchungen empfohlen, die zwei- bis viermal pro Jahr stattfinden sollten.

WEITERFÜHRENDE INFORMATIONEN

Auch wenn in häufiger Frequenz durchgeführte Untersuchungen die Wahrscheinlichkeit erhöhen, eine Krebserkrankung frühzeitig zu erkennen, ist vor allem bei Vorliegen einer BRCA-Mutation nicht sichergestellt, dass die Erkrankung unmittelbar nach ihrem Auftreten entdeckt wird. Tumoren, die sich aufgrund einer eingeschränkten Funktionsweise des Gens BRCA-1 entwickeln, sind oft besonders aggressiv: Bei einer BRCA-1-Mutation tritt in 75 Prozent aller Fälle ein triple-negatives Karzinom auf (siehe Kapitel 8). Diese Tumoren scheinen aufgrund ihres rasanten Wachstums aus dem Nichts aufzutauchen und lassen sich selbst bei engmaschigen Kontrollen nicht immer frühzeitig entdecken. Da aggressive Tumoren lebensbedrohlich sind, selbst wenn sie erst eine geringe Größe angenommen haben, erfordern sie oft eine Behandlung mittels Chemo- und Strahlentherapie. Um das Risiko einer solch schwerwiegenden Erkrankung zu umgehen, entscheiden sich Trägerinnen einer BRCA-Mutation oft für eine vorbeugende bilaterale Mastektomie.

VORBEUGENDE MASTEKTOMIE

Die Maßnahme, nach Feststellung einer BRCA-Mutation vorsorglich eine beidseitige Mastektomie durchführen zu lassen, hat in jüngster Zeit Schlagzeilen gemacht, da sich viele prominente Frauen (darunter auch Angelina Jolie) öffentlich zu diesem Schritt bekannt haben. Angesichts des außerordentlich hohen Erkrankungsrisikos, der Notwendigkeit, sich in besonderem Maße Kontrolluntersuchungen zu unterziehen, und der beständigen Angst vor einem positiven Befund durch eine Mammographie oder Biopsie überrascht es nicht, dass sich viele Trägerinnen einer BRCA-Mutation für diese Lösung entscheiden.

Wenn bei Ihrer Schwester, Mutter oder Tochter im Zusammenhang mit einer Erkrankung an Brust- oder Eierstockkrebs eine BRCA-Mutation nachgewiesen wurde, stellt auch für Sie das vorsorgliche Entfernen beider Brüste eine Möglichkeit dar, dem erhöhten Erkrankungsrisiko entgegenzuwirken. Ab einem Alter von 40 Jahren und/oder nach abgeschlossener Familienplanung wird Betroffenen meist auch empfohlen, sich einer Operation zur Entfernung der Eierstöcke zu unterziehen. Da es keine effizienten Methoden gibt, Eierstockkrebs frühzeitig zu erkennen, wird eine Erkrankung meist erst im fortgeschrittenen Stadium festgestellt.

Die Entscheidung, vorsorglich eine bilaterale Mastektomie durchführen zu lassen, ist selbstverständlich freiwillig und muss von jeder Frau individuell getroffen werden. Da der Entschluss rein auf der persönlichen Motivation basiert, sind auch Überlegungen hinsichtlich des passenden Zeitpunkts anzustellen. Manche Frauen bevorzugen es zum Beispiel, den Eingriff nach Abschluss der Familienplanung durchführen zu lassen, um ihre Kinder stillen zu können. Andere lassen die Mastektomie vornehmen, bevor sie Kinder bekommen, da sie Angst haben, die mit einer Schwangerschaft verbundenen Veränderungen der Brüste immer wieder als Symptome einer auftretenden Krebserkrankung zu werten. Wie bei allen Belangen rund um den Brustkrebs gibt es auch hier keine Einheitslösung. Ein von einer Frau als ideal erachteter Zeitpunkt kann einer anderen als zu früh oder zu spät erscheinen. Die meisten Frauen treffen ihre Entscheidung nicht impulsiv direkt nach Erhalt des durch den Gentest erzielten Befunds, sondern gelangen im Lauf der Zeit zu der für sie persönlich richtigen Lösung. Ich rate dazu, vor der Beschlussfassung sowohl mit einem im Bereich der Mastektomie erfahrenen Chirurgen als auch mit einem plastischen Chirurgen (die meisten Frauen, die eine vorbeugende Mastektomie durchführen lassen, entscheiden sich für einen Wiederaufbau der Brust) Kontakt aufzunehmen und gleichzeitig durch Durchführung der angemessenen Kontrolluntersuchungen sicherzustellen, dass nicht bereits eine akute Erkrankung vorliegt.

WEITERFÜHRENDE INFORMATIONEN

Um sich bei einer vorbeugenden Mastektomie des bestmöglichen Ergebnisses sicher zu sein, sollte man die Durchführung nur einem auf diesem Operationsgebiet äußerst erfahrenen Chirurgen anvertrauen. Ein versierter Chirurg konzentriert sich darauf, so viel Brustgewebe wie möglich zu entfernen, da sich auch in kleinsten zurückbleibenden Zellansammlungen ein Tumor bilden kann. (Weitere Informationen zur Auswahl des richtigen Chirurgen bietet Kapitel 4.)

Frühzeitige oder häufige Brustkrebsvorkommen, die nicht mit einer BRCA-Mutation in Verbindung stehen

Eine meiner Patientinnen, Deborah, ertastete in einem sehr jungen Alter einen Knoten in ihrer Brust. Ihre Mutter war im Alter von 49 Jahren an Brustkrebs erkrankt. Deborahs Gynäkologe gelangte zu der Einschätzung, dass es sich bei dem ertasteten Knoten aller Wahrscheinlichkeit nach um eine gutartige Geschwulst oder um eine Zyste handelte, die sich aufgrund der mit dem Monatszyklus verbundenen hormonellen Schwankungen gebildet hatte. Er riet Deborah, abzuwarten und sich in vier Wochen erneut untersuchen zu lassen. Da der Knoten einen Monat später in kaum veränderter Form vorlag, empfahl der Gynäkologe, durch eine Sonographie den Nachweis erbringen zu lassen, dass es sich um eine gutartige Geschwulst handelte. Die Ultraschalluntersuchung lieferte einen anderen Befund: Deborah war im Alter von 23 Jahren an Brustkrebs erkrankt.

In manchen Familien tritt bei vielen der Frauen bereits in jungen Jahren Brustkrebs auf, doch auch wenn man hinter den gehäuften Vorkommen eine erbliche Vorbelastung durch eine BRCA-Mutation vermuten mag, belegen die bei den jeweiligen Patientinnen durchgeführten DNA-Analysen, dass keiner der heutzutage ermittelbaren Gendefekte vorliegt. Auch wenn bei diesen Familien aus medizinischer Sicht die Erkrankungen eindeutig auf einer genetischen Verlangung beruhen, existieren keine Methoden, mittels derer sich die Erberkrankung definieren und feststellen lässt. Die richtige Beratung von Patientinnen, bei denen eine solche Konstellation zutrifft, ist nicht einfach. Bei Vorliegen einer BRCA-Mutation können die Ärzte das individuelle Erkrankungsrisiko einschätzen und daraus die passenden Empfehlungen für den chirurgischen Eingriff, die nachfolgenden Therapiemaßnahmen und die Kontrolluntersuchungen ableiten. Bei Frauen mit einem stark von Brustkrebserkrankungen geprägten familiären Hintergrund, der nicht auf eine BRCA-Mutation zurückgeführt werden kann, lassen sich keine verlässlichen Aussagen über das individuelle Erkrankungsrisiko treffen. Für die Betroffenen und für die Ärzte resultieren daraus Unsicherheit und Sorge. Wie alle Mediziner hoffe ich darauf, dass ein Zugewinn an Erkenntnissen und die Entwicklung von Testverfahren es in Zukunft ermöglichen werden, diesen Frauen eine bessere Beratung zu bieten.

ZUSAMMENFASSUNG

· Nach einer Brustkrebsdiagnose ist nicht grundsätzlich ein Gentest erforderlich und auch ein gehäuftes Vorkommen von Brustkrebs innerhalb der Familie zieht diese Maßnahme nicht notwendigerweise nach sich. Ihr Arzt wird Sie bei der Entscheidung, ob in Ihrem Fall eine DNA-Analyse sinnvoll ist, beraten.

· Wird bei Ihnen im Zusammenhang mit einer Brustkrebsdiagnose eine BRCA-Mutation festgestellt, ist eine Mastektomie empfehlenswert. Bei einer Lumpektomie ist nicht gewährleistet, dass die Erkrankung nicht noch einmal auftritt.

· Trägerinnen einer BRCA-Mutation können sich zum gegenwärtigen Zeitpunkt nur durch eine vorbeugende beidseitige Mastektomie vor einer Brustkrebserkrankung schützen. Betroffene Frauen müssen selbst entscheiden, ob sie diese Maßnahme ergreifen möchten.

Kapitel 16
Brustkrebs bei Männern
Eine wenig bekannte Form der Erkrankung

Brustkrebs bei Männern ist selten. In den USA werden jährlich nur etwa 2500 Fälle verzeichnet (im Gegensatz zu rund 300 000 Brustkrebserkrankungen bei Frauen pro Jahr). Aufgrund des geringen Vorkommens herrscht in der Allgemeinheit kaum das Bewusstsein vor, dass auch Männer an Brustkrebs erkranken können. Betroffene sind von der Diagnose meist völlig überrascht.

Ein Patient, Rob, suchte mich auf Empfehlung seines Hausarztes auf, nachdem unter seiner rechten Brustwarze ein Knoten festgestellt worden war. Nach einer Mammographie, einer Ultraschalluntersuchung und zwei Nadelbiopsien stand fest, dass es sich bei dem Knoten um eine bösartige Geschwulst handelte, die bereits in einen Lymphknoten in der Achsel gestreut hatte. Rob war Anfang 50, doch anders als viele Frauen in diesem Alter hatte er noch nie über Brustkrebs nachgedacht – und er hatte natürlich noch nie eine Mammographie durchführen lassen! Das Wort »Schock« reicht nicht aus, um Robs Reaktion auf seine Brustkrebsdiagnose zu beschreiben. Er bombardierte mich sofort mit Fragen. Die erste lautete: »Wie kann es sein, dass ich an einer Erkrankung leide, die nur Frauen bekommen? Ich wusste gar nicht, dass Brustkrebs bei Männern überhaupt vorkommen kann!« Ich erklärte Rob, dass es sich bei Brustkrebs nicht um eine Erkrankung handelt, die nur Frauen betrifft. Die Erkrankung hat bei Männern allerdings ganz andere körperliche und seelische Auswirkungen.

IRRGLAUBE: »Brustkrebs bei Männern ist gefährlicher, weil die Erkrankung seltener auftritt.«

Die Behandel- und Heilbarkeit einer Brustkrebserkrankung bei Männern ist deckungsgleich mit den sich Frauen eröffnenden Perspektiven. Die Überlebenschancen unterscheiden sich bei vergleichbaren Stadien zwischen den beiden Geschlechtern nicht. Deshalb können auch Männer einer Brustkrebsdiagnose mit Optimismus begegnen. Allerdings wird Brustkrebs bei Männern im Vergleich meist später entdeckt, da in der Regel keine Früherkennungsuntersuchungen mittels Mammographie stattfinden und kaum Bewusstsein bezüglich der Möglichkeit einer Erkrankung besteht.

Rob war davon ausgegangen, dass es sich bei dem Knoten unterhalb der Brustwarze um eine Hautzyste handelte, und hatte darauf gewartet, dass diese sich von selbst zurückbilden würde. Da er erst Monate später einen Arzt aufgesucht hatte, hatte sich der Krebs bereits in die Lymphknoten ausgebreitet.

Rob bewältigte seine Diagnose und die Therapie sehr gut. Er berichtete jedoch, dass es vielen seiner Freunde schwerfiel, mit seiner Erkrankung umzugehen: Da ihnen der Kontakt mit einem an Brustkrebs erkrankten Mann völlig neu war, fehlten ihnen oft die richtigen Worte, um ihm ihre Unterstützung zu zeigen. Mit schwarzem Humor merkte Rob an, dass nun, da sich die meisten seiner Freunde in einem Alter befanden, in dem die Sorge, an Prostatakrebs zu erkranken, häufig Gesprächsthema war, seine Brustkrebsdiagnose zu einer willkommenen Abwechslung geworden sein schien. Rob sah sich offensichtlich nicht der Flut an Ratschlägen und Empfehlungen ausgesetzt, mit der viele Frauen nach einer Brustkrebsdiagnose konfrontiert sind. Dieser Umstand ist vermutlich darauf zurückzuführen, das Brustkrebs bei Männern sehr selten ist. Die fehlende Kommunikation von außen bringt Vorteile mit sich, hat aber auch Nachteile: Es gibt nur wenige Möglichkeiten, das eigene Erleben mit anderen zu teilen und Trost und Unterstützung von Leidensgenossen zu erfahren. Auch in Selbsthilfegruppen sind meist nur Frauen anzutreffen. Wie viele Menschen, die an einer seltenen Krebserkrankung leiden, ging Rob – mit Unterstützung seiner Ärzte, seiner Familie und seinen engsten Vertrauten – seinen eigenen Weg.

Ursachen

Über die Entstehung von Brustkrebs bei Männern ist weitaus weniger bekannt als über die Faktoren, die bei Frauen ein Auftreten der Erkrankung begünstigen. Einige Risikofaktoren konnten jedoch ermittelt werden. Dazu gehören verschiedene Chromosomenanomalien und ein erhöhter Östrogenspiegel. Im Bereich der genetischen Veranlagung spielt vor allem die Mutation des Gens BRCA-2 eine Rolle, die bei Männern für ein erhöhtes Brustkrebsrisiko von rund 10 Prozent verantwortlich ist. (Weitere Informationen über BRCA-Mutationen siehe Kapitel 15.) Gynäkomastie – die vor allem bei älteren oder schwergewichtigen Männern auftretende doppelseitige Vergrößerung der Brustdrüse – begünstigt das Auftreten von Brustkrebs nicht.

Diagnose

Bei Männern geht der Feststellung einer Brustkrebserkrankung meist voraus, dass der Patient selbst eine Auffälligkeit entdeckt. Üblicherweise handelt es sich dabei um einen Knoten unterhalb der Brustwarze, da der Krebs bei Männern in der Regel von den – rudimentär angelegten – Milchgängen ausgeht, die in der Brustwarze münden. Aufgrund dieser Lokalisierung treten als Symptome häufig Veränderungen an der Brustwarze wie Verformungen (»Dellen«), Blutungen oder Ausfluss auf. Da jedoch die Betroffenen in vielen Fällen den Knoten unterhalb der Brustwarze oder andere Auffälligkeiten in der Brust nicht bemerken, wird eine Krebserkrankung häufig erst dann festgestellt, wenn der Tumor bereits in die Lymphknoten gestreut hat und der Patient einen Knoten in der Achselhöhle ertastet.

Auch bei Männern eignet sich die Nadelbiopsie am besten zur Diagnose. In der Regel wird eine ultraschallgesteuerte Stanzbiopsie durchgeführt, das heißt, die verdächtige Stelle wird in einer Sonographie sichtbar gemacht und die Nadel in das Zentrum dieses Areals geführt. Die in einem Labor vorgenommene mikroskopische Untersuchung der entnommenen Gewebeprobe liefert dann den endgültigen Befund. Eine offene Biopsie sollte nur in den Fällen durchgeführt werden, in denen eine Nadelbiopsie nicht zur Anwendung kommen konnte und nach wie vor Verdacht auf eine bösartige Geschwulst besteht. Bei diesem chirurgischen Eingriff, der einen ambulanten Krankenhausaufenthalt erfordert, wird nach Setzen eines Hautschnitts ein Teil des verdächtigen Gewebes aus der Brust entnommen. (Weitere Informationen über die Nadel- und über die offene Biopsie siehe Kapitel 2.)

Behandlung

Da pro Jahr nur sehr wenige Brustkrebserkrankungen bei Männern zu verzeichnen sind und es deshalb nicht möglich ist, die Effizienz der einzelnen Behandlungsmethoden durch randomisierte Studien zu ermitteln, wird die Wirksamkeit der anzuwendenden Therapieverfahren im Prinzip mit den bei Frauen bei vergleichbaren Erkrankungsformen erfolgreichen Maßnahmen gleichgesetzt. Wie bei Frauen wird zunächst in einem operativen Eingriff das krankhaft veränderte Gewebe entfernt. Falls erforderlich, schließen sich an die Operation eine medikamentöse Therapie (Chemo- oder Hormontherapie) und gegebenenfalls auch eine Strahlentherapie an.

WISSENSWERTES

Da es selbst unter den auf die Behandlung von Brustkrebs spezialisierten Chirurgen, internistischen Onkologen und Radioonkologen nur wenige Ärzte gibt, die pro Jahr eine größere Anzahl von Erkrankungen bei Männern behandeln, ist es für Betroffene von zentraler Bedeutung, eine renommierte Fachklinik aufzusuchen. Es lohnt sich, dafür gegebenenfalls auch eine weite Anfahrt in Kauf zu nehmen. Die meisten Fachkliniken für Brustkrebsbehandlungen bieten Männern zudem den Vorteil einer separaten Unterbringung, sodass die Patienten ihre Behandlung bewältigen können, ohne überall mit dem »Pink Ribbon« – dem Symbol, mit dem Frauen auf die Problematik von Brustkrebserkrankungen hinweisen – konfrontiert zu sein.

Chirurgischer Eingriff

Die Entscheidungskriterien für die Art und die Durchführung des chirurgischen Eingriffs bei Männern unterscheiden sich deutlich von den bei Frauen relevanten Faktoren. Da bei Männern viel weniger Brustgewebe vorhanden ist als bei Frauen, kann eine Lumpektomie, in der nur der Tumor mit einem Saum gesunden Gewebes entfernt wird, oft nicht durchgeführt werden. In der Regel wird Männern zu einer Mastektomie geraten. Wie bei Frauen beinhaltet dieser Eingriff das vollständige Entfernen des Brustgewebes, das sich zwischen dem Schlüsselbein, dem Bauchraum, dem Brustbein und dem unterhalb des Schulterblatts an der Wirbelsäule liegenden großen Rückenmuskels (Musculus latissimus dorsi) erstreckt. Bei Männern werden bei der Mastektomie meist auch die Brustwarze und der Warzenhof entfernt, da der Tumor in den meisten Fällen diesem Areal zu nahe liegt beziehungsweise sich nicht von der Brustwarze lösen lässt.

Ein Wiederaufbau der Brust wird bei Männern meist nicht durchgeführt, da – vor allem bei Patienten mit stark ausgeprägter Brustbehaarung – die Asymmetrie infolge der leicht abgeflachten Brustwand, die Operationsnarbe und das Fehlen der Brustwarze in der Regel kaum erkennbar sind. Brustwarze und Warzenhof lassen sich zwar über der Operationsnarbe auf die Haut tätowieren, allerdings wird diese Maßnahme selten gewünscht.

Lymphknoten

Da sich auch bei Männern das Streuen eines Tumors in der Brust zuerst in einem Befall der Achsellymphknoten äußert, ist die Bestimmung des axillären Lymphknotenstatus auch bei ihnen von zentraler Bedeutung (weitere Informationen über Lymphknoten und deren Funktion siehe Kapitel 5). Auch wenn sich beim Abtasten der Achselhöhle keine Auffälligkeit feststellen lässt und die sich ausbreitenden Krebszellen noch nicht zu einer erkennbaren Verdickung eines Lymphknotens geführt haben, muss der Zustand der Achsellymphknoten durch einen operativen Eingriff geklärt werden. Die Sentinel-Lymphknotenbiopsie, die bei Frauen als Standardverfahren zur Untersuchung der Achsellymphknoten dient, wird auch

Männern dringend empfohlen. Dabei wird eine blau gefärbte Flüssigkeit in die Tumorregion gespritzt, die sich über die Lymphbahnen in den Achselbereich verteilt und dort einen oder mehrere Knoten füllt. Die markierten Knoten – die sogenannten Wächterlymphknoten – werden entfernt und im Labor untersucht. Mit Stolz kann ich sagen, dass es mir während meiner Tätigkeit im Memorial Sloan-Kettering Cancer Center – einer privaten Krebsklinik in New York – gemeinsam mit meinen Kollegen gelungen ist, zu beweisen, dass sich durch Anwendung der Sentinel-Lymphknotenbiopsie der axilläre Lymphknotenstatus bei an Brustkrebs erkrankten Männern mit derselben Zuverlässigkeit ermitteln lässt wie bei Frauen. Die Sentinel-Lymphknotenbiopsie findet in der Regel zeitgleich mit der Tumoroperation statt. Meist muss kein zusätzlicher Hautschnitt vorgenommen werden. Wenn durch die Laboruntersuchung nachgewiesen wird, dass die entnommenen Wächterlymphknoten frei von Krebszellen sind und damit ein negativer Befund vorliegt, ist die Entfernung der restlichen Achsellymphknoten durch einen weitreichenderen chirurgischen Eingriff, der mit einem größeren Risiko des Auftretens von Komplikationen verbunden ist, nicht notwendig.

Zum Zeitpunkt der Feststellung einer Brustkrebserkrankung bei Männern hat in vielen Fällen bereits eine Ausbreitung der Krebszellen in die Lymphknoten stattgefunden. Manchmal wird bei der körperlichen Untersuchung vom Chirurgen ein verdächtiger Knoten ertastet, in anderen Fällen liefern die bildgebenden Verfahren der Mammographie und der Sonographie den Hinweis auf einen Befall. Durch eine Nadelbiopsie lässt sich noch vor dem chirurgischen Eingriff ermitteln, ob die als verdächtig eingestuften Lymphknoten tatsächlich Krebszellen aufweisen. Der Befund liefert wichtige Hinweise für die Art der durchzuführenden Operation. Wird durch die pathologische Untersuchung der in der Nadelbiopsie entnommenen Lymphknoten nachgewiesen, dass sich die Krebserkrankung ausgebreitet hat, kann auf die Sentinel-Lymphknotenbiopsie verzichtet werden, da der Befund bereits vorliegt. Wenn sich die Erkrankung erwiesenermaßen auf die Lymphknoten ausgedehnt hat, kommt als Standardverfahren die axillä-

re Lymphknotendissektion zur Anwendung, bei der sämtliche Lymphknoten im Achselbereich entfernt werden (weitere Informationen zur axillären
Lymphknotendissketion siehe Kapitel 5). Die wahrscheinlichste Nebenwirkung einer axillären Lymphknotendissektion ist die Ausbildung eines
Lymphödems – einer Flüssigkeitsansammlung im Arm, die aufgrund der
durch die Entfernung der Achsellymphknoten unterbrochenen Abflusswege für die Lymphe entstehen kann und mit einer Schwellung, einem Taubheitsgefühl und einem erhöhten Infektionsrisiko einhergeht. Kurze Zeit
nach der Operation angesetzte Trainingsübungen zur Stärkung des Arms
und zur Förderung der Beweglichkeit tragen dazu bei, die Wahrscheinlichkeit des Auftretens eines Lymphödems zu verringern. (Weitere Informationen zur Rekonvaleszenz nach einer axillären Lymphknotendissektion siehe
Kapitel 12.)

WEITERFÜHRENDE INFORMATIONEN

Da bei einem chirurgischen Eingriff zur Brustkrebsbehandlung bei Männern ganz
andere anatomische Gegebenheiten vorliegen als bei Frauen, ist die Durchführung oft wesentlich anspruchsvoller. Aufgrund der bei Männern grundsätzlich
wesentlich stärker ausgeprägten Muskulatur des Oberkörpers gestaltet sich die
vollständige Entfernung des Brustgewebes meist schwieriger. Auch die Identifizierung der unter größeren Massen Muskelgewebes unterhalb des Armes liegenden Wächterlymphknoten und die gegebenenfalls erforderliche Entfernung aller
Achsellymphknoten bedeuten oft eine aufwendigere Prozedur. Angesichts der
mit dem Eingriff verbundenen spezifischen Herausforderungen und des seltenen
Auftretens dieser Form von Erkrankung ist es von zentraler Bedeutung, einen
Spezialisten ausfindig zu machen, der Erfahrung in der Durchführung von Operationen zur Behandlung von an Brustkrebs erkrankten Männern besitzt. Auch
wenn ein Chirurg bereits eine große Anzahl von Brustkrebspatientinnen behandelt hat, bedeutet das nicht, dass er auch bei einem Mann die zur Tumorentfernung erforderliche Operation erfolgreich durchführen kann.

Therapiemaßnahmen nach dem chirurgischen Eingriff

Chemotherapie

Auch Männern wird bei Vorliegen eines großen Tumors und bei einem Befall der Lymphknoten zur weiterführenden Therapie nach dem chirurgischen Eingriff zu einer Chemotherapie geraten. Die medikamentöse Therapie ist in mehrere Zyklen unterteilt, die in der Regel in zwei- bis dreiwöchigen Abständen angesetzt werden. Bei Männern kommen dieselben Zytostatika zur Anwendung wie bei Frauen. Bei den mehrere Stunden dauernden Behandlungen werden ein oder zwei Zytostatika intravenös verabreicht. Männer sehen sich bei der Chemotherapie denselben Nebenwirkungen ausgesetzt wie Frauen, gehen aber zum Beispiel mit dem Verlust der Haare anders um: Die meisten Patienten rasieren sich das Kopfhaar ab und tragen Glatze (weitere Informationen zur Chemotherapie und den möglichen Nebenwirkungen dieser Form der medikamentösen Behandlung siehe Kapitel 9).

Hormontherapie

Bei Brustkrebserkrankungen bei Männern liegen in 90 Prozent der Fälle Tumoren vor, deren Wachstum durch die Hormone Östrogen und Progesteron gefördert wird. Bei Frauen liegen dagegen nur 70 Prozent der Erkrankungen Östrogenrezeptor- und Progesteronrezeptor-positive Tumoren zugrunde. Den meisten Männern wird folglich zur weiterführenden Behandlung die Einnahme von Medikamenten empfohlen, die entweder ein »Andocken« der wachstumsfördernden Hormone an den Rezeptoren der Krebszellen verhindern oder die Östrogenproduktion im Körper reduzieren. Die Arzneimittel werden üblicherweise in Tablettenform verabreicht. Eine Behandlung mit dem der Mehrzahl der Patienten empfohlenen Medikament Tamoxifen erstreckt sich über mindestens fünf Jahre. Über die Wirksamkeit von Aromatasehemmern, die Frauen nach den Wechseljahren heutzutage bevorzugt zur Behandlung von Hormonrezeptor-positiven Tumoren verabreicht werden, ist bei Männern noch wenig bekannt. Die Nebenwirkungen der den Hormonspiegel beeinflussenden Medikamente äußern sich bei Männern in anderer

Form als bei Frauen: Neben Hitzewallungen ist eine verringerte Libido eine häufige Begleiterscheinung. Statistische Erhebungen belegen, dass bei Männern im Vergleich zu Frauen eine erhöhte Tendenz zum Abbruch der Hormontherapie gegeben ist, die vermutlich darin begründet liegt, dass die Patienten die Nebenwirkungen der Behandlung schlechter verkraften. In den meisten Fällen ist die Hormontherapie jedoch gut verträglich und wird von der Mehrzahl der Patienten bis zum Ende durchgehalten. (Weitere Informationen zur Hormontherapie siehe Kapitel 9).

Strahlentherapie

Da bei Männern das Verfahren der Lumpektomie in der Regel nicht zur Anwendung kommen kann, ist für die Mehrzahl der Patienten keine Strahlentherapie erforderlich. Allerdings ist auch nach einer Mastektomie unter bestimmten Bedingungen die Notwendigkeit einer Bestrahlung gegeben: Wie Frauen wird Männern bei einem aufgrund der Tumorgröße und der Beteiligung der Lymphknoten als fortgeschritten zu definierenden Stadium der Erkrankung zu einer Strahlentherapie geraten (weitere Informationen zur Notwendigkeit einer Strahlentherapie nach einer Mastektomie siehe Kapitel 10). Bei einer Strahlentherapie finden üblicherweise über einen Zeitraum von sechs Wochen an fünf Tagen pro Woche Anwendungen statt. Bei der Behandlung werden die Brust und zuweilen auch die Achsellymphknoten etwa fünf Minuten lang ionisierender Strahlung ausgesetzt. Kurzzeitige Rötungen der Haut oder mit einem starken Sonnenbrand vergleichbare Symptome sind typische Begleiterscheinungen der Strahlentherapie. Gegen Ende der Behandlung tritt häufig auch Müdigkeit als Nebenwirkung auf. Sofern nach einer axillären Lymphknotendissektion eine Strahlentherapie zur Anwendung kommt, erhöht sich das Risiko der Ausbildung eines Lymphödems.

Gentest

Für Männer empfiehlt es sich, nach Erhalt einer Brustkrebsdiagnose eine DNA-Analyse vornehmen zu lassen, da 10 Prozent der Betroffenen Träger einer BRCA-2-Mutation sind. Die Wahrscheinlichkeit, dass ein Mann, bei dem diese genetische Veränderung vorliegt, an Brustkrebs erkrankt, beträgt ebenfalls 10 Prozent. Diese Gefährdung mag kaum signifikant erscheinen, sie entspricht aber in etwa der Wahrscheinlichkeit eines Auftretens einer Brustkrebserkrankung bei nicht durch Risikofaktoren belasteten Frauen. Deshalb ist Männern, die zu der kleinen Gruppe von Trägern einer BRCA-2-Mutation gehören, zu regelmäßigen Mammographieuntersuchungen zu raten. Sofern durch eine DNA-Analyse eine Veränderung des Gens BRCA-2 festgestellt wird, empfehlen sich auch Früherkennungsuntersuchungen zur Feststellung von anderen Krebserkrankungen. Nach einer Brustkrebsdiagnose ist ein Gentest auch im Hinblick auf die Kinder – Söhne wie Töchter – des Patienten relevant: Aus dem Ergebnis lässt sich ableiten, ob für die Nachkommen ebenfalls ein erhöhtes Risiko besteht, an Brust- oder Eierstockkrebs oder anderen Krebsarten zu erkranken. (Weitere Informationen zu BRCA-Mutationen siehe Kapitel 15.)

Emotionale Auswirkungen

Ich weise meine Patienten stets darauf hin, dass eine Brustkrebserkrankung keinerlei Anlass bietet, sich gebrandmarkt zu fühlen oder Scham zu empfinden. Selbstverständlich ist es dennoch nachvollziehbar, dass die meisten Männer den Eindruck haben, nach einer Brustkrebsdiagnose auf sich allein gestellt zu sein. Da diese Form der Erkrankung in der Allgemeinheit so wenig präsent ist, kann es allein schon schwierig sein, anderen davon zu erzählen. Viele Betroffene sehen sich mit Reaktionen des Entsetzens und der Ungläubigkeit konfrontiert. In meiner beruflichen Laufbahn habe ich jedoch wiederholt erlebt, dass eine Brustkrebsdiagnose für Männer Anlass sein kann, ihr Umfeld für diese Form der Erkrankung zu sensibilisieren.

Während viele meiner Patientinnen von der Unterstützung durch Frauen profitieren, die ihre Brustkrebserkrankung erfolgreich bewältigt haben, erlebe ich es selten, dass sich von mir behandelte Männer Selbsthilfegruppen anschließen, da diese meist ausschließlich weibliche Mitglieder zählen. Viele der Belange, die Frauen nach einer Brustkrebsdiagnose beschäftigen, sind für Männer kaum von Bedeutung: Männer sehen sich nur selten durch den Verlust der Brust in ihrem Selbstwertgefühl oder ihrer Attraktivität beeinträchtigt und durchlaufen nur in Ausnahmefällen den Prozess einer Rekonstruktion der Brust. Dennoch kann für Männer ein Austausch mit anderen Betroffenen, die bereits eine Krebstherapie durchlaufen haben, hilfreich sein – unabhängig davon, ob die Gesprächspartner an Brustkrebs oder anderen Krebsarten erkrankt waren. Jeder Mensch sieht sich nach einer Brustkrebsdiagnose mit der eigenen Sterblichkeit konfrontiert und muss die mit der Diagnose und der Behandlung verbundenen körperlichen und seelischen Belastungen bewältigen. Dennoch gehen meiner Erfahrung nach die meisten Männer nach einer Brustkrebsdiagnose ihren eigenen Weg und setzen nur auf die Unterstützung durch ihre Ärzte, ihre Familien und ihre engsten Vertrauten.

ZUSAMMENFASSUNG

· Da es sich bei Brustkrebs bei Männern um eine äußerst seltene Form der Erkrankung handelt, empfiehlt es sich, zur Behandlung eine renommierte Fachklinik aufzusuchen.

· Der Feststellung einer Brustkrebserkrankung bei Männern liegt meist das Ertasten eines Knotens zugrunde. Da bei Männern üblicherweise keine Früherkennungsuntersuchungen durchgeführt werden, wird die Erkrankung in der Regel erst in einem fortgeschrittenen Stadium entdeckt.

· Die zur Behandlung anzuwendenden Maßnahmen unterscheiden sich kaum von den Frauen verabreichten Therapien. Das Verfahren der Lumpektomie eignet sich jedoch in der Regel bei Männern nicht.

· In den einzelnen Stadien der Erkrankung bieten sich für Männer dieselben Überlebenschancen wie für Frauen. Auch wenn Brustkrebs bei Männern seltener ist, ist er nicht mit einer höheren Sterblichkeitsrate verbunden.

Kapitel 17
Brustkrebs und Schwangerschaft
Erkrankung und Kinderwunsch schließen
sich nicht grundsätzlich aus

In den USA sind Frauen, die die Diagnose Brustkrebs erhalten, im Durchschnitt über 50 Jahre alt. Insofern spielt die mit einer Schwangerschaft während oder nach einer Brustkrebserkrankung verbundene Problematik bei der Mehrzahl der Patientinnen keine Rolle. Einige wenige Frauen erkranken jedoch bereits im Alter von 20 bis 40 Jahren und damit in einer Lebensphase, in der eine Schwangerschaft durchaus möglich ist, an Brustkrebs. Sofern nicht zum Zeitpunkt der Erkrankung bereits eine Schwangerschaft besteht, sehen sich junge Frauen mit Kinderwunsch mit den Auswirkungen der Krebstherapie auf ihre Fertilität konfrontiert. Zweifellos gibt es für keine Frau – in welchem Alter sie sich auch befinden mag – einen »guten« Zeitpunkt für eine Brustkrebsdiagnose. Bei jungen Altersgruppen birgt das Auftreten der Erkrankung jedoch noch eine zusätzliche Problematik: Für Frauen, bei denen eine Schwangerschaft besteht oder die den Wunsch hegen, zu einem späteren Zeitpunkt Kinder zu bekommen, ist eine Brustkrebserkrankung sicher nicht Teil der Lebensplanung.

Jessica, eine 36-jährige Ärztin, und ihr Mann, ebenfalls Arzt, mit dem sie seit fünf Jahren verheiratet war, stellten ihren Kinderwunsch hintan, da sie wussten, dass die mit dem Medizinstudium und der Assistenzzeit verbundenen Belastungen ihnen keinen Freiraum lassen würden, um für ihren Nachwuchs adäquat zu sorgen. Jessica hatte gerade ihre Facharztweiterbildung abgeschlossen und befand sich in ihrem ersten Jahr als niedergelassene Ärztin, als sie beim Duschen einen Knoten in ihrer Brust bemerkte. Da ihr als Medizinerin bewusst war, dass eine Selbstdiagnose wenig sinnvoll ist, suchte sie ihren Gynäkologen auf, der ihr empfahl, eine Mammographie und eine Ultraschalluntersuchung vornehmen zu lassen. Am darauffolgenden Tag fand sich Jessica in einer radiologischen Praxis ein. Ihr wurden die üblichen Fragen gestellt: »Sind in ihrer Familie Brustkrebserkrankungen bekannt?« »Nein.« »Haben Sie schon einmal eine Mammographie oder Biopsie durchführen lassen?« »Nein.« »Sind Sie schwanger?« Jessica setzte zu einem »Nein« an, doch dann wurde ihr bewusst, dass sie sich nicht sicher war. Sie hatte einige Wochen zuvor die Antibabypille abgesetzt, war aber davon ausgegangen, dass es eine Weile dauern würde, bis sie schwanger werden würde. »Am besten machen Sie sofort einen Schwangerschaftstest«, empfahl die Mitarbeiterin. Einige Minuten später betrat die Radiologin den Behandlungsraum und schlug Jessica vor: »Lassen Sie uns zuerst die Sonographie durchführen. Eine Ultraschalluntersuchung ist auch bei einer Schwangerschaft vollkommen unbedenklich.« Da durch die Sonographie in dem Bereich, den Jessica bereits durch Abtasten identifiziert hatte, eine zwei Zentimeter große Geschwulst festgestellt wurde, wurde eine Nadelbiopsie durchgeführt. Eine Stunde später lag das Ergebnis des Schwangerschaftstests vor: »Sie bekommen ein Kind«, teilte die Mitarbeiterin Jessica mit. Einen Tag später lag der Befund der pathologischen Untersuchung des in der Nadelbiopsie entnommenen Gewebes vor. »Sie haben Brustkrebs«, lautete die Diagnose. Für Jessica, ihren Mann und ihre Familie begann eine belastende, schmerzvolle Zeit, in der Entscheidungen getroffen werden mussten, die für das ungeborene Kind, die Gesundheit der Mutter und die Aufrechterhaltung der Möglichkeit einer erneuten Schwangerschaft von großer Tragweite waren.

Die Bewältigung einer Brustkrebserkrankung kann für Frauen im gebärfähigen Alter aus vielerlei Gründen besonders schwierig sein. Im Folgenden werden die Auswirkungen beschrieben, die Brustkrebs auf die Schwangerschaft und die Fertilität einer Frau haben kann.

Brustkrebserkrankung während der Schwangerschaft

Brustkrebserkrankungen während der Schwangerschaft werden selten verzeichnet – diese Konstellation tritt nur im Verhältnis von 1 zu 3000 auf. Da Frauen ihren Kinderwunsch jedoch zunehmend nicht in ganz jungen Jahren realisieren, nimmt die Zahl der Betroffenen zu (die Gefahr, an Brustkrebs zu erkranken, steigt im Lauf des Lebens an). Eine Brustkrebsdiagnose ist fraglos immer bestürzend, für schwangere Frauen ist die Nachricht, an einer Tumorerkrankung zu leiden, jedoch besonders niederschmetternd. Urplötzlich müssen in dieser von Glück geprägten Lebensphase schwerwiegende Entscheidungen getroffen werden, um die Gesundheit der Mutter wiederherzustellen, ohne das ungeborene Kind zu gefährden.

Diagnose

Bei der Feststellung einer Brustkrebserkrankung während der Schwangerschaft liegt oft ein vergleichsweise großer Tumor vor, da aufgrund der natürlichen Veränderungen des Brustgewebes Knoten meist nicht sofort erkannt werden. Da die verspätete Diagnose häufig mit einem bereits erfolgten Befall der Lymphknoten einhergeht, erfordert die Behandlung in der Regel zusätzliche Maßnahmen von hoher Wirksamkeit. Eine erfolgreiche Brustkrebsbehandlung während der Schwangerschaft ist jedoch keinesfalls unmöglich, sie gestaltet sich nur wesentlich komplizierter.

Mammographieuntersuchungen und MRTs werden bei schwangeren Frauen üblicherweise nicht durchgeführt, um das ungeborene Kind vor einer Belastung durch die bei der Mammographie zur Anwendung kommende ionisierende Strahlung beziehungsweise durch das vor einer Magnetresonanztomographie verabreichte Kontrastmittel Gadolinium zu schützen. Nur in Ausnahmefällen, bei dringendem Verdacht und zwingender Notwendigkeit, werden Mammographie und MRT auch in der Schwangerschaft eingesetzt.

Ultraschalluntersuchungen sind jedoch unbedenklich und sollten auf jeden Fall nach Ertasten eines Knotens vorgenommen werden. Falls erforderlich, können während der Schwangerschaft auch Mammographieaufnahmen

angefertigt werden, sofern der Bauchraum der Patientin durch eine Bleischür-
ze abgeschirmt wird, um den Fötus vor der Strahlung zu schützen.

Behandlung

Die Entscheidung bezüglich der zur Behandlung der Brustkrebserkrankung
anzusetzenden Therapiemaßnahmen gestaltet sich wesentlich schwieriger,
wenn bei der Patientin eine Schwangerschaft vorliegt. Während bei der
Durchführung einerseits der richtige Zeitpunkt zur Aufrechterhaltung der
Gesundheit der Mutter zuberücksichtigen ist, gilt es andererseits, eine
Schädigung des ungeborenen Kindes weitestgehend zu vermeiden. Häufig
sind diese beiden Zielsetzungen miteinander unvereinbar. Der für die Mutter zentrale chirurgische Eingriff zur Tumorentfernung kann frühzeitige
Wehen auslösen oder eine Fehlgeburt verursachen. Eine für die Erkrankte
lebenserhaltene Chemotherapie kann die Entwicklung des ungeborenen
Kindes deutlich beeinträchtigen. Um dem Ziel einer erfolgreichen Behandlung der Brustkrebspatientin bei gleichzeitiger Sicherung einer unbe-
einträchtigten Schwangerschaft gerecht zu werden, ist ein besonders sorgfältiges Abwägen der Behandlungsmaßnahmen notwendig. Zudem ist ein
Team aus Spezialisten erforderlich, zu dem neben einem Chirurgen und
einem internistischen Onkologen ein auf dem Gebiet der Geburtshilfe tätiger Arzt, der große Erfahrung in der Begleitung von Risikoschwanger-
schaften hat, sowie unter Umständen ein Neonatologe, der im Falle einer
Frühgeburt die Betreuung des Kindes übernimmt, gehört. Für Patientinnen, die nach einer Brustkrebsdiagnose von erfahrenen Ärzten dieser
Fachrichtungen behandelt werden, besteht vielfach die Wahrscheinlichkeit, die Erkrankung erfolgreich zu bewältigen, ohne dass die Gesundheit
des Kindes beeinträchtigt wird.

Die Entscheidung bezüglich der Behandlungsmaßnahmen bei schwangeren Frauen, die an Brustkrebs erkrankt sind, orientiert sich auch daran, wie
weit die Schwangerschaft fortgeschritten ist. Der Therapieplan richtet sich
meist nach dem zum Zeitpunkt der Diagnose vorliegenden Trimester. Die
folgende Beschreibung setzt mit dem dritten Trimester an, da sich die Pla-

nung der einzelnen Behandlungsmaßnahmen mit fortschreitender Schwangerschaft einfacher gestaltet.

Drittes Trimester

Im dritten Trimester der Schwangerschaft ist das Baby lebensfähig. In der 35. Woche ist der Organismus des Kindes nahezu vollständig ausgereift, sodass eine sorgfältig vorbereitete Frühgeburt keine Beeinträchtigung für dessen Überlebensfähigkeit darstellt. Wenn bei einer Patientin im letzten Drittel der Schwangerschaft eine Brustkrebserkrankung festgestellt wird, werden die Behandlungsmaßnahmen deshalb oft erst einige Wochen später angesetzt und Vorbereitungen für das Einleiten der Geburt beziehungsweise einen Kaiserschnitt getroffen. Die Krebstherapie kann somit möglichst bald nach der Niederkunft erfolgen, ohne eine Schädigung des Kindes durch die anzuwendenden Maßnahmen befürchten zu müssen.

Untersuchungen belegen, dass es nach der Entdeckung einer fortgeschrittenen Brustkrebserkrankung, die einen sofortigen Behandlungsbeginn erforderlich macht, durchaus möglich ist, den operativen Eingriff während der Schwangerschaft durchzuführen. Dabei werden die Herztöne des Kindes und die Wehentätigkeit der Mutter genauestens überwacht und ein bereitstehendes Geburtshelferteam leistet im Falle einer vorzeitigen Niederkunft sofortige Hilfe. Im letzten Schwangerschaftsdrittel ist meist auch ein Beginn der Chemotherapie möglich, da die Organe des ungeborenen Kindes nahezu vollständig ausgebildet sind und das Baby in dieser Phase lediglich weiter wächst und an Gewicht zunimmt.

Zweites Trimester

Nach einer Brustkrebsdiagnose im zweiten Trimester ist es in der Regel nicht möglich, die Geburt abzuwarten und erst dann mit der Therapie zu beginnen. Sofern die Erkrankung nicht am Anfang dieses Trimesters festgestellt wird, ist ein Schwangerschaftsabbruch in der Regel ebenfalls keine Option. Eine Brustkrebserkrankung im zweiten Schwangerschaftsdrittel muss deshalb unter der Maxime stehen, der Patientin eine effiziente Behandlung zu bieten, die eine Schädigung des ungeborenen Kindes so weit wie möglich ausschließt. Der chirurgische Eingriff – ob Lumpektomie oder Mastektomie – lässt sich in dieser Phase der Schwangerschaft zwar erfolgreich durchführen, allerdings ist ein größeres Risiko des frühzeitigen Einsetzens der Wehen beziehungsweise einer Fehlgeburt gegeben. Eine vorzeitige Geburt zu Beginn des zweiten Trimesters kann für das Kind ernsthafte Entwicklungsstörungen und gesundheitliche Schädigungen nach sich ziehen, da es sich in dieser Schwangerschaftsphase erst an der Schwelle zur Lebensfähigkeit befindet. In den Fällen, in denen es möglich ist, den Operationstermin zumindest einige Wochen später anzusetzen, ergeben sich oft entscheidende Vorteile hinsichtlich der Entwicklung des ungeborenen Kindes.

Im zweiten Schwangerschaftsdrittel sind die zentralen Organe des Kindes zwar bereits ausgebildet, sie müssen aber noch wachsen und reifen. Eine in diesem Zeitraum verabreichte Chemotherapie kann die weitere Entwicklung der Organe des Babys negativ beeinflussen. Untersuchungen belegen, dass bestimmte Formen der Chemotherapie für schwangere Patientinnen mit einem geringeren Risiko der Schädigung ihres Kindes verbunden sind. Ein erfahrener internistischer Onkologe, der mit den Ergebnissen dieser wissenschaftlichen Studien vertraut ist, kann schwangeren Patientinnen fundierte Ratschläge hinsichtlich der zu bevorzugenden Zytostatika geben.

Erstes Trimester

Frauen, die zu Beginn der Schwangerschaft die Diagnose Brustkrebs erhalten, sehen sich oft mit besonders schwerwiegenden Entscheidungen konfrontiert. Da eine normale Schwangerschaft etwa 40 Wochen dauert, ist es selbstverständlich nicht möglich, die Geburt abzuwarten und erst dann mit der Krebstherapie zu beginnen. Während einerseits die Behandlung der Mutter mit einer möglichen Schädigung des Kindes einhergeht, entsteht andererseits durch die Schwangerschaft eine größere gesundheitliche Gefährdung für die Patientin: Während der Schwangerschaft erhöht sich die

Produktion von Östrogen und Progesteron im Körper signifikant, da diese beiden Hormone für entscheidende Vorgänge bis zur Geburt verantwortlich sind. Bei Vorliegen eines Hormonrezeptor-positiven Tumors kann der stetig ansteigende Östrogen- und Progesteronspiegel Wachstum und Ausbreitung der Erkrankung fördern.

Nach einer Brustkrebsdiagnose im ersten Trimester muss im Sinne des Wohles von Mutter und Kind ein Schwangerschaftsabbruch in Erwägung gezogen werden. Die Entscheidung, einen induzierten Abort vornehmen zu lassen, ist in jeder Lebenssituation äußerst qualvoll, im Zusammenhang mit einer Brustkrebserkrankung stellt sie jedoch eine noch größere seelische Belastung dar. In vielen Fällen widerspricht ein Schwangerschaftsabbruch den religiösen oder ethischen Überzeugungen der Patientinnen. Andere Frauen sehen ihren lang gehegten Wunsch, Mutter zu werden, auf schmerzhafte Weise vereitelt. Erstgebärende stehen einem Schwangerschaftsabbruch oft mit anderen Gefühlen gegenüber als Frauen, die bereits Kinder haben, für die gesund zu bleiben ihnen Ansporn ist. Auch wenn eine Entschlussfindung zunächst unmöglich erscheint, da jede Lösung mit als unerträglich erachteten Konsequenzen verbunden ist, gelingt es Patientinnen meist, mit der richtigen Anleitung und Hilfestellung ihren Weg zu finden. Wie auch immer die Entscheidung ausfällt – sie sollte stets mit Unterstützung seitens der Ärzte und der engsten Vertrauten getroffen werden.

Wenn die Brustkrebsdiagnose gegen Ende des ersten Trimesters erfolgt und die Erkrankung sich zum Zeitpunkt der Feststellung noch nicht in einem fortgeschrittenen Stadium befindet, ist es in einigen Fällen möglich, die Schwangerschaft aufrechtzuerhalten. Patientinnen, die sich dazu entschließen, trotz ihrer Brustkrebserkrankung ihr Kind auszutragen, muss allerdings bewusst sein, dass ein verzögerter Behandlungsbeginn ernsthafte Konsequenzen für ihre eigene Gesundheit haben kann, während die sofortige Anwendung der Therapiemaßnahmen mit der Möglichkeit einer schwerwiegenden Schädigung des Babys verbunden ist. Im ersten Schwangerschaftsdrittel liegt der Schwerpunkt auf der Entwicklung des Embryos, zu der auch die sogenannte Organogenese – die Ausbildung der Organe –

gehört. Dieser Prozess kann durch sämtliche der im Rahmen der Krebstherapie anzuwendenden Medikamente entscheidend gestört werden. Für die Entscheidung, ob die Schwangerschaft trotz der Brustkrebsdiagnose fortgesetzt werden sollte oder nicht, existieren keine klaren Richtlinien – jede Patientin muss bei der Entschlussfindung zahlreiche persönliche und medizinische Kriterien berücksichtigen.

Schwangerschaft nach einer Brustkrebsbehandlung

Die beiden medikamentösen Therapien, die der Mehrzahl der Patientinnen vor den Wechseljahren zur Steigerung ihrer Überlebenschancen bei einer Brustkrebserkrankung verabreicht werden – die Chemotherapie und das Arzneimittel Tamoxifen – bedingen oft eine Beeinträchtigung der Fähigkeit, schwanger zu werden. Einige der in der Brustkrebsbehandlung verwendeten Zytostatika können nicht nur die üblicherweise mit den Wechseljahren verbundenen Beschwerden auslösen, sondern auch ein tatsächliches Einsetzen der Menopause verursachen. Die Wahrscheinlichkeit eines frühzeitigen Auftretens des Klimakteriums korreliert mit dem Lebensalter der jeweiligen Patientin: Bei einer 40-Jährigen ist die Wahrscheinlichkeit, dass die Regelblutungen infolge der Chemotherapie ausbleiben, wesentlich größer als bei einer 30-jährigen Patientin.

Frauen, deren Fertilität durch die Chemotherapie nicht beeinträchtigt wurde oder die zur Behandlung ihrer Brustkrebsbehandlung dieser medikamentösen Therapie nicht bedurften, werden unter Umständen durch die Einnahme des Arzneimittels Tamoxifen daran gehindert, Kinder zu bekommen. Das Medikament ist Teil der Standardbehandlung von Patientinnen vor den Wechseljahren, bei denen ein Östrogenrezeptor-positiver Tumor vorliegt. Tamoxifen verhindert ein »Andocken« des wachstumsfördernden Hormons an den Rezeptoren von Krebszellen. Es wird Patientinnen verschrieben, um die Wahrscheinlichkeit eines Wiederauftretens der Erkrankung zu reduzieren. Das Arzneimittel wird in Tablettenform verabreicht – üblicherweise wird eine Tablette pro Tag eingenommen. Eine Tamoxifen-basierende Hormontherapie findet üblicherweise nach Abschluss der anderen Behandlungsschritte – des chirurgischen Eingriffs, der Chemo- und der Strahlen-therapie – statt. Von einer Schwangerschaft während der Dauer der Hormon-therapie ist dringend abzuraten: Bei Tamoxifen handelt es sich um ein sogenanntes Teratogen – um eine Substanz, die zu schweren Fehlbildungen des Kindes führen kann. Lange Zeit war man davon ausgegangen, dass der ideale Zeitraum einer Anwendung von Tamoxifen fünf Jahre beträgt. Jüngere Studien erbrachten jedoch den Nachweis, dass eine sich über zehn Jahre er-streckende Einnahme des Medikaments die Wahrscheinlichkeit eines Wie-derauftretens der Brustkrebserkrankung noch weiter reduziert. (Weitere In-formationen zu dem Medikament Tamoxifen siehe Kapitel 9.) Der lange Anwendungszeitraum bringt viele Frauen in eine schwierige Situation: Wäh-rend ihnen selbstverständlich daran gelegen ist, ihre Überlebenschancen durch die Einnahme von Tamoxifen zu erhöhen, endet für sie die Hor-montherapie – ob diese sich nun über zehn oder fünf Jahre erstreckt – oft in einem Alter, in dem sie keine Kinder mehr bekommen können. Manche Frauen sehen sich aufgrund ihres Kinderwunsches zu der Überlegung veran-lasst, die begonnene Hormontherapie entgegen der ärztlichen Empfehlung abzubrechen und sich damit einem erhöhten Risiko des Wiederauftretens der Erkrankung auszusetzen. Für Patientinnen, deren Kinderwunsch ebenso stark ausgeprägt ist wie ihr Überlebenswillen, ist die Entscheidung, wie sie bezüglich der Hormontherapie verfahren sollen, extrem schwierig. Ein auf die Behandlung von Brustkrebs spezialisierter Onkologe kann bei der Ent-schlussfindung helfen, indem er die im konkreten Fall aus der jeweiligen Wahl resultierenden Vor- und Nachteile aufzeigt. Wie bei allen Belangen rund um den Brustkrebs gibt es auch hier keine Einheitslösung.

Fertilitätserhalt

Patientinnen vor den Wechseljahren, die den Wunsch haben, nach Abschluss der Krebstherapie Kinder zu bekommen, sollten vor Behandlungsbeginn die Möglichkeit eines Fertilitätserhalts abklären. Wenn die Beratungsgespräche möglichst rasch nach Erhalt der Diagnose stattfinden, lassen sich die Ent-scheidungen bezüglich der Aufrechterhaltung der Fertilität zu einem Zeitpunkt treffen, der nur ein geringfügig verzögertes Einsetzen der Krebstherapie und keine Beeinträchtigung der Effizienz der Behandlung impliziert. In jedem Fall aber ist es wichtig, vor dem chirurgischen Eingriff mit einem Reproduktionsmediziner über die bestehenden Möglichkeiten zu sprechen und sich auf einen Behandlungsweg festzulegen. Um die Behandlungsmaßnahmen in sinnvoller Weise zu koordinieren, empfiehlt es sich, gleichzeitig einen internistischen Onkologen zu konsultieren.

Die zur Aufrechterhaltung der Fertilität angewendeten Maßnahmen beinhalten die Entnahme und die Kryokonservierung (das Einfrieren) von befruchteten oder unbefruchteten Eizellen sowie von frühen Embryonen. Falls die Patientin aktuell keinen Partner hat, wird Ovargewebe (unbefruchtete Eizellen) konserviert. Meist jedoch werden befruchtete Eizellen in einem sehr frühen Stadium kryokonserviert. Die Regelungen diesbezüglich sind in Deutschland deutlich strenger als im Ausland.

Da in jedem Monatszyklus nur eine Eizelle heranreift, wird in der Regel versucht, durch eine hormonelle Stimulation der Eierstöcke weitere Eizellen für die Konservierung zu gewinnen. Auch wenn zur Behandlung von Frauen mit eingeschränkter Fertilität grundsätzlich viele Medikamente zur hormonellen Stimulation zur Verfügung stehen, eignen sich nur wenige für die Anwendung bei Brustkrebspatientinnen, vor allem wenn ein Tumor vorliegt, dessen Wachstum hormonabhängig ist. Die medizinische Forschung widmet sich intensiv der Suche nach Hormonpräparaten, die an Brustkrebs leidenden Frauen zur Stimulation der Eierstöcke verabreicht werden können, ohne das Risiko eines Ausbreitens der Erkrankung zu erhöhen. Ein Reproduktionsmediziner, der sich auf den Bereich der Onkofertilität (die medizinischen Richtung, die zum Ziel hat, die Fertilität für die Zeit nach der Krebsbehandlung aufrechtzuerhalten) spezialisiert hat oder große Erfahrung auf diesem Gebiet besitzt, kann die Medikamente aufzeigen, die sich bei Brustkrebspatientinnen am besten für eine hormonelle Stimulation der Eierstöcke eignen.

Wenn die behandelnden Ärzte zu dem Schluss kommen, dass bei einer Patientin die Anwendung von Maßnahmen zur Aufrechterhaltung der

Fertilität möglich ist, wird für die hormonelle Stimulation und die Entnahme der Eizellen in der Regel der Zeitraum zwischen dem chirurgischen Eingriff und der Chemotherapie angesetzt. Eine Behandlung mit dem Ziel des Fertilitätserhalts kommt grundsätzlich bei vielen Patientinnen infrage. Bei Frauen mit einer Brustkrebserkrankung in einem fortgeschrittenen Stadium und von Natur aus eingeschränkter Fertilität halten es Fachärzte jedoch oft für bedenklich, den Beginn der Krebstherapie zugunsten der Entnahme von Eizellen, die womöglich nicht funktionsfähig sind, hinauszuzögern.

WEITERFÜHRENDE INFORMATIONEN

Um sich der besten Möglichkeiten für einen Fertilitätserhalt zu versichern und eine möglichst geringe Verzögerung des Beginns der Brustkrebsbehandlung zu gewährleisten, ist eine frühzeitige Kooperation der beteiligten Fachärzte zur Festlegung des Therapieplans unbedingt erforderlich. Wenn Sie sich erst nach dem chirurgischen Eingriff dazu entschließen, den Rat eines Reproduktionsmediziners einzuholen, dauert es unter Umständen einige Zeit, bis Sie einen Termin erhalten und die Planung der zur Aufrechterhaltung der Fertilität dienenden Maßnahmen abgeschlossen ist. Da sich die Durchführung dieser Maßnahmen nach dem Menstruationszyklus richtet, kann eine weitere Verzögerung bis zum Beginn der Chemotherapie entstehen. Deshalb ist es von zentraler Bedeutung, vor dem chirurgischen Eingriff mit allen an Ihrer Behandlung beteiligten Ärzten Kontakt aufzunehmen. Auf die Behandlung von Brustkrebs spezialisierte Kliniken unterstützen ihre Patientinnen bei der schnellen Arztsuche beziehungsweise bieten selbst Behandlungen auf dem Gebiet der Onkofertilität an.

Ablauf einer Behandlung zum Fertilitätserhalt

Bei einer um Maßnahmen zum Fertilitätserhalt ergänzten Brustkrebsbehandlung geht eine Patientin üblicherweise den folgenden Weg:

1. Vorgespräch mit dem Chirurgen, um über die Art der durchzuführenden Operation zu entscheiden und einen Termin für den Eingriff festzulegen.

2. Konsultation eines Reproduktionsmediziners und eines internistischen Onkologen, um feststellen zu lassen, ob die Anwendung von Maßnahmen zur Aufrechterhaltung der Fertilität im eigenen Fall möglich ist.

3. Durchführung des operativen Eingriffs zur Tumorentfernung.

4. Hormonelle Stimulation, um nach Möglichkeit mehrere Eizellen für die Entnahme zu erhalten. Die Terminierung dieser Maßnahme richtet sich üblicherweise nach dem Menstruationszyklus.

5. Entnahme der Eizellen.

6. Aufgrund der im Vorfeld getätigten Absprachen ist der internistische Onkologe bereits darauf vorbereitet, zum nächstmöglichen Zeitpunkt mit der Chemotherapie zu beginnen.

Goserelin

In jüngerer Zeit wurde durch wissenschaftliche Studien nachgewiesen, dass der unter dem Handelsnamen Zoladex® bekannte Arzneistoff Goserelin dazu beiträgt, dass die Eierstöcke während der Chemotherapie keinen Schaden nehmen und somit die Ovarfunktion langfristig erhalten bleibt. Das Medikament bewirkt das temporäre Aussetzen der Eierstockfunktion für die Dauer der Behandlung und schützt die Ovarien dadurch vor dem Einfluss der Zytostatika. In einer aktuellen Studie wurde durch die Verabreichung von Goserelin während der Chemotherapie bei Brustkrebspatientinnen im Alter von unter 50 Jahren das Auftreten einer dauerhaften Schädigung der Ovarfunktion von 22 auf 8 Prozent gesenkt. Nach Abschluss der Versuchsreihe wurde bei der Gruppe von Frauen, denen der Arzneistoff zusätzlich zu den Zytostatika verabreicht worden war, eine größere Anzahl von Schwangerschaften verzeichnet als bei den Patientinnen, die durch die Randomisierung der Gruppe zugeordnet worden waren, die kein Goserelin erhielt. Da an dieser Studie jedoch nur Patientinnen beteiligt waren, bei denen ein Östrogen- und Progesteronrezeptor-negativer Tumor vorlag (ein Tumor also, dessen Wachstum nicht hormonabhängig ist; weitere Informationen siehe Kapitel 8), lässt sich das Medikament Goserelin noch nicht allen an Brustkrebs erkrankten Frauen als Wirkstoff zur Aufrechterhaltung der Fertilität empfehlen.

Ab welchem Zeitpunkt ist eine Schwangerschaft nach einer Brustkrebsbehandlung unbedenklich?

Viele Frauen, die den Wunsch haben, Kinder zu bekommen, stellen nach dem Erhalt einer Brustkrebsdiagnose sofort die Frage: »Wie lange muss ich nach Abschluss der Krebstherapie warten, bis eine Schwangerschaft unbedenklich ist?« Diese Frage lässt sich nicht pauschal beantworten – der angemessene Zeitraum ist für jede Patientin individuell zu bestimmen. So, wie es nicht möglich ist, einen Zeitpunkt anzugeben, ab dem nach Abschluss der Brustkrebsbehandlung eine Schwangerschaft unproblematisch ist, so kann auch kein Zeitraum genannt werden, ab dem ein Wiederauftreten der Erkrankung auszuschließen ist. Art und Dauer der Brustkrebsbehandlung folgen stets der Maxime, das bestmögliche Ergebnis zu erzielen. Nach Abschluss der Therapie gilt es, einen angemessenen Zeitraum abzuwarten, bis eine Rückkehr der Erkrankung aller Wahrscheinlichkeit nach ausgeschlossen ist (eine Garantie besteht jedoch in keinem Fall). Der angemessene Zeitraum ist je nach Patientin anhand der behandelten Tumorart, des Stadiums der Erkrankung und der zur Anwendung gebrachten Therapiemaßnahmen zu beurteilen. Deshalb empfiehlt es sich für jede Patientin, den in ihrem Fall optimalen Zeitpunkt für eine Schwangerschaft in Absprache mit ihren Ärzten und Familienmitgliedern zu ermitteln.

Die zweite Frage, die Patientinnen, die sich Kinder wünschen, nach einer Brustkrebsdiagnose stellen, lautet: »Kann sich aufgrund einer Schwangerschaft das Risiko einer Wiederkehr der Erkrankung erhöhen?« Während früher die Vermutung bestand, dass der mit einer Schwangerschaft verbundene erhöhte Hormonspiegel ein erneutes Auftreten der Brustkrebserkrankung befördern kann, wurde durch klinische Studien mehrfach nachgewiesen, dass eine Schwangerschaft nach einer Brustkrebsbehandlung die Überlebenschancen der Patientin nicht reduziert, sofern sie sich gut von der Erkrankung erholt hat und über einen guten Allgemeinzustand verfügt.

Stillen nach einer Brustkrebsbehandlung

Da bei einer Mastektomie das komplette Brustgewebe einschließlich der Milchdrüsen entfernt wird, besteht für Patientinnen, die sich dieser Form des Eingriffs unterziehen, nur noch die Möglichkeit, ihr Kind mit der verbliebenen gesunden Brust zu stillen. Nach einer Lumpektomie erlaubt es oft das Narbengewebe, das sich nach dem chirurgischen Eingriff und der Strahlentherapie bildet, nicht, das Kind an der behandelten Brust zu säugen. Das Stillen mit der gesunden Brust ist aber natürlich auch in diesem Falle möglich.

ZUSAMMENFASSUNG

- Eine Brustkrebsbehandlung bei vorliegender Schwangerschaft zu bewältigen, ist schwierig, aber nicht unmöglich. Die betroffenen Patientinnen sollten die Behandlung von erfahrenen Fachärzten durchführen lassen.

- Für die Behandlungsmöglichkeiten ist das zum Zeitpunkt der Brustkrebsdiagnose vorliegende Schwangerschaftsdrittel relevant. Bei der Therapie gilt es, die richtigen Maßnahmen zur Aufrechterhaltung der Gesundheit der Mutter zu finden und dabei eine Schädigung des ungeborenen Kindes so weit wie möglich auszuschließen.

- Eine Schwangerschaft nach einer Brustkrebserkrankung ist ebenfalls nicht leicht zu realisieren, aber auch nicht ausgeschlossen. Es ist wichtig, den Therapieplan unmittelbar nach Erhalt der Diagnose auf die Aufrechterhaltung der Fertilität auszurichten.

Kapitel 18
Rückkehr der Erkrankung
Verzweiflung und der Weg zur Hoffnung

Mit Janice, einer meiner Patientinnen, kam ich erstmals in Kontakt, nachdem bei ihr im Alter von 57 Jahren ein kleiner aggressiver Tumor festgestellt worden war, der bereits in einige Achsellymphknoten gestreut hatte. Nach dem chirurgischen Eingriff und der Chemotherapie erholte sich Janice schnell. Drei Jahre später traten bei ihr jedoch Rückenschmerzen auf, denen sie zunächst keine Beachtung schenkte, da sie sie darauf zurückführte, sich beim Tragen einer schweren Kiste verhoben zu haben. Als die Schmerzen nicht nachließen, konsultierte Janice schließlich ihren Onkologen, der ihr empfahl, eine Knochenszintigraphie durchführen zu lassen. Auf den getätigten Aufnahmen waren kleine dunkle Flecken in der Wirbelsäule und im rechten Hüftknochen zu sehen. Ein Vergleich mit den Bildern, die vor der Krebsoperation durch eine Knochenszintigraphie erstellt worden waren, ergab, dass die Flecken erst in jüngster Zeit aufgetreten waren. Da somit der Verdacht bestand, dass es sich um krankhaft veränderte Zellansammlungen handelte, wurde eine Nadelbiopsie durchgeführt. Der Befund bestätigte die Befürchtung: Der Brustkrebs hatte in die Knochen gestreut.

Als Janice mich nach dieser Diagnose aufsuchte, war sie selbstverständlich völlig verzweifelt. Wie war es möglich, dass drei Jahre nach der Tumoroperation Metastasen vorlagen? Natürlich war Janice davon ausgegangen, sie wäre geheilt. Ich erklärte ihr, dass jeder Arzt die aufrichtige Hoffnung hegt, alle Patientinnen für immer von ihrer Erkrankung zu befreien, doch selbst wenn die Behandlung dieses Ziel in bestmöglicher Weise verfolgt, die Möglichkeit eines Wiederauftretens der Erkrankung nicht vollständig auszuschließen ist. So gerne wir auch vom Gegenteil ausgehen würden: Bei Krebserkrankungen kommen Faktoren zum Tragen, die sich unserer Kontrolle entziehen.

In den meisten Fällen besteht nach einer Brustkrebsdiagnose nur ein geringes Risiko des Wiederauftretens der Erkrankung. Bei Patientinnen mit einem duktalen Karzinom in situ (einem nicht invasiven Karzinom) ist die Wahrscheinlichkeit, erneut an Krebs zu erkranken, nur mit 1 bis 2 Prozent zu veranschlagen. Wird, wie bei Janice, bei der ersten Diagnose eine aggressive Form von Brustkrebs festgestellt, kann das Risiko, dass die Erkrankung zurückkehrt, bei bis zu 50 Prozent liegen. Welche Patientinnen nie wieder mit einer Krebserkrankung konfrontiert sein werden und welche zu einem späteren Zeitpunkt eine erneute Diagnose verkraften müssen, lässt sich nicht vorhersagen. Erwiesen ist lediglich, dass eine Rückkehr der Erkrankung in der Mehrzahl der Fälle in den ersten zwei oder drei Jahren nach Abschluss der Behandlung erfolgt. Nur eine geringe Zahl von Patientinnen sieht sich wesentlich später – bis zu zehn oder 15 Jahre nach der Therapie – erneut mit der Erkrankung konfrontiert. Eine zweite Krebserkrankung kann unterschiedliche Ausprägungen annehmen. Manche Frauen können durch die Einnahme von Medikamenten, die eine Ausbreitung der Erkrankung verhindern, viele Jahre lang überleben. In anderen Fällen tritt eine rapide Verschlechterung ein, da keine der zur Verfügung stehenden Behandlungsmaßnahmen anzuschlagen scheint. Auch wenn nach einer erneuten Krebsdiagnose immer Raum für Optimismus bleibt, ist die Nachricht, dass die Erkrankung zurückgekehrt ist, für die Patientinnen und deren Familienangehörige (und die behandelnden Ärzte) entsetzlich.

Für Janice war es äußerst deprimierend, noch einmal eine Krebsbehandlung durchlaufen zu müssen, und die Erkenntnis, dass die Erkrankung diesmal nicht heilbar sein würde, traf sie schwer. Sie stand kurz davor, Großmutter zu werden, und unterstützte ihre Tochter bei der Geburtsvorbereitung und der Planung einer Babyparty, mit der der baldige Familiennachwuchs im großen Kreis gefeiert werden sollte. In Auflehnung gegen den Schicksalsschlag merkte Janice an, sie sei viel zu beschäftigt für eine Krebsbehandlung, außerdem fühle sie sich sehr gut. Ich versicherte Janice, dass in ihrem Fall zahlreiche Behandlungsmaßnahmen zur Verfügung standen, die es ihr erlauben würden, die Dinge, die sie vorhatte zu tun, noch zu erleben.

Immer wieder führe ich meinen Patientinnen vor Augen, dass es auch bei einem Wiederauftreten der Erkrankung gute Gründe gibt, optimistisch zu bleiben. Der modernen Medizin stehen immer bessere Behandlungsmöglichkeiten zur Verfügung. Patientinnen, deren Brustkrebsbehandlung mehrere Jahre zurückliegt, können bei ihrer zweiten Erkrankung häufig auf wesentlich wirksame Therapiemaßnahmen vertrauen. Bei einer Wiederkehr der Erkrankung ist zwischen Lokalrezidiven (in der Brust) und Metastasen (beispielsweise in der Leber oder im Gehirn) zu unterscheiden.

LOKALREZIDIVE

Tritt nach einer Lumpektomie in der behandelten Brust erneut ein Tumor auf, spricht man von einem Lokalrezidiv. Die Wahrscheinlichkeit einer erneuten Tumorbildung nach einer Lumpektomie ist mit 5 Prozent zwar gering, eine erneute Erkrankung dennoch nicht ausgeschlossen.

Folgende Anzeichen weisen auf ein Lokalrezidiv hin:

1. Ein in der Nachsorgeuntersuchung mittels Mammographie oder anderen bildgebenden Verfahren identifizierter verdächtiger Bereich
2. Ein tastbarer Knoten nahe der Operationsnarbe oder an einer anderen Stelle der Brust
3. Veränderungen der Brusthaut oder der Brustwarze wie Rötungen, Verdickungen, kleine Einbuchtungen oder Verhärtungen
4. Ausfluss aus der Brustwarze

Behandlung eines nach einer Lumpektomie auftretenden Lokalrezidivs

Eine in der bereits operierten Brust auftretende Tumorerkrankung ist behandelbar und potenziell heilbar. Allerdings ist bei einer erneuten Erkrankung das chirurgische Verfahren der Mastektomie zu wählen, da eine Lumpektomie grundsätzlich nur in Verbindung mit einer Strahlentherapie zu Anwendung kommt und eine wiederholte Bestrahlung der Brust nicht möglich ist. Ein Wiederaufbau der Brust gestaltet sich nach einer als zweite Maßnahme durchgeführten Mastektomie oft schwieriger, da aufgrund der in der Erstbehandlung eingesetzten Strahlentherapie eine geringere Elastizität der Brusthaut gegeben sein kann. (Weitere Informationen zu einem Wiederaufbau der Brust siehe Kapitel 7; Nebenwirkungen der Strahlentherapie werden in Kapitel 10 beschrieben.) Die Tatsache, dass in den meisten Fällen ein Wiederaufbau der Brust jedoch möglich ist, hilft den Patientinnen oft über den Schock hinweg, eine Mastektomie durchführen lassen zu müssen.

Behandlung eines nach einer Mastektomie auftretenden Lokalrezidivs

Da nach einer Mastektomie nur äußert geringe Gewebemengen in der Brust verbleiben, ist das Auftreten eines Lokalrezidivs nach dieser Form des operativen Eingriffs sehr selten. In einigen wenigen Fällen kommt es jedoch zu einer erneuten Tumorbildung. Nach einer Mastektomie weisen unter anderem die folgenden Anzeichen auf ein Lokalrezidiv hin:

1. Ein Knoten oder eine kleine Wölbung in oder unterhalb der Haut, meist in der Nähe der Operationsnarbe
2. Veränderungen der Haut wie Rötungen oder Verdickungen

Bei der Behandlung eines nach einer Mastektomie auftretenden Lokalrezidivs können verschiedene Maßnahmen zur Anwendung kommen. Sofern sich das krankhaft veränderte Gewebe auf einen klar definierten Bereich beschränkt, kann es in einem operativen Eingriff entfernt werden. Als weitere Therapiemaßnahmen kommen eine Strahlen-, eine Chemo- und eine

Hormontherapie beziehungsweise eine Kombination dieser Verfahren infrage.

Lymphknoten

Sofern bei der ersten Brustkrebsbehandlung im Rahmen einer Sentinel-Lymphknotenbiopsie nur einige der Achsellymphknoten entfernt wurden, wird Patientinnen nach einem Wiederauftreten der Erkrankung oft erneut zu einer Sentinel-Lymphknotenbiopsie geraten, damit der Status der verbliebenen Lymphknoten überprüft werden kann. Wurden bei der Erstbehandlung alle Achsellymphknoten entfernt, entfällt die Notwendigkeit erneuter Maßnahmen zur Überprüfung der Ausbreitung der Erkrankung in diese Lymphknotenregion.

Lokoregionäre Rezidive

Ein Tumor, der im Umfeld der in der ersten Therapie behandelten Brust – meist in den Achsellymphknoten oder im Nackenbereich – auftritt, wird als lokoregionäres Rezidiv bezeichnet. Diese Tumoren werden in einigen Fällen wie Lokalrezidive (Wiederauftreten von Brustkrebs in derselben Brust wie bei der Erstdiagnose) in einem chirurgischen Eingriff entfernt, manchmal ist jedoch eine zusätzliche Behandlung mittels Strahlen-, Chemo- oder Hormontherapie beziehungsweise einer Kombination dieser Verfahren erforderlich.

Chemotherapie und Hormontherapie

Bei Vorliegen eines Lokalrezidivs entscheiden die Ärzte nach dem chirurgischen Eingriff, ob die Notwendigkeit einer weiteren Behandlung mittels Chemotherapie und/oder Hormontherapie besteht. In einigen Fällen, zum Beispiel bei einem erneuten Auftreten eines duktalen Karzinoms in situ, sind nach Anwendung des chirurgischen Verfahrens der Mastektomie keine weiteren Behandlungsschritte erforderlich. Da sich einige Formen der Chemotherapie nur zur einmaligen Durchführung eignen, wird bei einem Wiederauftreten der Erkrankung gelegentlich ein anderes Behandlungsschema gewählt. Tritt die erneute Erkrankung während einer Tamoxifen-basierenden Hormontherapie auf, wird den Patientinnen üblicherweise zum Absetzen des Medikaments geraten, da es offensichtlich die intendierte Wirkung, die Rückkehr des Krebs zu verhindern, nicht erzielt. In der Regel kann in diesen Fällen auf Behandlungsalternativen wie die Entfernung der Eierstöcke zur Reduzierung der Östrogenproduktion mit anschließender Gabe von Aromatasehemmern ausgewichen werden.

Strahlentherapie

Eine Strahlentherapie kann Teil der Behandlung eines Lokal- oder eines lokoregionären Rezidivs sein. Da Haut und Weichgewebe jeder Körperregion nur einmalig ionisierender Strahlung ausgesetzt werden können, ist diese Form der Therapie nur möglich, wenn bislang keine Bestrahlung der Brust stattgefunden hat.

METASTASEN

Wenn bei einer Patientin Metastasen diagnostiziert werden, bedeutet das, dass sich während der ersten Brustkrebserkrankung winzige Krebszellen vom Tumor gelöst haben, die über den Blutkreislauf durch den Körper transportiert wurden und in entfernt liegenden Geweben Tochtergeschwülste gebildet haben. Diese Form des Wiederauftretens der Erkrankung ist äußerst schwerwiegend und wird als Stadium 4 einer Brustkrebserkrankung eingestuft. Bei Brustkrebspatientinnen sind meist die Lunge, die Leber, die Knochen oder das Gehirn von einer Metastasenbildung betroffen. Eine Brustkrebserkrankung in Stadium 4 ist bedauerlicherweise nicht heilbar.

Wenn sie die Nachricht erhalten haben, dass zum Beispiel in der Leber Metastasen entdeckt wurden, erkundigen sich viele Patientinnen: »Kann diese eine befallene Stelle nicht einfach entfernt werden? Der Tumor in der Brust wurde doch schließlich auch durch eine Lumpektomie beseitigt.« Wenn sich die Krebszellen bereits in anderen Körperregionen angesiedelt haben, ist es jedoch nicht mehr sinnvoll, die einzelnen Geschwülste zu entfernen: Dieses Auftreten der Erkrankung impliziert, dass sich weitere Krebszellen im Blut befinden, die schon bald an anderer Stelle weitere Metastasen bilden werden.

Ich weise meine Patientinnen stets darauf hin, dass es auch in dieser Situation noch Hoffnung gibt. In der Regel stehen zur Behandlung von metastasiertem Brustkrebs zahlreiche medikamentöse Therapien zur Verfügung, auf die viele Patientinnen so gut ansprechen, dass sie noch mehrere Lebensjahre vor sich haben. In der Mehrzahl der Fälle tritt die Erkrankung allerdings immer wieder in verschiedenster Form in Erscheinung, da sich die im Blutkreislauf befindlichen Krebszellen nicht vollständig abtöten lassen. Zudem besteht bei metastasiertem Brustkrebs das Problem, dass die Krebszellen im Lauf der Zeit resistent werden und nicht mehr auf die Therapie ansprechen. Da laufend neue Medikamente entwickelt werden, kann einigen Patientinnen zu einer längeren Phase der Remission verholfen werden, indem nach Auftreten einer Resistenz sofort zu einer anderen Form der Therapie gewechselt wird. Je mehr Therapien zur Verfügung stehen, umso mehr Chancen bieten sich, Patientinnen mit metastasiertem Brustkrebs zu einer längeren Lebenszeit zu verhelfen. Mir sind einige Frauen bekannt, die mit einer Brustkrebserkrankung in Stadium 4 mehr als zehn Jahre überlebt haben. Leider ist ein so langes Weiterleben immer noch viel zu selten der Fall.

Die Behandlungsformen von metastasiertem Brustkrebs variieren je nach befallener Körperregion, dem Ausmaß der Erkrankung, der Tumorart, den bei der vormaligen Behandlung verabreichten Therapien und vielen weiteren Faktoren. Für Patientinnen ist die Betreuung durch einen auf die Behandlung von Brustkrebs spezialisierten internistischen Onkologen, der mit sämtlichen verfügbaren Therapien vertraut ist und Kenntnis der Ergebnisse von klinischen Studien und den aktuell in der Entwicklung befindlichen Medikamenten hat, von zentraler Bedeutung. Sofern nicht bereits die erste Brustkrebsbehandlung in einer renommierten Fachklinik durchgeführt worden ist, empfiehlt es sich nun dringend, sich an eine solche Einrichtung zu wenden, um zumindest Erkundigungen einzuholen, welche zusätzlichen Therapiemöglichkeiten dort angeboten werden.

Symptome

Die Symptome von metastasiertem Brustkrebs variieren je nach befallener Körperregion. Metastasen in den Knochen werden zum Beispiel üblicherweise dadurch entdeckt, dass die Patientin im betroffenen Bereich des Körpers plötzlich Schmerzen empfindet. Zu den weiteren möglichen Symptomen zählen Unterleibsschmerzen, ein Verlust an Körpergewicht, Gelbsucht, Kopfschmerzen, Krämpfe, verschwommenes Sehen, hartnäckiger Husten oder Atemnot.

Entstehung von Metastasen

Vielen ist nicht nachvollziehbar, wie eine Patientin, die von ihrer ersten Erkrankung geheilt wurde, einige Zeit später erneut die Diagnose Brustkrebs erhalten kann. Wie kann es möglich sein, dass die Erkrankung erneut auftritt, obwohl das Tumorgewebe bei dem chirurgischen Eingriff vollständig entfernt wurde und die verbliebenen Krebszellen anschließend mittels Chemo- und Strahlentherapie bekämpft wurden?

Selbst die kleinsten Tumoren befinden sich zum Zeitpunkt ihrer Entdeckung seit geraumer Zeit im Körper und sind durch Zellteilung angewachsen. In dieser Wachstumsphase können sich einzelne Zellen vom Primärtumor lösen und in die Blut- und Lymphgefäße eindringen. Krebszellen, die in den Lymphknoten hängen bleiben, lassen sich durch die entsprechenden Untersuchungsmethoden erkennen und werden durch die operative Entfernung der betroffenen Knoten beseitigt. Es ist jedoch möglich, dass einige Zellen die Lymphknoten passieren und über das lymphatische System in andere Bereiche des Körpers gelangen. Selbst wenn bei der ersten Diagnose eine Brustkrebserkrankung in einem sehr frühen Stadium vorlag, das keinen Befall der Lymphknoten beinhaltete, kann die Erkrankung in Form von Metastasen, die in entfernt liegenden Körperregionen auftreten, zurückkehren. In seltenen Fällen breiten sich die Krebszellen nicht über das lymphatische System, sondern über den Blutkreislauf aus. Die Krebszellen können über lange Zeit in den Blutgefäßen verbleiben und mit diesen weiterhin durch den gesamten Körper zirkulieren. Manchmal siedeln sie sich jedoch in fremden Gewebestrukturen an und wachsen in den betroffenen Organen durch Zellteilung zu Tumoren an.

Krebszellen, die sich vom Primärtumor gelöst haben und in das lymphatische System beziehungsweise den Blutkreislauf eingedrungen sind, lassen sich bei der Diagnose einer Ersterkrankung kaum feststellen. Da sich durch bildgebende Verfahren nur ein bereits erfolgter Befall der Organe sichtbar machen lässt, sind in den Fällen, in denen eine Brustkrebserkrankung in einem sehr frühen Stadium festgestellt wird, auf den Aufnahmen keine Anzeichen der Ausbreitung der Erkrankung erkennbar. Den Diagnosemöglichkeiten durch bildgebende Verfahren sind Grenzen gesetzt: Tumoren von minimalem Ausmaß entziehen sich ebenso der Darstellbarkeit wie einzelne Krebszellen, die im Körper zirkulieren. Diese Zellen lassen sich auch nicht durch Blutuntersuchungen oder andere diagnostische Verfahren nachweisen. Bei der Behandlung der Ersterkrankung erfolgen der chirurgische Eingriff und die Anwendung der Chemo-, Hormon- und/oder Strahlentherapie folglich in der Hoffnung, dass Krebszellen, die sich unter Umständen bereits vom Tumor gelöst haben und in den Blut- oder Lymphgefäßen durch den Körper transportiert werden, abgetötet werden, bevor sie sich in den Organen ansiedeln.

Diese Maßnahmen sind jedoch nicht zu 100 Prozent erfolgreich. In den Fällen, in denen ein Ausstreuen bereits stattgefunden hat und die Krebszellen nicht auf die Behandlung ansprechen, können nach einiger Zeit in vom Ursprungsort der Erkrankung entfernt liegenden Körperregionen Metastasen entstehen.

IRRGLAUBE: »Häufige Untersuchungen mittels bildgebender Verfahren und Bluttests sind wichtig, um Metastasen frühzeitig zu entdecken.«
Angesichts des bedrohlichen Szenarios eines möglichen Auftretens von Metastasen wird vielfach die Frage gestellt, warum im Anschluss an die Behandlung der Ersterkrankung zur Früherkennung einer Rückkehr des Krebses keine regelmäßigen Kontrolluntersuchungen angesetzt werden. Auf Bluttests und Untersuchungen mittels bildgebender Verfahren wird verzichtet,

da sich metastasierter Brustkrebs nicht frühzeitig erkennen lässt. Damit entfällt auch die Möglichkeit, durch die rasche Anwendung von Therapiemaßnahmen die Heilungschancen zu erhöhen. Ein Wiederauftreten der Erkrankung bedeutet nicht, dass die ursprüngliche Brustkrebserkrankung nun im nächsthöheren Stadium vorliegt: Bei einer Patientin, deren Ersterkrankung als Stadium 1 klassifiziert wurde, liegt bei einem Wiederauftreten des Krebses nicht Stadium 2 vor. Metastasen bedeuten immer Brustkrebs in Stadium 4. Bei Brustkrebs in Stadium 4 bleibt der Medizin nichts anderes übrig, als abzuwarten, ob die zur Verfügung stehenden Therapiemaßnahmen bei der jeweiligen Patientin Wirkung zeigen. Klinische Studien haben bewiesen, dass im Anschluss an die erste Brustkrebsbehandlung in häufigem Rhythmus angesetzte Früherkennungsuntersuchungen die Überlebenschancen von Patientinnen mit metastasiertem Brustkrebs nicht erhöhen. Deshalb wird auf die Anwendung dieser Maßnahmen verzichtet – auch wenn sich jeder Mediziner ein Szenario wünschen würde, in dem Brustkrebs in Stadium 4 aufgrund einer frühzeitigen Diagnose heilbar wäre.

Biopsien

Wenn Anzeichen eines Wiederauftretens der Erkrankung festgestellt werden, muss eine Biopsie vorgenommen werden, um einen eindeutigen Befund zu erhalten. Zur Ermöglichung einer effizienteren Form der Behandlung sind außerdem die das Wachstum des Tumors bedingenden Faktoren zu ermitteln. Meist sind Profil und Status der Östrogen-, Progesteron- und Her2/neu-Rezeptoren der Metastasen mit den Eigenschaften des Primärtumors identisch (weitere Informationen zur Bestimmung der Tumorart siehe Kapitel 8). Da die neu aufgetretenen Tumoren jedoch in 10 bis 20 Prozent der Fälle abweichende Charakteristika aufweisen, ist für eine effiziente Behandlung eine Überprüfung ihres Status unabdingbar. Erweist sich eine Tochtergeschwulst beispielsweise anders als der Primärtumor als Östrogenrezeptor-negativ, wird keine Zeit darauf verloren, analog zur Erstbehandlung eine Hormontherapie anzusetzen: Mit dem Wissen, dass Medikamente, die die Rezeptoren blockieren oder den Östrogenspiegel senken, in diesem Fall keine Wirkung zeigen, können die Ärzte zur Behandlung der wesentlich ernsthafteren Erkrankung an Brustkrebs in Stadium 4 sofort zielgerichtete Maßnahmen anwenden. Auch bei Metastasen, die mit dem Primärtumor identische Eigenschaften aufweisen, kommen bei der Therapie meist andere Maßnahmen zum Einsatz als bei der Erstbehandlung.

WEITERFÜHRENDE INFORMATIONEN

Wenn bei Ihnen vor Kurzem eine Brustkrebserkrankung in einem frühen Stadium diagnostiziert wurde und Sie sich angesichts des eben Gelesenen Sorgen um Ihre Zukunft machen, sind Sie vermutlich versucht, dieses Buch sofort beiseitezulegen. Die Kenntnis der Symptome einer metastasierten Brustkrebserkrankung verleitet dazu, den Verdacht zu hegen, dass sich diese Anzeichen bereits im eigenen Fall bemerkbar machen. Für die Mehrzahl der Patientinnen, die an Brustkrebs in einem frühen Stadium leiden, gilt jedoch: Ein Husten ist nicht mehr als ein Husten und Bauchschmerzen bedeuten nicht mehr als einen verdorbenen Magen.

ZUSAMMENFASSUNG

· Versuchen Sie, im Falle einer Rückkehr der Erkrankung, optimistisch zu bleiben.

· Suchen Sie eine renommierte Fachklinik auf und erkundigen Sie sich nach den in Ihrem Fall wirksamsten Behandlungsmethoden.

· Eine Brustkrebsbehandlung in Stadium 4 verläuft oft nicht linear. Um eine möglichst lange Wirksamkeit zu erzielen, finden manchmal mehrere Therapiewechsel statt. Wie bei allen Belangen rund um den Brustkrebs gibt es auch bei einem Wiederauftreten der Erkrankung keine Einheitslösung.

Kapitel 19
Die 10 Prozent
Fälle, in denen die Behandlung
nicht anschlägt

In den USA erkranken jährlich etwa 300 000 Frauen an Brustkrebs. Die Überlebensrate liegt derzeit bei fast 90 Prozent. Das bedeutet, dass von den 300 000 Frauen, die pro Jahr die Diagnose Brustkrebs erhalten, etwa 270 000 mindestens über die nachfolgenden fünf Jahre hinaus noch am Leben sind. Etwa 30 000 Patientinnen sehen dieser Perspektive leider nicht entgegen. Die hohe Überlebensrate, die bei Brustkrebserkrankungen heutzutage erzielt wird, bietet Anlass zu Optimismus und stellt einen entscheidenden Fortschritt dar: In den 1970er-Jahren lag die Wahrscheinlichkeit, eine Brustkrebserkrankung zu überleben, noch bei lediglich 70 Prozent. Von 2000 bis 2010 sank die mit Brustkrebs verbundene Sterblichkeitsrate jedes Jahr um fast 2 Prozent. Doch auch wenn ein bei 10 Prozent angesiedeltes Risiko, an Brustkrebs zu sterben, nicht besonders hoch erscheinen mag, steht diese Zahl für eine unendlich schmerzvolle Menge an verlorenen Leben.

Bei einer geringen Anzahl von Patientinnen (etwa 5 Prozent) liegt zum Zeitpunkt der ersten Diagnose bereits eine nicht heilbare Brustkrebserkrankung in Stadium 4 vor. Zu dieser kleinen Gruppe gehören Frauen, die sich keinen Früherkennungsuntersuchungen unterzogen haben oder die keinen Zugang zu einer medizinischen Versorgung haben. Die Nichtinanspruchnahme der Möglichkeiten der Mammographie resultiert in diesen

Fällen in einer verspäteten Entdeckung der Erkrankung, die eine Anwendung von heilungsfördernden Maßnahmen ausschließt. In einer ebenso interessanten wie ernüchternden Studie, die in Massachusetts durchgeführt wurde, wurden die Daten einer Gruppe von Frauen untersucht, die an Brustkrebs gestorben waren. Dabei wurde festgestellt, dass 70 Prozent dieser Patientinnen niemals eine Mammographie durchführen ließen und weitere 5 Prozent in den zwei Jahren vor ihrer Diagnose keine Früherkennungsmaßnahmen in Anspruch genommen hatten. Allerdings gehörten der untersuchten Gruppe auch Frauen an, die äußerst gewissenhaft ihrer Vorsorge nachgegangen waren und unter anderem jährlich Mammographieaufnahmen anfertigen ließen. Bei diesen Frauen waren äußerst aggressive Formen der Brustkrebserkrankung aufgetreten, die sich nicht frühzeitig erkennen ließen. Sofern nicht bereits bei der Erstdiagnose eine Brustkrebserkrankung in Stadium 4 vorliegt, besteht keine Möglichkeit, vorherzusagen, ob bei einer Patientin nach ursprünglich erfolgreicher Behandlung zu einem späteren Zeitpunkt Metastasen auftreten werden.

Eine Brustkrebserkrankung in Stadium 4 ist zwar nicht heilbar, in vielen Fällen verhilft eine Behandlung den Patientinnen jedoch noch zu mehreren Jahren Lebenszeit. In meinen Gesprächen mit Patientinnen, die an metastasiertem Brustkrebs leiden, geht es oft darum, Wege aufzuzeigen, den Optimismus aufrechtzuerhalten. Es werden laufend neue Therapieformen entwickelt, die die Lebenserwartung verlängern und die Lebensqualität der Erkrankten erhöhen können. Die Teilnahme an klinischen Studien ist eine Möglichkeit, diese vielversprechenden Medikamente verabreicht zu bekommen. Patientinnen, die finanziell abgesichert sind, sind häufig dazu bereit, immer wieder Reisen in weit entfernte Kliniken zu unternehmen, um durch eine Teilnahme an einer wichtigen Versuchsreihe Lebenszeit und Lebensqualität hinzuzugewinnen. Allerdings muss jeder Patientin bewusst sein, dass es reine Glückssache ist, ob sie eine in ihrem Fall wirksame Therapieform findet, nachdem alle Standardverfahren ausgeschöpft wurden. Wenn Sie Ihre Behandlung in einer renommierten Fachklinik durchführen lassen, können Sie von Ihren Ärzten Informationen darüber erhalten, welche medizinischen

Einrichtungen zum gegebenen Zeitpunkt in klinischen Studien Medikamente testen, die für Ihre weitere Therapie geeignet sein könnten.

Dennoch kann, wie bei allen Krebserkrankungen, die Situation eintreten, dass eine Brustkrebspatientin den Kampf gegen die Krankheit nicht mehr gewinnen kann. Für die Patientin und ihre Familienmitglieder ist die Erkenntnis, dass keine weiteren Überlebenschancen bestehen, unbeschreiblich schmerzhaft und qualvoll. Für Ärzte ist das Überbringen der schlimmen Nachricht die schwierigste Aufgabe, die sie in ihrem Beruf zu bewältigen haben. In dieser von unendlicher Traurigkeit geprägten Situation ist es wichtig, dass sich die Patientinnen nicht von ihren Ärzten alleingelassen fühlen, dass ihren Bedürfnissen Rechnung getragen wird und dass ihnen all ihre Fragen beantwortet werden.

Aufrechterhaltung des Kontakts zu den Ärzten

Da ich als Chirurgin überwiegend Patientinnen betreue, die sich in der Phase der Diagnose und der ersten Behandlung befinden, bin ich hinsichtlich der Belange des Endstadiums einer Erkrankung mitnichten Expertin. Üblicherweise obliegt die Therapie von Patientinnen mit Brustkrebs in Stadium 4 meinen Kollegen aus dem Bereich der internistischen Onkologie. Sie sind es, die den von uns gemeinsam behandelten Patientinnen in dieser letzten Phase zur Seite stehen. Während gemeinhin die Annahme herrscht, dass Ärzte nur an Patienten gelegen ist, die sie vollständig heilen können, gibt es viele Mediziner, die ein aufrichtiges Interesse an den Menschen entwickeln, die sie in ihrer beruflichen Laufbahn betreuen. In der Regel bleibe ich mit meinen Patientinnen über die Behandlung hinaus in Kontakt und lerne oft auch deren Familien gut kennen. Für die meisten Ärzte enden die Fürsorge und die Verbindung zu ihren Patienten nicht, wenn sie aus medizinischer Sicht keine Hilfe mehr leisten können. Mir persönlich ist sehr wohl bewusst, welche Konsequenzen entstehen, wenn alle Behandlungsmöglichkeiten erschöpft sind: Jede Frau ist Mittelpunkt eines kleinen Universums, das nach ihrem Verscheiden zusammenbricht. Da für uns Ärzte der Schutz unserer Patienten an oberster Stelle steht, stellt für uns das Erreichen des Punktes, an dem wir keine Hilfe mehr bieten können, einen schrecklichen Misserfolg dar, dem auch wir mit tiefster Verzweiflung begegnen. Es gibt keinen Trost für den Verlust dieser Leben. Mich richtet nach diesen Ereignissen allein der Gedanke auf, dankbar sein zu dürfen, im Leben dieser Frauen eine Rolle gespielt zu haben. Ärzte und Wissenschaftler treibt der Verlust eines Lebens noch stärker an, für die Zukunft noch bessere Behandlungsmethoden zu entwickeln.

Die Beschreibung der mit einer Brustkrebserkrankung in Stadium 4 einhergehenden Situation und der letzten Lebensphase der Patientinnen könnte ein eigenes Buch füllen. Für manche ist der Weg kurvenreich, für andere bedeutet er einen steten oder plötzlichen Niedergang. Es gibt keine Anleitung dafür, wie die letzte Strecke zu bewältigen ist, wenn immer weniger Behandlungsmöglichkeiten zur Verfügung stehen und das Ende unausweichlich ist.

Bis zum Ende kämpfen und Trost finden: zwei Herangehensweisen, die sich nicht ausschließen

Wenn sie von ihrem behandelnden Arzt die Nachricht erhalten, dass keine weiteren Therapiemöglichkeiten bestehen und die Krebserkrankung trotz aller Bemühungen fortschreitet, ziehen sich die meisten Patientinnen und ihre Familienangehörigen zurück, um die Situation zu überdenken. Ein Impuls ist, sich nach einer anderen Betreuung umzusehen: Es muss doch Behandlungsmöglichkeiten geben, die im eigenen Fall noch Wirkung zeigen! Es ist nichts Falsches daran, nach anderen Optionen zu suchen. Die meisten auf die Behandlung von Krebspatienten spezialisierten Kliniken weisen auf ihren Websites auf klinische Studien hin, die für Patientinnnen, die an metastasiertem Brustkrebs leiden, relevant sind. Viele Einrichtungen führen Versuchsreihen durch, die sich an Erkrankte richten, die nicht gut auf die bisher angewendeten Behandlungsmethoden angesprochen haben. Sofern es der Gesundheitszustand der Patientin erlaubt, spricht nichts dagegen, für die Teilnahme an eine Studie auch weite Reisen zu unternehmen. Für viele Patientinnen und deren Angehörige ist das Gefühl sehr wichtig, bis zum Ende gekämpft zu haben. Zudem ist in Deutschland die regionale Versorgung beim

Mammacarcinom überwiegend sehr gut, sodass fast alle Studien innerhalb eines Umkreises von 100 bis 200 Kilometern angeboten weren können. Nach Erhalt der Nachricht, dass die Erkrankung nicht mehr weiter behandelt werden kann, sind Patientinnen und ihre Familien allerdings auch besonders anfällig für Therapieangebote, die falsche Hoffnungen wecken. Ich habe Patientinnen in den letzten Monaten ihres Lebens aus schierer Verzweiflung darüber, dass durch die Standardverfahren kein weiterer Erfolg zu erzielen war, Unsummen für nicht zugelassene Arzneimittel ausgeben sehen, von denen keinerlei Wirkung zu erwarten war. Auch wenn es verführerisch ist, sich der alternativen Medizin zuzuwenden, wenn die konventionellen Behandlungsmethoden versagt haben, lautet mein Ratschlag, sich auf Medikamente zu konzentrieren, die in Fachkliniken im Rahmen von klinischen Studien zur Anwendung gebracht werden. Verschwenden Sie Ihre restliche Energie, die Ihnen verbleibende Zeit und Ihr Familienvermögen nicht auf von Quacksalbern über das Internet vertriebene Arzneien. Führen Sie sich vor Augen, dass jedes Präparat Nebenwirkungen hat, die Ihre Lebensqualität und Ihre Fähigkeit, die restliche Zeit gemeinsam mit Ihrer Familie bewusst zu erleben, beeinträchtigen können.

Wenn deutlich wird, dass alle sinnvollen Therapiemaßnahmen ausgeschöpft und keine weiteren Erfolge zu erwarten sind, besteht auch die Option, sich allein darauf zu konzentrieren, der verbleibenden Zeit Sinnhaftigkeit zu geben und für den letzten Weg Trost zu finden. Was möchten Sie unbedingt noch tun und welche Worte brennen Ihnen noch auf der Seele? In welcher Weise können Sie die restliche Zeit mit den Menschen, die Ihnen nahestehen, in befriedigender Weise gestalten? Es ist wichtig, sich darüber im Klaren zu sein, dass diese Herangehensweise nicht mit einer Kapitulation gleichzusetzen ist. Würde und Trost zu erlangen und die letzte Lebensphase nach eigenem Willen zu gestalten, ist nicht minder heroisch als ein Kampf gegen den Krebs bis zur letzten Sekunde.

Den eigenen Bedürfnissen folgen

Mit dem baldigen Lebensende konfrontiert zu sein, löst bei den Patientinnen und ihren Angehörigen ein Wechselbad der Gefühle aus. Innerhalb von Stunden kann Entsetzen von völliger Leere abgelöst werden, auch Trauer und Wut, Angst und Entschlossenheit, Verzweiflung und Akzeptanz folgen oft dicht aufeinander. Betroffene sollten sich stets darüber im Klaren sein, dass es bei der Bewältigung ihrer Situation nicht den einen richtigen Weg gibt – jede Patientin muss für sich selbst bestimmen, in welcher Form sie auf ihr Schicksal reagieren möchte. Vor allem von Familienangehörigen, die den bisherigen Kampf gegen die Erkrankung nicht unmittelbar miterlebt haben, wird oft die Aufforderung erteilt, sich nach neuen Behandlungsmethoden umzusehen und nicht aufzugeben. Es liegt jedoch allein bei der Patientin selbst, zu entscheiden, wann welche Maßnahmen getroffen werden sollen.

In dieser schwierigen Situation ist es essenziell, sich Unterstützung zu suchen. Für die Patientinnen und ihre Angehörigen können unterschiedliche Formen der Hilfestellung infrage kommen: die Betreuung durch einen Therapeuten, ein hohes Maß an gemeinsam verbrachter Zeit, die Kontaktaufnahme mit Selbsthilfegruppen oder sogar eine medikamentöse Behandlung. In dieser Zeit ist es wichtig, sich ohne Einschränkungen und Zugeständnisse ganz auf sich selbst zu konzentrieren. Hilfe in Anspruch zu nehmen, ist kein Zeichen von Schwäche, sondern von Stärke. Unterstützung zu erhalten, kann die Lebensqualität in dieser letzten Phase entscheidend erhöhen. Mit den vormals an der Behandlung beteiligten Ärzten in Kontakt zu bleiben und von diesen Besuche im Krankenhaus oder zu Hause zu erhalten, kann ebenfalls eine wichtige Form der Betreuung darstellen.

Medizinische Versorgung in der letzten Lebensphase

Palliativversorgung

Wenn ein Fortschreiten der Krebserkrankung trotz aller Bemühungen nicht zu verhindern ist, kann nach geraumer Zeit die Anwendung von Maßnahmen aus dem Bereich der palliativen Medizin sinnvoll werden. Palliative Therapien dienen der Linderung von Symptomen und der Reduktion von Schmerzen. Beispielsweise ist bei einer Brustkrebserkrankung in Stadium 4, bei der sich Metastasen in den Knochen gebildet haben, eine Schmerztherapie von zentraler Bedeutung. Patientinnen, bei denen sich die Erkrankung auf die Lunge ausgeweitet hat, leiden oft an Atemnot. Palliative Therapien ermöglichen es, in der Lunge angestaute Flüssigkeit zu entfernen und eine weitere Ansammlung zu verhindern. Kurative und palliative Maßnahmen schließen sich nicht aus – die Inanspruchnahme von Verfahren der Palliativmedizin gestattet die gleichzeitige Anwendung von Maßnahmen zur Behandlung der Erkrankung –, sondern Therapie und Palliativversorgung ergänzen sich oft. Auf die Behandlung von Krebserkrankungen spezialisierte Kliniken bieten in der Regel eine auf die Wünsche der Patientinnen und ihrer Angehörigen zugeschnittene Betreuung durch Fachpersonal aus dem Bereich der Palliativmedizin an. Die Versorgung kann ambulant oder stationär erfolgen.

Eine Palliativversorgung kann aber auch das Ausschleichen der zur Behandlung der Krebserkrankung verabreichten Therapien beinhalten. In einer solchen Situation verfolgen die Maßnahmen nur noch das Ziel, der Patientin ihre Situation zu erleichtern und Schmerzen so weit wie möglich zu lindern. Patientinnen können die Versorgung häufig zu Hause in Anspruch nehmen, sodass ihnen die vertraute Umgebung im Kreis ihrer Familie zusätzlich Trost und Beruhigung spendet.

Versorgung in einem Hospiz

Die Hospizarbeit dient der Betreuung der Patientinnen in den letzten Monaten oder Wochen ihres Lebens. Der Schwerpunkt liegt allein darauf, ihre Schmerzen zu lindern und ihnen Zuwendung und Unterstützung zu geben. Die Sterbebegleitung kann in speziellen Krankenhausstationen oder in Hospizen erfolgen, ambulante Hospizdienste betreuen Patientinnen in ihrem Zuhause. Neben der Gabe von schmerzstillenden Medikamenten beinhaltet die Hospizarbeit grundlegende Versorgungsdienste wie die Unterstützung bei der Essenseinnahme und beim Toilettengang. Nicht minder bedeutend ist die psychologische, seelsorgerische oder sozialdienstliche Betreuung, die von den Hospizmitarbeitern ebenfalls geleistet wird.

Entlastung der Angehörigen durch Hospizdienste

Die Hospizarbeit stellt auch für die Menschen, die die Patientin seit Langem auf ihrem schwierigen Weg begleiten, eine wertvolle Unterstützung dar: Wenn Hospizdienste die grundlegende körperliche Pflege übernehmen, können Angehörige und Freunde von der versorgenden Tätigkeit abrücken und sich der Patientin verstärkt auf emotionaler Ebene zuwenden. Die Angehörigen erhalten die Möglichkeit, die verbleibende Zeit intensiver zu gestalten. Die Patientinnen haben mehr Gelegenheit, ihrer Dankbarkeit Ausdruck zu verleihen und die Verbundenheit über den Tod hinaus zu bekräftigen. Zusätzlich bietet sich mehr Raum, möglicherweise seit Langem bestehende Missverständnisse auszuräumen und somit untereinander ins Reine zu kommen. Die Patientinnen können mehr Einfluss darauf nehmen, wie sie anderen in Erinnerung bleiben möchten und wie ihrer gedacht werden soll.

Kapitel 20
Anlass zur Hoffnung
Der optimistische Blick in die Zukunft

In der Regel treffe ich eine Woche nach dem operativen Eingriff zur Tumor-entfernung wieder mit meinen Patientinnen zusammen, um die Wundheilung zu überprüfen und über die Ergebnisse der pathologischen Untersuchung zu sprechen. Drei Monate später kontrolliere ich bei einem weiteren Termin, ob der Genesungsprozess gut voranschreitet und ob die empfohlenen adjuvanten Therapien in Anspruch genommen wurden. In den darauffolgenden zwei bis drei Jahren sehe ich meine Patientinnen im halbjährlichen Rhythmus zu weiteren Nachsorgeuntersuchungen, danach zu jährlichen Kontrollen. Dabei beobachte ich immer wieder, dass sich das Leben nach einer Brustkrebserkrankung komplizierter gestaltet, als man vermuten mag. Eine Zeit lang scheinen die Patientinnen nur auf die nächste Hiobsbotschaft zu warten. Kehrt die Erkrankung zurück? Wird erneut ein Tumor festgestellt – in derselben oder in der bislang gesunden Brust? Oder in einer anderen Körperregion?

Ich stelle jedoch auch immer wieder fest, dass die Furcht vor einer Rückkehr der Erkrankung im Lauf der Zeit immer mehr in den Hintergrund rückt. Wie lange es dauert, bis der Gedanke an ein Wiederauftreten des Krebses nicht mehr allzeit präsent ist, hängt von der jeweiligen Patientin ab. Manche beschäftigt die Möglichkeit eines Rückfalls erst, wenn der jährliche Termin für die Mammographieuntersuchung näher rückt. Ihre akute Unruhe legt sich, wenn ich ihnen mitteile: »Die Mammographieaufnahmen und die körperliche Untersuchung zeigen ein normales Bild – wir sehen uns dann nächstes Jahr wieder!« Andere

Patientinnen befassen sich wesentlich häufiger mit dem Risiko eines erneuten Auftretens der Erkrankung. Diese Frauen müssen sehr darum kämpfen, ihre Angst in den Griff zu bekommen, um ihren Alltag bewältigen zu können.

Wie intensiv die gedankliche Beschäftigung mit einem möglichen Wiederauftreten der Erkrankung auch ausfallen mag – die Angst vor einem Rückfall ist völlig normal. Sie stellt eine zutiefst menschliche Reaktion auf eine äußerst belastende Situation dar. Patientinnen, die Gefahr laufen, von ihrer Furcht völlig vereinnahmt zu werden, bietet sich die Option, therapeutische Hilfe in Anspruch zu nehmen. In Selbsthilfegruppen Frauen zu treffen, die Ähnliches durchlitten haben, spendet ebenfalls Trost: Die Gespräche führen Patientinnen vor Augen, mit ihrer Erkrankung und ihren Sorgen nicht allein dazustehen.

Ich erläutere meinen Patientinnen stets, dass das Leben nach einer überstandenen Brustkrebsbehandlung die Notwendigkeit beinhaltet, zu akzeptieren, dass sich bestimmte Faktoren unserer Kontrolle entziehen. Jeder Arzt würde sich glücklich schätzen, allen Patientinnen mitteilen zu können: »Sie sind für immer geheilt. Ihre Krebserkrankung wird niemals zurückkehren.« Dieses Versprechen kann jedoch kein auf die Behandlung von Krebspatienten spezialisierter Mediziner reinen Gewissens geben. Es besteht immer ein minimales Risiko, dass die Erkrankung erneut auftritt. Bei Krebs lässt sich ein Rückfall nicht ausschließen. Als Ärzte haben wir keine andere Wahl, als uns denjenigen Aspekten der Erkrankung zu widmen, auf die wir Einfluss nehmen können, und zu akzeptieren, dass sich einige Gegebenheiten unserer Kontrolle entziehen. Wenn wir unser Bestes geben und uns auf die Dinge konzentrieren, die wir beeinflussen können, gelingt es uns jedoch in der Mehrzahl der Fälle, langfristige Erfolge zu erzielen.

Faktoren, die sich nach einer Brustkrebsbehandlung der Einflussnahme entziehen

1. Tumorbiologie

Viele Indikatoren ermöglichen es, die Wahrscheinlichkeit eines Wiederauftretens der Erkrankung einzuschätzen: Anhand der Tumorgröße und des Zustands der Lymphknoten lässt sich das Stadium der Brustkrebserkrankung bestimmen. Daraus lassen sich wichtige Informationen über die anzusetzenden Behandlungsmaßnahmen ableiten. Analysewerkzeuge wie der Genexpressionstest Oncotype DX® (siehe Kapitel 9) ermöglichen es, wichtige Erkenntnisse über die Tumorbiologie und die Aggressivität der Erkrankung zu gewinnen und Aussagen über die Wahrscheinlichkeit eines Wiederauftretens zu machen. Die Angaben, die sich aus den gewonnenen Ergebnissen und statistischen Erhebungen ableiten lassen, beziehen sich auf die Gesamtheit aller Brustkrebsvorkommen. Die derzeit bei Ersterkrankungen erzielte Überlebensrate liegt bei insgesamt etwa 90 Prozent und ist damit so hoch wie nie zuvor. Das im Einzelfall bestehende Risiko einer Rückkehr der Erkrankung lässt sich jedoch nicht beziffern: Es ist nicht möglich, den Krankheitsverlauf einer einzelnen Patientin vorauszusehen. In der mangelnden Vorhersagbarkeit unterscheidet sich eine Brustkrebserkrankung allerdings nicht von vielen weiteren Aspekten des Lebens. Die Medizin bietet Brustkrebspatientinnen ein hohes Maß an Sicherheit. Nach Abschluss der Behandlung bleibt jedoch nur, die weitere Entwicklung abzuwarten. Die Anforderung unterscheidet sich, wie gesagt, nicht von anderen Facetten des Lebens.

2. Wiederauftreten der Erkrankung

Nach einer sorgfältig durchgeführten Lumpektomie oder Mastektomie ist das Risiko gering, dass sich ein Lokalrezidiv bildet. In dem unwahrscheinlichen Fall eines Wiederauftretens der Erkrankung ermöglichen es Untersuchungen mittels bildgebender Verfahren, den Tumor meist frühzeitig zu erkennen. Bei metastasiertem Brustkrebs jedoch ist eine Früherkennung nicht möglich und es lassen sich auch nach einer bestmöglichen Behandlung keine Vorhersagen treffen, mit welcher Wahrscheinlichkeit ein Auftreten von Tochtergeschwülsten zu erwarten steht. Auch wenn das Risiko der Entstehung einer Brustkrebserkrankung in Stadium 4 generell als niedrig einzustufen ist, lässt es sich nicht vollkommen ausräumen. In diesem Sinne ist es der Medizin schlichtweg nicht möglich, eine erneute Erkrankung völlig auszuschließen.

Faktoren, die sich nach einer Brustkrebsbehandlung beeinflussen lassen

1. Einhaltung der von ärztlicher Seite empfohlenen Früherkennungsmaßnahmen

Nach Abschluss der Behandlung der akuten Erkrankung stellen die vom behandelnden Arzt empfohlenen regelmäßigen Untersuchungen eine wichtige Maßnahme der gesundheitlichen Vorsorge dar. Patientinnen, die nach einer Lumpektomie die angeratenen Arzttermine zu körperlichen Untersuchungen und zu Kontrollen mittels bildgebender Verfahren wahrnehmen, erhalten die Möglichkeit aufrecht, eine erneute Erkrankung in einem frühzeitigen, heilbaren Stadium festzustellen. Nach einer Mastektomie sind regelmäßige Untersuchungen der Brustwand und der verbliebenen Achsellymphknoten ein wichtiger Bestandteil der Nachsorge.

Patientinnen, die sich bei Ärzten in Behandlung begeben, die in ihrem jeweiligen Fachbereich führend sind, erhalten außerdem Informationen über wissenschaftliche Forschungsergebnisse und neu entwickelte Therapieverfahren. Die in jüngster Zeit von fünf auf zehn Jahre angehobene Anwendungsdauer von Tamoxifen beispielsweise verhalf zahlreichen Patientinnen zu einer weiteren Absenkung des Rückfallrisikos. Viele meiner Patientinnen, deren fünfjährige Tamoxifen-basierende Hormontherapie kurz vor dem Abschluss stand, entschieden sich nach einem Gespräch mit mir und dem behandelnden internistischen Onkologen, die Einnahme des Medikaments um weitere fünf Jahre zu verlängern und setzten dadurch ihr Risiko, erneut an Brustkrebs zu erkranken, weiter herab. Das Aufrechterhalten des Kontakts zu den behandelnden Ärzten stellt somit eine weitere wichtige Maßnahme zur gesundheitlichen Vorsorge dar.

2. Allgemeiner Gesundheitszustand

Viele Patientinnen nehmen nach Abschluss ihrer Brustkrebsbehandlung eine Neubewertung der ihren Lebensstil bestimmenden Angewohnheiten und Vorlieben vor. Lassen sich bestimmte Aspekte der eigenen Lebensführung vorteilhafter gestalten? Einige Faktoren wie der individuelle Alkoholkonsum und das eigene Körpergewicht stehen sowohl mit dem allgemeinen

Gesundheitszustand als auch mit einem erhöhten Brustkrebsrisiko in Zusammenhang (siehe Kapitel 13). Andere Gewohnheiten wie das Rauchen beeinträchtigen den Allgemeinzustand in erheblichem Ausmaß. Für Raucherinnen stellt eine mögliche Rückkehr der Brustkrebserkrankung angesichts der erhöhten Wahrscheinlichkeit eines Auftretens von Lungenkrebs, eines Lungenemphysems, einer Herz-Kreislauf-Erkrankung oder einer anderen lebensbedrohlichen Erkrankung sogar ein vergleichsweise geringes gesundheitliches Risiko dar. Einige meiner Patientinnen räumen nach Erhalt ihrer Brustkrebsdiagnose ein, bereits seit mehreren Jahren ihren Gynäkologen nicht mehr zu Vorsorgeuntersuchungen wie Pap-Tests aufgesucht zu haben. Eine Wiederaufnahme regelmäßiger Früherkennungsuntersuchungen und ein gewissenhafterer Umgang mit Vorsorgemaßnahmen stellen in diesen Fällen eine positive Entwicklung dar. Die ersten Monate und Jahre nach einer Brustkrebsbehandlung stehen unter der Zielsetzung, wieder ein normales Leben führen zu können. Für viele Patientinnen nimmt der Begriff »normal« jedoch eine neue Bedeutung an, und für manche kann der Normalzustand im Vergleich zur vor der Erkrankung vollzogenen Lebensweise eine Aufwertung bedeuten. Bitten Sie, sobald Sie nach überstandener akuter Behandlung dazu bereit sind, Ihre Ärzte um Unterstützung und Anleitung, wie Sie Ihren allgemeinen Gesundheitszustand verbessern können.

3. Psychische Gesundheit

Da die Lebensqualität nicht minder bedeutend ist als die zur Verfügung stehende Lebenszeit, ist es wichtig, nach einer Brustkrebserkrankung dazu in der Lage zu sein, im Alltag mindestens dasselbe Maß an Freude und Befriedigung zu erleben wie in der Zeit vor der Erkrankung. Eine Brustkrebsdiagnose zieht über die akute Behandlung hinaus seelische Belastungen und Ängste nach sich. Wenn sich jedoch die Furcht vor einem erneuten Auftreten der Erkrankung zu einer übergroßen Belastung auswächst, die die psychische Gesundheit und die Fähigkeit, Freude zu empfinden, maßgeblich beeinträchtigt, empfiehlt es sich, therapeutische Hilfe in Anspruch zu nehmen oder nach anderen Formen der Unterstützung Ausschau zu halten. Für Patientinnen, die zwar von ihrer Brustkrebserkrankung geheilt sind, aber keine Lebensfreude empfinden, ist durch die Behandlung letztendlich nicht viel gewonnen.

Für den Blick nach vorn muss die Brustkrebserkrankung in den Hintergrund rücken

Meinen Beruf als Chirurgin, die sich der Behandlung und der Unterstützung von an Brustkrebs erkrankten Frauen widmet, empfinde ich als überaus erfüllend und in höchstem Maße bereichernd. Für mich und meine Kollegen sind Krebserkrankungen eine alltägliche Erscheinung, und dennoch ist jeder einzelne Arbeitstag ein wunderbares Geschenk und ein einzigartiges Erlebnis. Unser Beruf ist nicht ansatzweise von blinder Gewohnheit geprägt. Wenngleich es uns unsere Tätigkeit dankenswerterweise ermöglicht, im Leben unseren Patientinnen während der Behandlung ihrer akuten Erkrankung eine zentrale Rolle zu spielen, sind wird stets darum bemüht, uns zu gegebener Zeit aus dem Alltag der Betroffenen wieder zurückzuziehen. Die anfänglich häufigen Termine zur Planung des chirurgischen Eingriffs und der weiteren Therapiemaßnahmen werden nach überstandener Behandlung von seltener anberaumten Nachsorgeuntersuchungen abgelöst. Deren monatlicher Rhythmus dehnt sich schließlich auf jährliche Abstände aus. Bei diesen jährlichen Begegnungen steht irgendwann seitens der Patientinnen nicht mehr das Thema Brustkrebs im Vordergrund, sondern sie beginnen, von ihrem Alltag zu erzählen.

Als ich Muriel, einer meiner Patientinnen, vor zwölf Jahren zum ersten Mal begegnete, war sie ganz darauf fokussiert, nach dem operativen Eingriff zur Tumorentfernung möglichst schnell zu genesen, um der Geburt ihres ersten Enkelkinds beiwohnen zu können. Da Muriels Enkeltochter inzwischen kurz vor ihrer Bat Mitzvah steht, habe ich während der letzten jährlichen Kontrolluntersuchung die meiste Zeit damit verbracht, mit Muriel über das Kleid zu plaudern, dass die Kleine sich für die Feier ihrer Religionsmündigkeit ausgesucht hat. Eine andere Patientin, Helen, erhielt, obwohl bei ihr keine familiäre Vorbelastung bestand, bereits im jungen Alter von 34 Jahren die Diagnose Brustkrebs. Sie war damals mit ihrem ersten Kind schwanger. Helen rechnete nicht damit, dass sie den fünften Geburtstag ihres Sohnes erleben würde. Fünf Jahre nach ihrer Diagnose saß sie – erneut schwanger – in meinem Wartezimmer und sah sich auf ihrem Handy die Fotos an, die sie während der Geburtstagsfeier gemacht hatte.

Jede Patientin und jeder Arzt verfolgt das Ziel, nach vorne zu blicken und den Brustkrebs immer weiter in den Hintergrund treten zu lassen. Durch die richtige Form der Behandlung lässt sich dieses Ziel bei einer Ersterkrankung erreichen. Stellen Sie sich vor, welche Geschichten Sie in fünf oder zehn Jahren zu erzählen haben werden. Diese Geschichten veranlassen uns alle – mich eingeschlossen – weiterzumachen und immer wieder nach vorne zu blicken.

Dank

Die Entstehung dieses Buches ist einem Gespräch zu verdanken, das ich mit meiner guten Freundin Beth Kobliner Shaw, einer Journalistin und Bestsellerautorin, führte. Ich erinnere mich noch gut an unser Telefonat: Beth entwickelte die Idee, dass es mir die Veröffentlichung eines Buches ermöglichen würde, über den Kreis meiner Patientinnen hinaus Frauen über das Thema Brustkrebs zu informieren. Ich hörte Beths Ausführungen aufmerksam zu und spielte erste Ansätze mit ihr durch. Während meine Begeisterung immer weiter wuchs, wickelte ich aufgeregt das Telefonhörerkabel meines Büroapparats um meinen Zeigefinger. Bei der Umsetzung meines Vorhabens ließ mir Beth in vielfältigster Weise unverzichtbare Unterstützung zuteilwerden. Zu diesen Hilfestellungen zählte auch das »Geschenk«, bereits in einer frühen Phase von einer Lektorin betreut zu werden, sodass das Projekt von Anfang an die richtige Richtung nehmen konnte. Meine Intention, dieses Buch zu schreiben, erhielt ihren Anstoß durch meine Freundschaft zu Beth.

Mein guter Freund Paul Podlucky, der wunderbare Hairstylist, den ich, wie ich mit Stolz sagen kann, regelmäßig aufsuche, hatte ebenfalls eine zentrale Rolle bei der Umsetzung meines Projektes inne: Er brachte mich mit Luke Janklow und Emma Parry von der Literaturagentur Janklow & Nesbit in Kontakt. Ich verdanke Emma Parry außerordentlich viel. Sie stellte die Verbindung zu Eve Claxton her – einer exzellenten Lektorin, die mit mir an meinem Manuskript arbeitete. Eve und ich harmonierten von Anfang an. Ihr redaktionelles Gespür und ihr Organisationstalent halfen mir dabei, ein Buch zu veröffentlichen, auf das ich sehr stolz bin. Emma und Eve suchten mich im Dubin Breast Center auf. Sie erkannten das Potential und den Wert des geplanten Buches und ließen das Vorhaben Realität werden. Ich weiß deine Mühe, Emma, und die Arbeit, die du geleistet hast, um dieses

353

Buch an die richtige Adresse zu bringen – in die Hände von Marnie Cochran – sehr zu schätzen.

Deine herausragenden Fähigkeiten und deine Fachkenntnis, Marnie, haben diesem Buch zu seiner Qualität verholfen. Dich kennenzulernen und mit dir zusammenzuarbeiten, war eine große Freude. Ich bin dir überaus dankbar, dass du dieses Buch hast Gestalt werden lassen. Mein herzlicher Dank geht auch an Nancy Delia, Cindy Murray, Allison Schuster, Nicole Morano und alle anderen redaktionellen Mitarbeiter von Random House. Hinter der Veröffentlichung eines Buches steht stets ein gesamtes Team. Mir stand das beste Team zur Seite, das man sich nur wünschen kann.

Die Verlagsmannschaft, die mich bei der Realisierung meines Projekts unterstützte, gleicht in vielerlei Hinsicht dem Team, mit dem ich täglich im Dubin Breast Center des Mount Sinai Hospital zusammenarbeite: ein Team, das ausschließlich höchst kompetente Mitglieder hat. Mit Melissa Bellino verbindet mich die eindrucksvolle Erfahrung, gemeinsam das Dubin Breast Center aufgebaut und es innerhalb kürzester Zeit als eine der führenden Kliniken zur Brustkrebsbehandlung etabliert zu haben. Deine Fähigkeiten, deine Kompetenz und dein Wagemut, Melissa, suchen ihresgleichen. Meine Arzthelferin Lynn MacDougall unterstützt mich seit Jahren dabei, unseren Patientinnen die bestmögliche Form der Therapie zukommen zu lassen. Ich schätze mich stolz und glücklich, Lynn, mit dir zusammenzuarbeiten und deine Loyalität zu genießen. Nicht minder herzlich danke ich Raina Caridi, Deborah Orringer, Melanie Santiago und Trissa Williams, die nicht nur unseren Patientinnen exzellente Pflege zukommen lassen – sie sorgen auch dafür, dass ich mich jeden Tag aufs Neue freue, zur Arbeit zu gehen.

Ein besonderer Dank geht an das Team, das mir im Operationssaal Unterstützung leistet: Dr. Barry Segal, Barrington Peart und Mary Lou Pablo. Unsere Zusammenarbeit stellt für mich eine große Bereicherung dar.

Auch Eva und Glenn Dubin, meinen Partnern im Dubin Breast Center, danke ich von Herzen. Unsere Realität gewordene gemeinsame Vision einer höchsten Standards folgenden Versorgung von Brustkrebspatientinnen war mir weitere Motivation, in der nun vorliegenden schriftlichen Form Einblick in unsere alltägliche Arbeit zu bieten.

Ich danke euch, Eva und Glenn, für eure Unterstützung, eure Großherzigkeit und eure Freundschaft. Eva – du hast mir gezeigt, dass es möglich ist, einen Traum wahr werden zu lassen und dabei jede Menge Spaß zu haben.

Ich danke der Klinikleitung des Mount Sinai Hospital und Health System: Dr. Dennis Charney, Dr. Ken Davis und Jeff Silberstein initiierten gemeinsam mit Eva und Glenn Dubin meinen Wechsel an das Mount Sinai Hospital und gaben mir die einzigartige Gelegenheit, das Dubin Breast Center aufzubauen, um Brustkrebspatientinnen eine Versorgung höchsten Standards zu bieten.

Ich danke meinen Eltern, Jeff und Loni Rush, für die Unterstützung, die sie mir und meiner Familie von Anfang an und in jeder Hinsicht zukommen ließen. Sie haben an all meinen Erfolgen wesentlichen Anteil.

Die jedem Menschen zur Verfügung stehende Zeit gleicht einem Nullsummenspiel. Die Zeit, die man in die Arbeit investiert, fehlt in anderen Bereichen des Lebens. Wie viele andere berufstätige Mütter ringe ich jeden Tag darum, allen Anforderungen gerecht zu werden. Auch in meinem Fall kommt jedoch oft die Familie zu kurz – vor allem, wenn eine zusätzliche Beschäftigung wie das Schreiben eines Buches einen weiteren Anteil der ansonsten gemeinsam verbrachten Zeit in Anspruch nimmt. Ich erinnere mich daran, dass meine Tochter Lolo eines Tages versuchte, meine Aufmerksamkeit zu gewinnen, ich jedoch – bestrebt einen Abschnitt dieses Buches fertigzustellen – nicht von meinem Schreibtisch aufsah. Lolo fuhr mit ihrer Erzählung fort, bis sie bemerkte, dass ich kaum beziehungsweise gar nicht zuhörte. »Weißt du, Mami, deine *Anleitung zum Optimismus für Brustkrebspatientinnen* (so der damalige Arbeitstitel des Buches) verwandelt sich langsam zur *Anleitung zum Pessimismus bezüglich der gemeinsam mit Lolo verbrachten Zeit*«, sagte sie schließlich. Ich reagierte sofort auf ihren Hinweis und wandte mich von meinem Computer ab. Oft genug jedoch erhielt die Beschäftigung mit meinem Buch den Vorzug gegenüber Unternehmungen mit der Familie. Deshalb danke ich meinen Kindern Lauren und Zack von Herzen für ihr Verständnis und ihre unverbrüchliche Liebe.

Auch meinem wunderbaren Ehemann Jeffrey, der mir Mut gegeben hat, mit diesem Projekt über meine Grenzen zu gehen und mir immer zur Seite stand, danke ich aus tiefstem Herzen. Jeffrey – die Hingabe, die du deiner Familie, deinen Patienten und deinen Unternehmen schenkst, macht die Welt wahrlich zu einem besseren Ort. Ich liebe dich mehr als ich sagen kann.

Mein Dank geht zudem an meine Patienten, die mir die Ehre zuteilwerden ließen, für ihre Betreuung zuständig zu sein. Ich lerne täglich aus ihren Erfahrungen und jeder/jede Einzelne von ihnen gab mir in individueller Weise Anregung, dieses Buch zu schreiben.

Anhang 1
Aufklärung verbreiteter Irrtümer

Um Brustkrebs scheinen sich mehr Gerüchte, Fehlinformationen und Halbwahrheiten zu ranken als um jede andere Erkrankung. Bis sich Patientinnen bei mir zu einem ersten Gespräch einfinden, haben sie meist schon von Freunden und Familienmitgliedern die verschiedensten »Fakten« an die Hand bekommen und selbst im Internet recherchiert – und machen sich in der Folge große Sorgen um ihre Aussichten. Meiner Vermutung nach resultiert diese Informationsflut aus der Tatsache, dass es sich bei Brustkrebs um eine weitverbreitete Erkrankung handelt – jeder scheint in gewisser Weise davon Kenntnis zu haben und möchte sein Wissen weitergeben. Viele der gemeinhin verbreiteten Informationen sind zutreffend, kommen aber bei der im Einzelfall vorliegenden Form der Erkrankung nicht unbedingt zum Tragen. Bei Brustkrebs handelt es sich zudem um eine Erkrankung, die überwiegend Frauen betrifft. Ich vermute, dass bei Frauen ein weitaus größeres Bedürfnis vorhanden ist, mit anderen über ihre Erkrankung zu sprechen. Das bringt Vor- und Nachteile mit sich. Immer wieder erlebe ich, dass die rund um den Brustkrebs kursierenden Irrtümer bei Patientinnen quälende Angst auslösen. In den Gesprächen mit mir suchen sie immer wieder nach zuverlässigen Aussagen, die ihnen dabei helfen, über ihre Situation Klarheit zu gewinnen, um fundierte Entscheidungen bezüglich ihrer weiteren Behandlung treffen zu können, ohne unnötigem Stress und übergroßer Furcht ausgesetzt zu sein.

In den vielen Jahren meiner beruflichen Tätigkeit sind mir sämtliche der in der Literatur und im Internet kursierenden Unwahrheiten über Brustkrebserkrankungen begegnet. Folgend führe ich einige der verbreitetsten

357

Irrtümer rund um den Brustkrebs auf. Viele davon wurden bereits in den vorangegangenen Kapiteln richtiggestellt, doch es lohnt sich, sie allesamt noch einmal aufzugreifen.

IRRGLAUBE: »Nadelbiopsien führen dazu, dass der Krebs streut.«
WAHRHEIT: Die Nadelbiopsie ist ein wichtiges Diagnoseverfahren, das keine Ausbreitung der Erkrankung verursacht.

IRRGLAUBE: »Mammographien verursachen Krebs.«
WAHRHEIT: Unter den diagnostischen Verfahren der Radiologie ist die Mammographie die Untersuchungsmethode, bei der die geringste Strahlendosis zur Anwendung kommt. Selbst wenn, zum Beispiel während einer Biopsie, mehrere Aufnahmen angefertigt werden, ist die Belastung so gering, dass keine Verursachung einer Krebserkrankung zu befürchten ist.

IRRGLAUBE: »Wenn es innerhalb der Familie bisher keine Brustkrebserkrankungen gab, ist es nicht notwendig, bereits im Alter von 40 Jahren mit den Früherkennungsuntersuchungen zu beginnen.«
WAHRHEIT: Die Empfehlung von Ärzten, schon ab einem Alter von 40 Jahren zur Früherkennung einer Brustkrebserkrankung Mammographieuntersuchungen durchführen zu lassen, richtet sich grundsätzlich an alle Frauen.
In Deutschland wird diese Empfehlung nur nach auffälligen Tastuntersuchungen oder Ultraschalluntersuchungen so ausgesprochen. Liegen keine Auffälilgkeiten vor, wird ab dem 30. Lebensjahr einmal im Jahr die Tastuntersuchung und zwischen dem 50. und 70. Lebensjahr das Mammographiescreening (alle zwei Jahre) angeboten.

IRRGLAUBE: »Krebserkrankungen breiten sich schnell aus. Deshalb muss sofort mit der Behandlung begonnen werden.«
WAHRHEIT: Tumoren in der Brust benötigen für ihr Wachstum in der Regel Monate, wenn nicht sogar Jahre. Während es selbstverständlich nicht

empfehlenswert ist, Diagnose und Therapie lange Zeit hinauszuzögern, beeinträchtigt ein um wenige Wochen verspäteter Behandlungsbeginn die Heilungsaussichten nicht.

IRRGLAUBE: »Sofern keine familiäre Vorbelastung besteht, ist die Wahrscheinlichkeit, an Brustkrebs zu erkranken, äußerst gering.«
WAHRHEIT: Bei 80 bis 90 Prozent aller Ersterkrankungen liegt keine familiäre Vorbelastung vor. Das bedeutet, dass für jede Frau – unabhängig von den bisherigen Brustkrebsvorkommen innerhalb der Familie – die Gefahr besteht, an Brustkrebs zu erkranken.

IRRGLAUBE: »Eine familiäre Vorbelastung führt dazu, dass alle Frauen in der Familie an Brustkrebs erkranken.«
WAHRHEIT: Eine familiäre Vorbelastung zieht zwar ein höheres Erkrankungsrisiko nach sich, sie bedeutet aber nicht, dass bei allen Frauen in der Familie Brustkrebs auftreten muss.

IRRGLAUBE: »Die Mammographie trägt nicht dazu bei, die Sterberate zu verringern.«
WAHRHEIT: Die Mammographie ist erwiesenermaßen das einzige Verfahren, das es ermöglicht, Brustkrebserkrankungen frühzeitig zu erkennen und damit die Heilungschancen zu erhöhen.

IRRGLAUBE: »Mammographieuntersuchungen verhindern jede Brustkrebserkrankung.«
WAHRHEIT: Diese Annahme ist in doppelter Hinsicht falsch. Zum einen lassen sich etwa 10 bis 15 Prozent aller Mammakarzinome nicht auf Mammographieaufnahmen sichtbar machen. Zum anderen dient die Mammographie nicht dazu, Brustkrebserkrankungen zu verhindern. Ihre Funktion liegt darin, bestehende Tumoren erkennbar zu machen. Als Früherkennungsuntersuchung trägt sie jedoch zu einer Verringerung des Risikos bei, an einer Brustkrebserkrankung zu sterben.

IRRGLAUBE: »Wenn nach Ertasten eines Knotens in der Mammographieuntersuchung kein Befund erzielt wird, besteht kein Anlass zur Sorge.«
WAHRHEIT: In 10 bis 15 Prozent aller Fälle sind Tumoren auf Mammographieaufnahmen nicht erkennbar. Insofern garantiert eine ohne Befund bleibende Röntgenuntersuchung nicht immer, dass keine Erkrankung vorliegt. Wenn durch Abtasten ein Knoten festgestellt wurde, sollten in jedem Fall weitere Untersuchungen vorgenommen werden, auch wenn die Mammographie unauffällig bleibt.

IRRGLAUBE: »Wenn ein Knoten in der Brust ertastet wird, liegt grundsätzlich eine Brustkrebserkrankung vor.«
WAHRHEIT: Ein Tastbefund deutet nicht automatisch auf eine Brustkrebserkrankung hin – bei einem Knoten kann es sich unter anderem auch um eine Zyste, eine Verdickung gesunden Brustgewebes oder um eine gutartige Geschwulst handeln. Von Tumoren lassen sich diese unbedenklichen Erscheinungen durch körperliche Untersuchungen, bildgebende Verfahren oder Biopsien unterscheiden.

IRRGLAUBE: »Eine Brustkrebserkrankung äußert sich immer in Form eines Knotens.«
WAHRHEIT: Tumoren in der Brust werden häufig bereits in einem Stadium entdeckt, in dem sie noch nicht die Größe eines tastbaren Knotens angenommen haben. Bei etwa 20 bis 25 Prozent aller Ersterkrankungen liegt zum Zeitpunkt der Diagnose ein duktales Karzinom in situ vor. Diese als Stadium 0 klassifizierte Form von Brustkrebs wird meist aufgrund von Kalkablagerungen entdeckt, die auf den Mammographieaufnahmen erkennbar sind. Ein duktales Karzinom in situ lässt sich nicht ertasten.

IRRGLAUBE: »Brustimplantate erhöhen das Krebsrisiko.«
WAHRHEIT: Brustimplantate erhöhen nicht die Wahrscheinlichkeit, an Brustkrebs zu erkranken.

IRRGLAUBE: »Frauen mit großem Brustumfang sind besonders gefährdet, an Brustkrebs zu erkranken.«
WAHRHEIT: Es besteht keinerlei Zusammenhang zwischen der Größe
der Brust und dem Risiko einer Brustkrebserkrankung.

IRRGLAUBE: »Ein Verzicht auf Zucker bringt das Tumorwachstum zum
Stillstand.«
WAHRHEIT: Der Verzehr von zuckerhaltigen Nahrungsmitteln beeinflusst das Wachstum eines Tumors nicht unmittelbar. Grundsätzlich werden im Körper alle zugeführten Nahrungsmittel in Zucker umgewandelt,
da dieser für das Wachstum der gesunden Zellen unverzichtbar ist. Im Hinblick auf den gesundheitlichen Allgemeinzustand ist es durchaus empfehlenswert, auf stark zuckerhaltige Lebensmittel zu verzichten, da diese nur
einen geringen Nährwert besitzen und zur Entstehung von Übergewicht
beitragen, das wiederum mit einem erhöhten Brustkrebsrisiko in Verbindung steht. Es ist jedoch nicht möglich, das Tumorwachstum durch einen
Verzicht auf zuckerhaltige Kost zum Erliegen zu bringen.

IRRGLAUBE: »Bügel-BHs verursachen Brustkrebs.«
WAHRHEIT: Diese Behauptung ist falsch.

IRRGLAUBE: »Brustkrebserkrankungen können durch Koffeingenuss entstehen.«
WAHRHEIT: Diese Behauptung ist falsch (denjenigen unter uns, die keinesfalls auf ihre tägliche Tasse Kaffee verzichten wollen, ist diese Nachricht
mit Sicherheit besonders willkommen). Koffein kann allerdings die Ausbildung von Zysten und gutartigen Geschwülsten in der Brust begünstigen,
die Schmerzen verursachen. Patientinnen, die über Schmerzen im Brust-
raum klagen, rate ich oft, ihren Koffeinkonsum zu reduzieren, sprich weniger Kaffee, Tee, koffeinhaltige Kaltgetränke und Schokoladen zu sich zu
nehmen.

IRRGLAUBE: »Brustkrebserkrankungen können auf die Nutzung von Mobiltelefonen und Mikrowellengeräten zurückzuführen sein.«
WAHRHEIT: Diese Behauptung ist falsch.

IRRGLAUBE: »Die Einnahme der Antibabypille kann zu einer Brustkrebserkrankung führen.«
WAHRHEIT: Mit der Einnahme der Antibabypille ist kein höheres Risiko einer Brustkrebserkrankung verbunden. Die Antibabypille kann jedoch eingesetzt werden, um die Wahrscheinlichkeit zu reduzieren, an Eierstockkrebs zu erkranken.

IRRGLAUBE: »Frauen, die sich gesund ernähren, viel Sport treiben und schlank sind, erkranken auf keinen Fall an Brustkrebs.«
WAHRHEIT: Das Risiko, an Brustkrebs zu erkranken, besteht – unabhängig vom Lebensstil – bei jeder Frau.

IRRGLAUBE: »Es gibt keinerlei Maßnahmen, durch die sich das Brustkrebsrisiko oder die Wahrscheinlichkeit eines Wiederauftretens der Erkrankung reduzieren lassen.«
WAHRHEIT: Da starkes Übergewicht und ein übermäßiger Alkoholkonsum das Auftreten von Brustkrebs beziehungsweise eine Rückkehr der Erkrankung begünstigen, lässt sich durch eine Reduktion dieser beiden Faktoren auf ein normales Maß das Erkrankungsrisiko herabsetzen.

IRRGLAUBE: »Eine Mastektomie bietet bessere Überlebenschancen als eine von einer Strahlentherapie gefolgte Lumpektomie.«
WAHRHEIT: Für Patientinnen, bei deren Behandlung sowohl eine Mastektomie als auch eine Lumpektomie infrage kommt, ergeben sich aus der Wahl der Operationsmethode keinerlei Unterschiede hinsichtlich der Überlebenschancen.

IRRGLAUBE: »Eine Mastektomie schließt ein Wiederauftreten der Erkrankung aus.«

WAHRHEIT: Nach einer Mastektomie ist das Risiko, an metastasiertem Brustkrebs zu erkranken, nicht minder ausgeprägt als nach einer Lumpektomie. Die Entstehung von Tumoren in der belassenen Brusthaut oder minimalen Geweberückständen in der Brust ist ebenfalls nicht ausgeschlossen.

IRRGLAUBE: »Männer können nicht an Brustkrebs erkranken.«

WAHRHEIT: In den USA wird alljährlich bei rund 2500 Männern eine Brustkrebserkrankung festgestellt. Diese Fälle machen jedoch nur 1 Prozent aller Brustkrebsvorkommen und 1 Prozent aller Krebserkrankungen bei Männern aus.

IRRGLAUBE: »Wenn der Krebs bereits in die Lymphknoten gestreut hat, ist eine Mastektomie einer Lumpektomie vorzuziehen.

WAHRHEIT: Viele Patientinnen überrascht es, dass diese Behauptung nicht zutrifft. Wenn in einigen Lymphknoten Krebszellen nachgewiesen werden, bedeutet das nicht, dass mehr Brustgewebe entfernt werden muss, sondern dass weitere Lymphknoten entnommen werden müssen. Sofern durch eine Lumpektomie eine Beseitigung des krankhaft veränderten Gewebes in der Brust mit tumorfreien Resektionsrändern erreicht werden kann, eignet sich dieses Verfahren völlig unabhängig davon, ob ein Befall der Lymphknoten vorliegt oder nicht.

Anhang 2
Von Familienangehörigen und Freunden häufig gestellte Fragen

Eine Brustkrebsdiagnose wirft auch bei den Angehörigen und Freunden der Patientin viele Fragen auf. Welche Rolle sollten sie einnehmen? In welcher Form können sie Unterstützung leisten? In welchen Situationen sollten sie präsent sein und wann empfiehlt es sich, ein wenig Abstand zu halten? Die Fürsorge für einen Menschen, der sich einer Brustkrebsbehandlung unterzieht, ist zweifellos mit einer großen emotionalen Belastung verbunden. In den Gesprächen, die ich mit Angehörigen und Freunden meiner Patientinnen führe, stelle ich jedoch fest, dass vor allem hinsichtlich der weiteren Implikationen der Erkrankung und der pragmatischen Aspekte der Unterstützerrolle großer Klärungsbedarf besteht. Auf den folgenden Seiten beantworte ich einige Fragen, die ich häufig von Personen, die meinen Patientinnen nahestehen, gestellt bekomme.

1. Beeinflusst die Tatsache, dass meine Mutter/Schwester/Tochter an Brustkrebs leidet, mein persönliches Risiko, an Brustkrebs zu erkranken?

Mit der erfolgten Diagnose ist für die Angehörigen eine familiäre Vorbelastung gegeben, das heißt, es besteht ein erhöhtes Risiko, selbst an Brustkrebs zu erkranken. Ob sich die Wahrscheinlichkeit einer Entstehung der Erkrankung geringfügig oder signifikant erhöht, ist von verschiedenen Faktoren abhängig. Wie alt ist die Patientin zum Zeitpunkt der Diagnose? Liegen bei der Erkrankten zusätzliche Risikofaktoren vor, die nur sie selbst betreffen? Wurde bereits untersucht, ob innerhalb der Familie eine genetische Vorbelastung besteht? Für Angehörige empfiehlt es sich, den eigenen Arzt um eine Einschätzung des persönlichen Brustkrebsrisikos zu bitten. Fragen bezüglich der eigenen Gefährdung an den behandelnden Arzt der erkrankten Angehörigen zu richten, ist nicht immer angemessen und kann zu peinlichen Situationen führen. (Weitere Informationen über die Einschätzung des persönlichen Brustkrebsrisikos siehe Kapitel 1.)

2. Ist der Kontakt zu einer Angehörigen/Freundin, die sich gerade einer Chemotherapie unterzieht, für alle Beteiligten unbedenklich? Dürfen kleine Kinder in ihrer Nähe sein?

Für Familienmitglieder und Freunde ist der Kontakt mit Patientinnen, die sich in der Phase der Chemotherapie befinden, vollkommen unbedenklich – die mit der Behandlung verbundenen Einschränkungen und Nebenwirkungen können auf gesunde Menschen nicht »überspringen«. Für die Patientinnen selbst besteht aufgrund des durch die medikamentöse Therapie angegriffenen Immunsystems ein erhöhtes Infektionsrisiko. Sie sollten sich deshalb von Angehörigen und Freunden, die an einer ansteckenden Krankheit leiden, fernhalten. Es ist wichtig, dass Familienmitglieder und Bekannte einer Brustkrebspatientin in der Zeit der Chemotherapie stets mitteilen, wenn sie sich nicht gut fühlen, und ihr erklären, dass sie deshalb von einem Besuch absehen. Wer aus dem Gefühl heraus, dazu verpflichtet zu sein, eine Brustkrebspatientin in dieser Behandlungsphase besucht, erweist ihr mitnichten einen Gefallen. Wenn möglich, sollten sich die Patientinnen in dieser Zeit nicht in der Nähe von Kindern aufhalten, die krank sind oder Bazillen aus der Schule mit nach Hause bringen können. Sofern die Patientinnen selbst Mütter sind, lässt sich diese Vorsichtsmaßnahme natürlich nicht in vollem Umfang anwenden (Weitere Informationen zur Chemotherapie siehe Kapitel 9.)

3. Geht von Patientinnen, die sich einer Strahlentherapie unterziehen, eine Gefährdung aus? Sondern sie selbst eine potenziell schädigende Strahlung ab?

Bei der Behandlung von Schilddrüsenkrebs wird beispielsweise eine Form der Strahlentherapie zur Anwendung gebracht, bei der die Möglichkeit einer Schädigung von anderen Menschen besteht. Die Patientinnen befinden sich deshalb während der Therapie in Quarantäne – das heißt, sie sollen enge Kontakte vermeiden und im Kontakt mit anderen Menschen Mindestabstände einhalten. Die Brustkrebspatientinnen verabreichte Strahlentherapie beinhaltet keine Gefährdung für Angehörige und Freunde. Der Kontakt mit der Patientin während dieser Behandlungsphase ist für Menschen aller Altersgruppen vollkommen ungefährlich, da die zur Anwendung gebrachte Strahlung nicht auf andere übergreifen kann. (Weitere Informationen zur Strahlentherapie siehe Kapitel 10.)

4. Benötigt meine Angehörige/Freundin nach dem chirurgischen Eingriff zu Hause eine spezielle Betreuung?

Der Fortschritt der Rekonvaleszenz nach der Tumorentfernung hängt von der Art der im Einzelfall durchgeführten Operation ab. Meine Empfehlung lautet generell, dass die Patientinnen nach ihrer Rückkehr aus dem Krankenhaus ein bis zwei Tage lang nicht alleine zu Hause sein sollten, damit im Notfall rasch Hilfe geholt werden kann. Nach einem chirurgischen Eingriff zur Brustkrebsbehandlung treten zwar nur selten Komplikationen auf, die Patientinnen sind in ihrer Beweglichkeit jedoch im Bereich des Oberkörpers eingeschränkt, sodass sie unter Umständen nicht vollkommen selbstständig agieren können. In den ersten Tagen nach der Operation nicht alleine zu sein, bietet den Patientinnen zudem emotionale Stärkung. (Weitere Informationen zur Rekonvaleszenz siehe Kapitel 12.)

5. Meiner Frau/Schwester/Mutter steht der chirurgische Eingriff zur Tumorentfernung bevor. Mir wird beim Anblick von Blut (und anderen Körperflüssigkeiten) übel. Beinhaltet die Pflege zu Hause Tätigkeiten, die es erforderlich machen, die Wunde in Augenschein zu nehmen, und wenn ja, welche Lösung gibt es für mich? Ich möchte mich keinesfalls aus der Verantwortung stehlen!

Viele Menschen können kein Blut sehen. In meinem Universitätsjahrgang gab es zwei Kommilitonen, die bereits ein ganzes Jahr ihres Medizinstudiums absolviert hatten, nur um dann während einer Hospitation im Operationssaal beim Anblick von Blut ohnmächtig zu werden (während der eine sein Medizinstudium an den Nagel hängte, bekam der andere sein Problem in den Griff und ist heute ein renommierter Chirurg!). Für Angehörige liegt die Lösung darin, sich vorab Gedanken über die eigene Belastbarkeit zu machen und entsprechende Vorkehrungen zu treffen. Fast alle Patientinnen, die sich einer Mastektomie unterzogen haben, kehren mit einer Drainage nach Hause zurück. Die Vakuumflasche, in der sich das aus dem Körper abgeleitete Wundwasser sammelt, muss regelmäßig geleert werden. Die erhaltene Menge des blutigen Sekrets muss protokolliert werden. Nehmen Sie von dieser Tätigkeit Abstand, wenn Ihnen allein schon der Gedanke daran unangenehm ist. Es hilft nicht, wenn Ihre Frau, Mutter oder Schwester den Notarzt rufen muss, weil Sie beim Entleeren der Flasche kollabiert sind und sich beim Fallen den Kopf an der Tischkante gestoßen haben. Sofern sich in Ihrem Bekanntenkreis kein Helfer findet, können Sie auf einen ambulanten Pflegedienst zurückgreifen, der Sie ein- bis zweimal pro Tag zu Hause aufsucht, um diese Aufgabe zu übernehmen. Der Chirurg, der die Operation durchgeführt hat, vermittelt gern den Kontakt.

6. Wie lange dauert die Rekonvaleszenz nach dem chirurgischen Eingriff?
Die Zeit, die nach dem chirurgischen Eingriff zur Genesung benötigt wird, hängt zum Großteil von der Art der durchgeführten Operation ab. Wurde eine Lumpektomie oder eine Mastektomie durchgeführt? Wurde eine ein- oder eine beidseitige Mastektomie vorgenommen? Beinhaltete der Eingriff eine Sentinel-Lymphknotenbiopsie oder eine axilläre Lymphknotendissektion?

Nach einer Lumpektomie – mit oder ohne Sentinel-Lymphknotenbiopsie – erholen sich die Patientinnen üblicherweise schnell. Der Eingriff erfordert nur einen ambulanten Krankenhausaufenthalt: Die Patientinnen finden sich morgens in der Klinik ein, die Operation dauert etwa eine Stunde. Noch am selben Tag kehren die Patientinnen wieder nach Hause zurück. In der Regel sind nach einer Lumpektomie Schmerzmittel nur in geringer Menge erforderlich, weitere Pflegemaßnahmen entfallen weitestgehend. Infolge der Sentinel-Lymphknotenbiopsie ist manchmal die Bewegungsfreiheit des Armes auf der operierten

Seite ein wenig eingeschränkt, die Beeinträchtigung hält aber meist nicht lange an. Viele meiner Patientinnen, die einer Bürotätigkeit nachgehen, können ihre Arbeit schon drei bis vier Tage nach der Operation wieder aufnehmen. Wenn die Ausübung des Berufs körperliche Anstrengung erfordert und zum Beispiel das Heben und Tragen schwerer Gegenstände beinhaltet, sollten bis zur Wiederaufnahme der Tätigkeit drei bis vier Wochen vergehen.

An eine ein- oder beidseitige Mastektomie schließt sich eine längere Phase der Rekonvaleszenz an. Die Operation macht einen mindestens zweitägigen Krankenhausaufenthalt erforderlich. Bis zur Wiederaufnahme der beruflichen Tätigkeit sind zwei bis drei Wochen zu veranschlagen; bei einer körperlich belastenden Arbeit ist mit einem längeren Zeitraum zu rechnen. Die nach einer Mastektomie anzusetzende Genesungszeit hängt auch davon ab, ob ein Wiederaufbau der Brust durchgeführt wurde und, wenn ja, welche Form der Rekonstruktion gewählt wurde. Nach einem Wiederaufbau der Brust mit Implantaten können die Patientinnen meist schon am Tag der Operation aus dem Bett aufstehen und Nahrung und Flüssigkeit zu sich nehmen (sofern keine narkosebedingte Übelkeit vorliegt). Ein Wiederaufbau der Brust mit körpereigenem Gewebe zieht eine längere Erholungsphase nach sich. Da bei dieser Form der Rekonstruktion aus einer anderen Körperregion – üblicherweise aus dem Bauch – ein Haut-Fett-Lappen entnommen wird, muss sowohl in der Brust als auch im Bauch ein Heilungsprozess erfolgen. Die Mobilität der Patientinnen ist für gewöhnlich mehrere Tage lang stark eingeschränkt, bis zur vollständigen Genesung vergehen etwa sechs bis acht Wochen.

Der Allgemeinzustand der Patientinnen spielt bei der Dauer der Rekonvaleszenz ebenfalls eine Rolle. Jüngere Frauen, die bei guter Gesundheit sind, sind in der Regel belastbarer und erholen sich schneller, doch auch rüstige ältere Patientinnen sind oft rasch wieder auf den Beinen. Angehörige können Hilfe leisten, indem sie die Patientin zur Gelassenheit auffordern und ihr nahelegen, sich die für ihre Genesung erforderliche Zeit zu nehmen. (Weitere Informationen zur Rekonvaleszenz nach einer Brustkrebs-
ˈ ˈ---dlung siehe Kapitel 6 und Kapitel 12.)

7. Wann wird nach dem chirurgischen Eingriff mit den adjuvanten Therapien (Chemo- oder Strahlentherapie) begonnen?

Mit der Chemo- oder Strahlentherapie wird einige Wochen nach dem chirurgischen Eingriff begonnen, wenn die Patientin sich erholt hat und die Wundheilung abgeschlossen ist. Sofern eine Chemotherapie benötigt wird, schließt sich diese in der Regel als erster Behandlungsschritt an die Operation zur Tumorentfernung an. Die Bestrahlung findet dann einige Wochen nach Abschluss der medikamentösen Therapie statt (Chemo- und Strahlentherapie werden nicht gleichzeitig durchgeführt). Wenn keine Notwendigkeit zur Durchführung einer Chemotherapie besteht, kann die Patientin einige Wochen nach der Operation mit der Strahlentherapie beginnen. Sofern nach dem chirurgischen Eingriff zusätzlich zu den bisher genannten Verfahren eine Hormontherapie erforderlich ist, finden die einzelnen Behandlungsschritte in der folgenden Reihenfolge statt: Chemotherapie – Strahlentherapie – Hormontherapie.

Bei Patientinnen, deren Brustkrebserkrankung eine neoadjuvante Chemotherapie (siehe Kapitel 9) notwendig macht, wird der chirurgische Eingriff einige Wochen nach Abschluss der medikamentösen Behandlung durchgeführt. An die Operation schließen sich dann die gegebenenfalls erforderlichen weiteren Behandlungsmaßnahmen an (Weitere Informationen zu den Behandlungsschemata der Chemotherapie siehe Kapitel 9.)

8. Wird meine Angehörige/Freundin während der Chemotherapie an Übelkeit leiden? Wird sie ihrem Beruf nachgehen können? Wird sie ihre Haare verlieren?

Die unterschiedlichen Formen der Chemotherapie zeitigen unterschiedliche Nebenwirkungen, die wiederum bei den einzelnen Patientinnen in variierender Ausprägung auftreten. Manche Patientinnen erleben während der Dauer der Behandlung nur einige wenige schlechte Tage, andere brauchen nach jeder Anwendung viel Zeit, um sich zu erholen. Eine Chemotherapie beinhaltet üblicherweise mehrere Zyklen, die in Abständen von zwei bis vier Wochen angesetzt werden. In der Regel fühlen sich die Patientinnen in den auf die jeweilige Anwendung folgenden zwei bis drei Tagen am schlechtesten.

Viele meiner Patientinnen gehen während der Chemotherapie ihrer beruflichen Tätigkeit nach und empfinden die Arbeit als willkommene Ablenkung. Die Ausübung des Berufs hilft ihnen dabei, das Gefühl von Normalität zu wahren. Manche Frauen ziehen es jedoch vor, sich in dieser Zeit Ruhe zu gönnen und sich ganz auf die Genesung zu konzentrieren. Die individuelle Entscheidung hängt auch von der Art der ausgeübten Tätigkeit ab. Zudem muss die Möglichkeit gegeben sein, sich über einen längeren Zeitraum hinweg vom Arbeitsplatz fernzuhalten. Da während einer Chemotherapie ein erhöhtes Infektionsrisiko besteht, empfiehlt es sich, eine Ansteckungsgefahr zu vermeiden. Für eine Patientin beispielsweise, die einer Lehrtätigkeit nachgeht, ist es wenig empfehlenswert, parallel zu einer im Winter verabreichten Chemotherapie in einem Klassenzimmer mit hustenden Kindern zu stehen. Auch körperlich anspruchsvolle Tätigkeiten können während einer Chemotherapie nicht immer ausgeübt werden. Einige meiner Patientinnen, die als Kellnerinnen arbeiteten, erzählten mir, dass sie nicht alle Arbeitsschichten bewältigen konnten, da es für sie zu anstrengend war, den ganzen Tag auf den Beinen zu sein, Tabletts zu tragen und Teller abzuräumen. Sofern der Beruf die Möglichkeit von Heim- oder Telearbeit bietet, ist diese Option während der Zeit der Chemotherapie, in der die Verfassung der Patientin oft Schwankungen unterliegt, durchaus in Erwägung zu ziehen. (Weitere Informationen zur Chemotherapie siehe Kapitel 9.)

Der Verlust der Haare, der bei den meisten Formen der Chemotherapie als Nebenwirkung auftritt, ist zwar unter medizinischen Gesichtspunkten kein gravierender Effekt, stellt für die Patientinnen jedoch eine immense seelische und psychische Belastung dar. Machen Sie Ihrer Angehörigen oder Freundin, sofern sie von dieser Nebenwirkung betroffen ist, immer wieder aufs Neue bewusst, dass der Verlust der Haare nur eine vorübergehende Erscheinung ist. Wenn Sie sie immer wieder dazu ermutigen, sich nicht in den eigenen vier Wänden zu verschanzen, sondern – ob mit Perücke, Kopftuch, Mütze, Hut oder Glatze – am sozialen Leben teilzuhaben, bieten Sie ihr die beste Form der Unterstützung.

HILFREICHE INTERNETSEITEN

Nach einer Brustkrebsdiagnose und im Verlauf der Behandlung greifen Patientinnen und Angehörige in dem Bedürfnis, sich über die Erkrankung zu informieren, immer wieder auf Quellen im Internet zurück. Auch wenn viele der online veröffentlichten Artikel seriös sind und den aktuellen Stand der Forschung wiedergeben, möchte ich noch einmal eine der zentralen Botschaften dieses Buches aufgreifen und betonen, dass eine Recherche im Internet für Laien häufig kontraproduktiv ist, da es ihnen aufgrund mangelnder Fachkenntnis nicht möglich ist, die Informationen herauszufiltern, die für die im konkreten Fall vorliegende Form der Erkrankung relevant sind.

Die nachfolgend aufgeführten Internetseiten sind allesamt vertrauenswürdig, doch auch bei diesen Quellen ist zu beachten, dass sie keine individuell zugeschnittenen Ratschläge und Hinweise enthalten. Für Patientinnen, die ihre Behandlung einem Team von exzellenten Fachärzten anvertrauen, die ihnen auch dabei helfen, die gesammelten Informationen mit der persönlichen Krankengeschichte in Zusammenhang zu bringen, stellen die genannten Websites jedoch hilfreiche Quellen dar.

Deutsche Krebsgesellschaft: https://www.krebsgesellschaft.de/deutsche-krebsgesellschaft.html
Die Deutsche Krebsgesellschaft ist die größte onkologische Gesellschaft in Deutschland. Hier erhalten Sie Basisinformationen zur Krebsversorgung. Zudem publiziert sie eine Fachzeitschrift *FORUM*, die über die aktuellen Entwicklungen in der Krebsforschung berichtet.

Deutsche Krebshilfe: https://www.krebshilfe.de/
Nach dem Motto »Helfen. Forschen. Informieren.« fördert die Deutsche Krebshilfe Projekte zur Prävention, Früherkennung, Diagnose, Therapie, medizinischen Nachsorge und psychosozialen Versorgung bei Krebs. Zudem stellt sie kostenlos Informationsmaterial zur Verfügung.

Brustkrebs Deutschland e.V.: http://brustkrebsdeutschland.de
Der Verein fördert die Prävention und Früherkennung und liefert umfangreiche Informationen über Diagnose- und Operationsmöglichkeiten bei Brustkrebs. Er stellt Therapiemöglichkeiten und Nachsorge bereit und berät Betroffene nach dem neuesten Stand der Medizin.

BRCA Netztwerk e.V.: https://www.brca-netzwerk.de/
Auf dieser Seite stellt der Verein Informationen zu Brustkrebs zur Verfügung, enthält aber auch Erfahrungsberichte, Tipps und bietet Austauschmöglichkeiten mit Betroffenen zur Selbsthilfe an.

Die Deutsche Gesellschaft für Palliativmedizin (DGP):
https://www.dgpalliativmedizin.de/
Hier erhalten Sie Informationen zum Thema Palliativmedizin, die bei schwerer Erkrankung für eine Linderung der Symptome und Verbesserung der Lebensqualität sorgt.

mamazone – Frauen und Forschung gegen Brustkrebs e.V:
http://www.mamazone.de/
mamazone ist die größte Brustkrebs-Patientinnen-Initiative in Deutschland. Der Verein klärt über das Thema Brustkrebs auf und bietet Beratung und hat sich besonders der Betreuung der Patientinnen verschrieben.

Weisse Liste: https://www.weisse-liste.de/de/
Die Weisse Liste hilft bei der Arzt- und Kliniksuche.

Die Deutsche Gesellschaft für Senologie e.v. (DGS):
http://www.senologie.org/brustzentren/
Auf dieser Seite finden Sie Leitlinien und eine Literaturliste rund um das Thema Brust und Burstkrebs. Sie enthält auch eine wichtige Übersicht über zertifizierte Brustzentren in Deutschland und zeigt auf, welche Richtlinien für diese gelten.

Netzwerk Männer mit Brustkrebs e.V.:
http://www.brustkrebs-beim-mann.de/
Das Netzwerk informiert Männer zum Thema Brustkrebs und bietet eine wichtige Anlaufstelle. Neben Materialien finden sich auch Erfahrungsberichte und eine Auflistung von Aktivitäten auf dieser Seite.

Pink Ribbon Deutschland: https://www.pinkribbon-deutschland.de/
Pink Ribbon klärt über Brustkrebs auf und informiert über die weiteren Schritte und fördert mit seinen Kampagnen die Brustkrebsforschung.

GLOSSAR

Abtasten der Brust: Untersuchungsmethode, um Symptome einer Erkrankung festzustellen. Das Abtasten kann im Rahmen einer körperlichen Untersuchung durch einen Arzt erfolgen oder von Frauen selbst vorgenommen werden. Beim Abtasten sollte auf Knoten geachtet werden. Über diese Maßnahme hinaus empfiehlt es sich, auf Veränderungen der Brusthaut und der Brustwarze zu achten.

Achsellymphknoten: Im Bereich der Achselhöhle angesiedelte Lymphknoten, die den Lymphzufluss aus der Brust oder dem Arm erhalten. Nach der Diagnose eines invasiven Karzinoms und gelegentlich auch eines duktalen Karzinoms in situ (DCIS) werden diese Lymphknoten auf Krebszellen überprüft, um festzustellen, ob eine Ausbreitung der Erkrankung stattgefunden hat.

Adenoid-zystisches Karzinom: Seltene Form der Brustkrebserkrankung

Alkoholkonsum: Die Menge an Alkohol, die eine Person zu sich nimmt, wird üblicherweise berechnet anhand der Anzahl Gläser Schnaps, Bier, Wein et cetera beziehungsweise in Gramm Alkohol pro Tag. Die Definition von hohem Alkoholkonsum ist sehr länderspezifisch. In Deutschland nennt die Bundeszentrale für gesundheitliche Aufklärung (BZgA) als gesundheitilch unbedenklichen Alkoholkonsum für gesunde erwachsene Frauen einen Richtwert von 12 Gramm am Tag, das entspricht etwa einem Standardglas Alkohol. Für gesunde erwachsene Männer liegt diese Grenze bei 24 Gramm Alkohol pro Tag, das sind etwa zwei Standardgläser. Wenn Sie als Frau mehr als 0,1 Liter Wein oder Sekt, mehr als 0,25 Liter Bier oder 4 Zentiliter Schnaps pro Tag trinken, bewegen Sie sich also bereits in einem gesundheitlich riskanten Bereich.

Allgemeinanästhesie (Vollnarkose): Form der Anästhesie, die den gesamten Körper umfasst und das Bewusstsein des Patienten ausschaltet. Kann eine Intubation (das Einführen eines Beatmungstubus) beinhalten. Siehe auch Örtliche Betäubung.

Alternative Medizin: Therapien, die sich außerhalb der wissenschaftlich begründeten Behandlungsmethoden der konventionellen Medizin bewegen und oft anstelle der herrschenden Standardverfahren angeboten werden.

Areola: Brustwarzenhof; pigmentierter Bereich, der die Brustwarze umgibt.

Aromatasehemmer: In der Hormontherapie zur Anwendung gebrachte Arzneimittel, die die Östrogenproduktion im Körper reduzieren. Sie werden nur zu Behandlung von Patientinnen nach den Wechseljahren eingesetzt. Siehe auch Hormontherapie, Tamoxifen.

Asymmetrie: Anhand einer Mammographieaufnahme an einer Stelle des Brustgewebes festzustellende Verdickung oder Verzerrung, die nicht mit der Beschaffenheit des umliegenden Gewebes oder des Gewebes der anderen Brust übereinstimmt. Diese Auffälligkeit kann darauf hindeuten, dass die Gewebestelle zum Beispiel von einer durch eine Verletzung oder eine Biopsie entstandenen Narbe, aber auch von einem Tumor, zusammengedrückt oder auseinandergezogen wird. Eine Asymmetrie erfordert, vor allem wenn sie auch auf vormaligen Röntgenbildern nicht erkennbar war, eine weiterführende Untersuchung. Siehe auch Knoten.

Atypie/Atypische Hyperplasie (einschließlich Atypische duktale Hyperplasie und Atypische lobuläre Hyperplasie): Spezifische Form der Zellveränderung, die bei einer mikroskopischen Untersuchung von aus der Brust entnommenem Gewebe festgestellt werden kann. Zellen, die ein atypisches Aussehen aufweisen, treten häufig in der Umgebung von Tumorgewebe auf. Wird in der pathologischen Untersuchung einer durch eine Nadelbiopsie entnommenen Gewebeprobe eine Atypie erkannt, wird anschließend in einem chirurgischen Eingriff das umliegende Gewebe entfernt, um sicherzustellen, dass kein Tumor vorliegt. Atypien stehen mit einem leicht erhöhten Brustkrebsrisiko, dass bei 15 Prozent anzusetzen ist, in Verbindung.

Axilläre Lymphknotendissektion: Operative Entfernung aller Achsellymphknoten. Dieser chirurgische Eingriff kommt gelegentlich zur Anwendung, wenn Krebszellen in den Lymphknoten nachgewiesen wurden.

Basismammographie: Die erste Mammographieaufnahme, die eine Frau anfertigen lässt. Liegen keine Auffälilgkeiten vor, wird in Deutschland ab dem 30. Lebensjahr einmal im Jahr die Tatuntersuchung und zwischen dem 50. und 70. Lebensjahr das Mammographiescreening (alle zwei Jahre) angeboten.

Beidseitige Mastektomie: Siehe Bilaterale Mastektomie.

Bestrahlung: Form der Behandlung von Brustkrebserkrankungen. Siehe auch Strahlentherapie.

Bilateral: Beidseitig. Der Begriff wird üblicherweise zur Bezeichnung von Maßnahmen verwendet, die sich auf die linke und die rechte Brust beziehen. Siehe auch Bilaterale Mastektomie.

Bilaterale Mastektomie: Auch als beidseitige Mastektomie bezeichnet. Chirurgischer Eingriff, bei dem das Gewebe beider Brüste vollständig entfernt wird. Diese Maßnahme dient der Krebsvorbeugung: Nach Feststellung eines Tumors in einer Brust kann wahlweise auch die zweite, gesunde Brust entfernt werden. Eine bilaterale Mastektomie wird auch in den seltenen Fällen durchgeführt, in denen in beiden Brüsten Tumoren diagnostiziert werden. Einigen Risikopatientinnen wird dieser Eingriff grundsätzlich empfohlen.

Bösartig: Bezeichnung von krankhaft verändertem Gewebe (Krebs).

BRCA-1-Mutation: Veränderung des Gens BRCA-1, die eine erhöhte Wahrscheinlichkeit des Auftretens von Brustkrebs (etwa 80 Prozent), Eierstockkrebs (20 bis
40 Prozent) und anderen Krebserkrankungen bedingt. Auf eine BRCA-1-Mutation
zurückzuführende Tumoren sind häufig triple-negativ. Siehe auch Gentest, Humangenetische Beratung, Triple-negativ.

BRCA-2-Mutation: Veränderung des Gens BRCA-2, die eine erhöhte Wahrscheinlichkeit des Auftretens von Brustkrebs (etwa 80 Prozent), Eierstockkrebs (20 bis
40 Prozent) und anderen Krebserkrankungen bedingt. Auf eine BRCA-2-Mutation
zurückzuführende Tumoren sind oft Östrogenrezeptor-positiv (ER+). Siehe auch
Gentest, Humangenetische Beratung.

Brustkrebs: Krankhafte Veränderung von Zellen des Brustgewebes. Eine Zelle beginnt, sich aufgrund eines defekten genetischen Codes unkontrolliert zu teilen.
Durch die Zellteilung werden aus einer Krebszelle zwei, aus diesen dann vier, aus
jenen acht – der Prozess setzt sich immer weiter fort. Siehe auch Tumor.

Brustrekonstruktion: Wiederaufbau der Brust nach einer Mastektomie. Siehe
auch DIEP-Lappen-Transplantation, Implantat, LADO.

Computertomographie (CT): Bildgebendes Verfahren, das eingesetzt wird, um zu
überprüfen, ob Krebszellen, die sich vom Primärtumor in der Brust gelöst haben, in
anderen Bereichen des Körpers Metastasen gebildet haben. Häufig werden der
Brust- und Bauchraum sowie das Becken untersucht, um Lunge und Leber auf einen möglichen Befall zu überprüfen. Siehe auch Knochenszintigraphie, Positronen-Emissions-Tomographie.

Chemobrain: Durch eine Chemotherapie hervorgerufene kognitive Beeinträchtigung, die sich zum Beispiel in Form von Konzentrationsstörungen und Gedächtnislücken manifestiert.

Chemotherapie: Medikamentöse Therapie, bei der starke synthetische Arzneimittel (Zytostatika) verabreicht werden, um möglicherweise im Körper vorhandene Krebszellen abzutöten. Die Arzneien werden in der Regel intravenös, gelegentlich auch in Tablettenform verabreicht. Eine Chemotherapie kann im Rahmen der Behandlung einer akuten Brustkrebserkrankung stattfinden oder als Maßnahme zur Reduzierung des Risikos eines Wiederauftretens der Erkrankung dienen.

Diagnostische Verfahren: Anwendung von bildgebenden Verfahren zur weiteren Analyse einer in der körperlichen Untersuchung festgestellten Auffälligkeit oder zur Abklärung eines nicht eindeutigen Befunds aus vormaligen Röntgenuntersuchungen. Siehe auch Früherkennungsuntersuchung.

Dichtes Brustgewebe: Während normal strukturiertes Fett- und Bindegewebe der Brust auf Mammographieaufnahmen eine dunkle Färbung zeigt, erscheint dichtes, festes Brustgewebe auf den Bildern weiß. Tumoren, die auf Röntgenbildern ebenfalls weiß dargestellt werden, lassen sich in dichtem Brustgewebe oft schlecht erkennen.

DIEP-Lappen-Transplantation: DIEP steht für *Deep Inferior Epigastric Perforator* oder »tiefer inferiorer epigastrischer Perforatorlappen«. Die DIEP-Lappen-Transplantation dient zum Wiederaufbau der Brust nach einer Mastektomie: Der Chirurg schneidet einen Haut-Fett-Lappen aus dem Bauch und modelliert daraus die Brust. Die Blutgefäße des Lappens werden mit den Blutgefäßen der Brustwand verbunden.

3D-Mammographie: Vielversprechende Neuentwicklung im Bereich der Krebsdiagnostik. Statt einzelner Bilder wird eine Serie von Schichtaufnahmen erstellt, die sich zu einem 3D-Bild der Brust zusammensetzen lassen. Reduziert die Notwendigkeit weiterer Untersuchungen zur Abklärung eines Befunds, da sich Tumoren, die zwischen sich überlagernden Gewebestrukturen liegen, besser erkennen lassen. Nachteil des Verfahren ist die höhere Strahlenbelastung.

Ductal Lavage: Verfahren, bei dem eine Nadel durch die Brustwarze geführt wird, um Flüssigkeit und Zellmaterial aus dem Milchgang zu entnehmen. Zugrunde lag die Annahme, durch Analyse des Zellmaterials das Brustkrebsrisiko einer Patientin bestimmen und unter Umständen eine bestehende Brustkrebserkrankung feststellen zu können. Die Validität des Verfahrens wurde jedoch nie wissenschaftlich bewiesen und die Ergebnisse ließen sich keinen Bezugsgrößen zuordnen. Die Untersuchungsmethode wird deshalb heutzutage nicht mehr empfohlen oder angewendet.

Duktales Karzinom in situ (DCIS): Nicht invasives Karzinom. Ein duktales Karzinom in situ wird als Brustkrebs in Stadium 0 klassifiziert.

Einbuchtung in der Brusthaut: Mögliches Anzeichen eines unterhalb liegenden Tumors.

Einfache Mastektomie: Chirurgischer Eingriff, bei dem das gesamte Brustgewebe einschließlich der Brustwarze und des Warzenhofs entfernt wird. Der Begriff wird häufig synonym zur hautsparenden Mastektomie verwendet, sofern die Brusthaut weitestgehend erhalten bleibt. Siehe auch Hautsparende Mastektomie, Modifizierte radikale Mastektomie.

Elektronische Vergrößerung: Verfahren der digitalen Mammographie, dass eine vergrößerte Darstellung eines als verdächtig eingestuften Gewebebereichs liefert. Es wird unter anderem zur genaueren Analyse von Kalkablagerungen eingesetzt.

Endokrine Therapie: Siehe Hormontherapie.

Entzündlicher Brustkrebs (inflammatorisches Karzinom): Äußerst aggressive Form der Brustkrebserkrankung, die sich über weite Flächen des Brustgewebes und die Brusthaut erstreckt. Zur Behandlung wird erst eine Chemotherapie durchgeführt, dann folgen der chirurgische Eingriff und eine Strahlentherapie.

Expander: Nach einer Mastektomie vorübergehend unter der Brusthaut platzierter Kunststoffbeutel.

Exzision: Chirurgisches Entfernen von Gewebe aus dem Körper zur Diagnosestellung oder zur vollständigen Beseitigung eines spezifischen Bereiches.

Familiäre Vorbelastung: Bereits diagnostizierte Brustkrebserkrankungen innerhalb der Familie. Siehe auch Verwandte ersten Grades, Verwandte zweiten Grades.

Feinnadelaspirationsbiopsie: Verfahren zur Entnahme von Zellen, das zur weiteren Analyse eines als verdächtig identifizierten Gewebesegments angewendet wird. Nach Einführen einer Injektionsnadel wird durch Anlegen eines Soges eine geringe Menge Zellen abgesaugt. Anders als eine Stanzbiopsie, bei der ein kleines Gewebestück entnommen wird, liefert eine Feinnadelaspirationsbiopsie nicht immer eindeutige Ergebnisse. Siehe auch Stanzbiopsie.

Fibroadenom: Häufige Form einer gutartigen Geschwulst, die vor allem bei jungen Frauen auftritt. Fibroadenome stehen nicht mit einem erhöhten Brustkrebsrisiko in Verbindung.

Fibrozystische Mastopathie: Vermehrte Ansammlung von gutartigen Geschwülsten und Zysten, die bei Frauen vor den Wechseljahren häufig in Erscheinung tritt.

Früherkennungsuntersuchung: Untersuchung von Frauen, die keine Symptome aufweisen, um eine mögliche Brustkrebserkrankung in einem frühzeitigen Stadium feststellen zu können.

Gentest: Auf Basis einer Blut- oder Speichelprobe durchgeführte DNA-Analyse zur Feststellung eines Gendefekts, der ein erhöhtes (Brust-)Krebsrisiko bedingt.

Grading: Beurteilung des Ausmaßes, in dem sich das krankhaft veränderte vom gesunden Gewebe unterscheidet. Das Ergebnis liefert häufig Hinweise auf das Zellwachstum, die Ausbreitung der Erkrankung und die Aggressivität des Tumors.

Gutartig: Gesundes Gewebe – kein Krebs.

Hautsparende Mastektomie: Chirurgischer Eingriff, bei dem das gesamte Brustgewebe einschließlich der Brustwarze und des Warzenhofs entfernt wird, die Brusthaut aber weitestgehend belassen wird, um ein besseres äußeres Erscheinungsbild zu gewährleisten. Siehe auch Einfache Mastektomie, Modifizierte radikale Mastektomie.

Her2/neu-Rezeptoren: Wachstumsfaktorrezeptoren, die bei einigen Krebszellen im Übermaß vorhanden sind. Bei 15 bis 20 Prozent aller Brustkrebserkrankungen liegen Her2/neu-positive Tumoren vor. Herceptin® und andere Arzneimittel tragen in Verbindung mit einer Chemotherapie wesentlich dazu bei, bei dieser Form des Brustkrebses ein Wiederauftreten der Erkrankung zu verhindern. Bei der Behandlung eines Her2/neu-positiven Tumors findet die Chemotherapie oft vor dem chirurgischen Eingriff statt. Siehe auch Neoadjuvante Chemotherapie, Herceptin®.

Herceptin®: Handelsname (Wirkstoff: Trastuzumab). Medikament, das zur Behandlung von Her2/neu-positiven Tumoren eingesetzt wird.

Hormontherapie: Auch als endokrine Therapie bezeichnet. Üblicherweise auf der Einnahme von Tabletten basierende Therapie zur Behandlung von Östrogenrezeptor-positiven Tumoren (ER+) mit den folgenden Anwendungsgebieten: 1) Eindämmung der Ausbreitung der Erkrankung bei metastasiertem Brustkrebs. 2) Reduzierung des Risikos eines Wiederauftretens der Erkrankung nach der Erstbehandlung eines Östrogenrezeptor-positiven Tumors (ER+). Siehe auch Aromatasehemmer, Tamoxifen.

Hospizarbeit: Betreuung der Patientinnen in den letzten Monaten oder Wochen ihres Lebens, die das Lindern von Schmerzen, grundlegende Versorgungsdienste und eine psychologische, seelsorgerische oder sozialdienstliche Unterstützung beinhaltet. Siehe auch Palliativversorgung.

Humangenetische Beratung: Gespräch mit einem auf genetische Erkrankungen spezialisierten Mediziner, in dem die familiäre Krankengeschichte analysiert wird. Das Alter der an Brustkrebs erkrankten Angehörigen und die bei ihnen diagnostizierte Form der Brustkrebserkrankung lassen Rückschlüsse darauf zu, ob bei der jeweiligen Patientin die Wahrscheinlichkeit einer genetischen Vorbelastung besteht. Veränderungen des Erbguts, die mit einem erhöhten Brustkrebsrisiko einhergehen, lassen sich oft durch eine DNA-Analyse nachweisen. Die Mediziner erläutern die im Einzelfall mit einem Gentest verbundenen Vor- und Nachteile.

Implantat: Mit einer Kochsalzlösung oder mit Silikongel gefülltes »Polster«, das nach einer Mastektomie zum Wiederaufbau der Brust verwendet wird.

Invasives duktales Karzinom: Häufigste Form eines invasiven Karzinoms – es macht etwa 80 Prozent aller Vorkommen aus. Siehe auch Invasives lobuläres Karzinom, Duktales Karzinom in situ.

Invasives lobuläres Karzinom: Zweithäufigste Form eines invasiven Karzinoms – es macht etwa 10 Prozent aller Vorkommen aus. Da lobuläre Karzinome auf Mammographieaufnahmen oft nicht zu sehen sind, sind sie zum Zeitpunkt der Diagnose bereits relativ groß.

Kalkablagerungen: Kalkablagerungen erscheinen auf Mammographieaufnahmen als kleine Ansammlungen von weißen Punkten. In 20 Prozent aller Fälle weist diese auch als Mikrokalk bezeichnete Erscheinung auf eine Krebserkrankung hin. In 80 Prozent aller Fälle sind Kalkablagerungen unbedenklich.

Klinische Studie: Kontrollierte wissenschaftliche Erhebung zur Überprüfung der Wirksamkeit und Unbedenklichkeit einer neu entwickelten Therapieform, bevor diese der Allgemeinheit als Standardverfahren zugänglich gemacht wird.

Knochenszintigraphie: Bildgebendes Verfahren, das eingesetzt wird, um zu überprüfen, ob Krebszellen, die sich vom Primärtumor in der Brust gelöst haben, Metastasen in den Knochen gebildet haben.

Knoten: Gut- oder bösartige Gewebeneubildung in der Brust, die sich ertasten lässt.

Komplementäre Medizin: Therapien und Verfahren, die nicht der konventionellen Medizin angehören, jedoch häufig als Ergänzung zu den Behandlungsformen der wissenschaftlich etablierten Medizin angelegt sind. Sie verfolgen das Ziel, die mit den Standardverfahren verbundenen Nebenwirkungen zu lindern.

Körpereigenes Gewebe: Gewebe, das nach einer Mastektomie zum Wiederaufbau der Brust an einer anderen Stelle des Körpers – üblicherweise aus dem Bauch, in einigen Fällen aber auch aus Rücken oder Po – entnommen wird. Siehe auch DIEP-Lappen-Transplantation, LADO.

LADO: Verfahren zum Brustrekonstruktion nach einer Mastektomie, bei dem ein Teil des großen Rückenmuskels, der sich unterhalb des Schulterblatts erstreckt, mit Haut und Fettgewebe entfernt wird, um daraus die Brust zu modellieren. Siehe auch Körpereigenes Gewebe, DIEP-Lappen-Transplantation.

Li-Fraumeni-Syndrom: Seltene Erberkrankung, die mit der Entstehung verschiedener Krebserkrankungen – zum Beispiel mit Sarkomen, Gehirntumoren, Leukämie und Brustkrebs – in Verbindung steht.

Lobuläres Karzinom in situ (LCIS): Krankhaft verändertes Gewebe, bei dem es sich nicht um Brustkrebs handelt, das aber ein mit 20 Prozent leicht erhöhtes Risiko birgt, zu einem späteren Zeitpunkt an Brustkrebs zu erkranken.

Lokalisierungsverfahren: Kennzeichnung des chirurgisch zu entfernenden Gewebereichs mittels Draht- oder Seed-Markierung.

Lokalrezidiv: Form des Wiederauftretens der Erkrankung, bei der sich nach einer Lumpektomie in der behandelten Brust erneut ein Tumor bildet.

Lumpektomie: Brusterhaltende chirurgische Entfernung eines Tumors mit einem Saum gesunden Gewebes. An eine Lumpektomie schließt sich stets eine Strahlentherapie an.

Lymphgefäße: Kleine Gefäße, die dem Transport der Lymphe, einer Gewebsflüssigkeit, dienen. In die Lymphgefäße sind Lymphknoten eingebettet. Die Lymphbahnen stellen einen der »Haupttransportwege« von Krebszellen durch den Körper dar.

Lymphknoten: Teil des lymphatischen Systems, die als »Filterstation« für Krankheitserreger dienen und diese mit körpereigenen Abwehrstoffen bekämpfen. Lymphknoten fangen auch Krebszellen ab. Sie treten in einigen Körperregionen – zum Beispiel am Hals, in den Achselhöhlen und im Lendenbereich – gehäuft auf.

Lymphödem: Mit einer Schwellung einhergehende Flüssigkeitsansammlung im Arm, die nach einer axillären Lymphknotendissektion (der Entfernung aller Lymphknoten im Achselbereich) auftreten kann.

Lynch-Syndrom: Seltene Erberkrankung, die mit der Entstehung von Dickdarm,- Gebärmutter- und Brustkrebs in Verbindung steht.

Magnetresonanztomographie (MRT): Bildgebendes Verfahren zur Tumorerkennung, das vor allem bei Hochrisikopatientinnen angewendet wird. Gelegentlich wird es auch eingesetzt, um nach bereits erfolgter Brustkrebsdiagnose das Ausmaß der Erkrankung zu überprüfen.

Mammographie: Bildgebendes Verfahren zur Diagnose und Früherkennung von Brustkrebs. Die einzige Untersuchungsmethode, die erwiesenermaßen die Wahrscheinlichkeit, an Brustkrebs zu sterben, senkt.

Mantelfeldbestrahlung: Bestrahlung der Brustwand, die zur Behandlung eines Hodgkin-Lymphoms durchgeführt wird. Bei Frauen, die sich im Teenageralter dieser Therapie unterziehen müssen, besteht ein besonders hohes Risiko, zu einem späteren Zeitpunkt an Brustkrebs zu erkranken.

Mastektomie: Chirurgischer Eingriff, bei dem das Brustgewebe – meist einschließlich der Brustwarze – vollständig entfernt wird. Hochrisikopatientinnen wird häufig zu dieser Operation geraten.

Medulläres Karzinom: Seltene Form der Brustkrebserkrankung.

Metastase: Tochtergeschwulst eines Primärtumors in der Brust, die in einer entfernt liegenden Körperregion – meist in Lunge, Leber, Knochen oder Gehirn – auftritt.

Metastasierter Brustkrebs: Form des Wiederauftretens der Erkankung. Krebszellen, die sich vom Primärtumor gelöst haben, haben sich in anderen Körperregionen angesiedelt und zur Entstehung von Metastasen geführt.

Mikrokalk: Kalkablagerungen, die auf Mammographieaufnahmen in Form von winzig kleinen weißen Punkten erscheinen. Mikrokalk kann Anzeichen einer Krebserkrankung sein. Zur Überprüfung wird meist eine Biopsie vorgenommen. Siehe auch Mammographie, Stereotaktische Stanzbiopsie.

Modifizierte radikale Mastektomie: Chirurgischer Eingriff, bei dem das gesamte Brustgewebe einschließlich der Brustwarze sowie die Lymphknoten in der Achselhöhle entfernt werden. Die modifizierte radikale Mastektomie wird angewendet, wenn ein großer Tumor vorliegt und sich bereits Krebszellen in den Lymphknoten befinden. Der Begriff wird häufig synonym zur hautsparenden Mastektomie verwendet, sofern die Brusthaut weitestgehend erhalten bleibt. Siehe auch Einfache Mastektomie.

MRT-gesteuerte Stanzbiopsie: Form der Nadelbiopsie, bei der MRT-Bilder das Ansteuern des verdächtigen Gewebereichs ermöglichen.

Muzinöses Karzinom: Seltene Form der Brustkrebserkrankung mit in der Regel guter Prognose.

Nachexzision: Auch Nachresektion. Chirurgischer Eingriff zur weiteren Gewebeentfernung nach einer Lumpektomie, bei der keine tumorfreien Resektionsränder erzielt wurde.

Nadelbiopsie: Diagnoseverfahren, bei dem aus einem als verdächtig eingestuften Areal kleine Gewebstücke entnommen werden.

Nebenwirkung: Unerwünschte und unangenehme Wirkung eines Medikaments oder einer Therapie.

Neoadjuvante Chemotherapie: Chemotherapie, die vor dem chirurgischen Eingriff durchgeführt wird, um die Größe des Tumors zu reduzieren. Meist folgt die Anwendung dem Ziel, bei einer fortgeschrittenen Erkrankung eine erfolgreiche Operation zu ermöglichen. Sie kann auch eingesetzt werden, um bei Vorliegen eines großen Tumors die Durchführung einer Lumpektomie zu gestatten. Zur Behandlung von triple-negativen oder Her/2-neu positiven Tumoren wird ebenfalls vor dem chirurgischen Eingriff eine Chemotherapie durchgeführt. Siehe auch Triple-negativ, Her/2-neu-Rezeptoren.

Neuropathie: Nervenschädigung, die als Nebenwirkung bei einigen Zytostatika (in der Chemotherapie zur Anwendung gebrachten Medikamenten) auftreten kann. Es treten unter anderem Schmerzen, ein Taubheitsgefühl und Störungen der Feinmotorik in Händen und Füßen auf.

Okkultes Karzinom: In 1 Prozent der Fälle wird eine Brustkrebserkrankung dadurch entdeckt, dass bei einer Früherkennungsuntersuchung ein Knoten in der

Achselhöhle (eine Lymphknotenmetastase) identifiziert wird, während das Abtasten der Brust und die Mammographie keinen auffälligen Befund liefern.

Oncotype DX®: Handelsname. Genexpressionstest, der die Einstufung des Risikos eines Wiederauftretens der Erkrankung als hoch, durchschnittlich oder niedrig ermöglicht. Er wird bei einigen Patientinnen angewendet, um festzustellen, ob die Notwendigkeit einer Chemotherapie besteht.

Onkofertilität: Medizinische Fachrichtung, die das Ziel verfolgt, die Fertilität für die Zeit nach der Krebsbehandlung aufrechtzuerhalten.

Onkologe: Facharzt aus dem Bereich der Chirurgie, der Inneren Medizin und der Radiologie, der sich der Behandlung von Krebspatienten widmet.

»Orangenhaut«: Schrumpeliges Aussehen der Brusthaut, das Anzeichen von entzündlichem Brustkrebs sein kann.

Örtliche Betäubung: Form der Anästhesie, die nur eine bestimmte Körperregion umfasst. Sie wird häufig bei Nadelbiopsie und kleineren Brustoperationen angewendet.

Östrogenrezeptoren/Progesteronrezeptoren: Befinden sich an der Oberfläche von Zellen. Tumoren, deren Zellen diese Rezeptoren aufweisen, werden als Östrogen-/Progesteronrezeptor-positiv bezeichnet. Ihr Wachstum ist von den Hormonen Östrogen und Progesteron abhängig. Medikamente wie Tamoxifen schränken das Wachstum dieser Tumoren ein, indem sie ein »Andocken« der Hormone an den Rezeptoren verhindern. Siehe auch Tamoxifen, Aromatasehemmer.

Östrogen-/Progesteronrezeptor-negative Tumoren: Tumoren, die aus Krebszellen bestehen, auf deren Oberfläche sich keine Rezeptoren für die Hormone Östrogen und Progesteron befinden, und deshalb nicht auf eine Hormontherapie (endokrine Therapie) ansprechen. Siehe auch Aromatasehemmer, Tamoxifen, Hormontherapie.

Östrogen-/Progesteronrezeptor-positive Tumoren: Tumoren, die aus Krebszellen bestehen, auf deren Oberfläche sich Rezeptoren für die Hormone Östrogen und Progesteron befinden, und deshalb durch eine Hormontherapie (endokrine Therapie) behandelt werden können. Siehe auch Aromatasehemmer, Tamoxifen, Hormontherapie.

Paget-Karzinom: Seltene Krebsform, die die Brustwarze – und manchmal auch das darunterliegende Gewebe – betrifft.

Palliativversorgung: Anwendung von Therapien bei lebensbedrohlichen Erkrankungen zur Linderung von Symptomen und der Reduktion von Schmerzen.

Pathologe: Facharzt, der zur Diagnosestellung Gewebeproben untersucht.

Perjeta®: Handelsname (Wirkstoff: Pertuzumab). Medikament, das zur Behandlung von Her2/neu-positiven Arzneimitteln eingesetzt wird. Wird oft in Kombination mit Herceptin® verabreicht. Siehe auch Her2/neu-Rezeptoren, Herceptin®.

Placebo: Scheinarzneimittel; ein Medikament, das keine Wirkung besitzt. Placebos werden häufig bei klinischen Studien bei einer Versuchsgruppe eingesetzt, um die Wirkung und die Nebenwirkungen der der anderen Gruppe verabreichten Therapie beurteilen zu können.

Positronen-Emissions-Tomographie (PET): Bildgebendes Verfahren zur Untersuchung des gesamten Körpers. Wird meist bei Verdacht auf metastasierten Brustkrebs eingesetzt. Bei einer bereits bekannten Erkrankung an Brustkrebs in Stadium 4 kann es eingesetzt werden, um zu überprüfen, ob die Patientin auf die verabreichten Therapien anspricht.

Prognose: Vorhersage bezüglich des Krankheitsverlaufs beziehungsweise der Genesung.

Prophylaktische Mastektomie: Auch als vorbeugende Mastektomie bezeichnet. Vorsorgliches Entfernen der zweiten, gesunden Brust nach Feststellung einer Krebserkrankung in der anderen Brust. Der Eingriff folgt üblicherweise mit der Intention, die Entstehung eines Tumors in der bislang nicht betroffenen Brust weitestgehend auszuschließen. Gelegentlich ist er auch durch das Bedürfnis der Patientin motiviert, zukünftige Kontrolluntersuchungen mittels bildgebender Verfahren oder Biopsien zu vermeiden. Auch die Herstellung eines einheitlichen Erscheinungsbilds kann Ziel der Operation sein.

Prothese: Üblicherweise aus Silikon gefertigtes Produkt in Form einer weiblichen Brust, das sich in den BH einlegen lässt. Patientinnen, die sich gegen einen Wiederaufbau der Brust entscheiden, greifen oft auf Prothesen zurück.

Radikale Mastektomie: Chirurgischer Eingriff, bei dem die gesamte Brust, die Achsellymphknoten und der große Brustmuskel entfernt werden. Diese Operation ist heutzutage kaum noch erforderlich und wird entsprechend selten durchgeführt.

Radiologe: Facharzt, der sich mit der Interpretation und Analyse von durch die Mammographie, Sonographie, Magnetresonanztherapie und Computertomographie erstellten Aufnahmen beschäftigt.

Radioonkologe: Facharzt aus dem Bereich der Radiologie, der sich auf die Behandlung von Brustkrebspatientinnen spezialisiert hat. Radioonkologen führen nach einer Lumpektomie, seltener auch nach einer Mastektomie, die erforderliche Strahlentherapie durch.

Randomisierung: Verfahren zur Einteilung von an einer klinischen Studie teilnehmenden Patientinnen in zwei Gruppen. Durch die Randomisierung soll sichergestellt werden, dass sich bestimmte Merkmale der Patientinnen gleichmäßig auf die beiden Versuchsgruppen verteilen.

Remission: Phase einer nicht heilbaren Erkrankung, die dadurch gekennzeichnet ist, dass bei Untersuchungen keine Krankheitssymptome festzustellen sind.

Resektionsränder: Nach einer Lumpektomie wird in der pathologischen Untersuchung ermittelt, ob in den Rändern des entnommenen Gewebestücks Krebszellen vorhanden sind. Liegen keine Krebszellen vor, wird von »tumorfreien Resektionsrändern« gesprochen. Diese weisen darauf hin, dass das krankhaft veränderte Gewebe vollständig entfernt wurde. Werden Krebszellen nachgewiesen, besteht die Gefahr, dass sich in dem in der Brust verbliebenen Gewebe noch Tumorreste befinden. In diesen Fällen ist eine Nachexzision unumgänglich. Siehe auch Nachexzision.

Röntgengesteuerte Stanzbiopsie: Siehe Stereotaktische Stanzbiopsie.

Rückfall: Wiederauftreten der Brustkrebserkrankung nach einer Erstbehandlung und einer gewissen Zeit der Remission, in der bei Untersuchungen keine Tumorreste oder Krankheitssymptome nachweisbar sind. Siehe auch Lokalrezidiv, Metastasierter Brustkrebs.

Schlupfwarze: Brustwarze, die nach innen gerichtet ist. Dabei kann es sich um eine dauerhafte, unbedenkliche Erscheinung handeln. Anzeichen von Krebs ist sie vor allem bei einem Neuauftreten oder bei einer Veränderung ihrer Form – es ist möglich, dass ein Tumor die Brustwarze nach innen zieht.

Sentinel-Lymphknotenbiopsie: Standardverfahren zur Überprüfung, ob sich in den Achsellymphknoten Krebszellen befinden. Siehe auch Axilläre Lymphknotendissektion.

Simulation: Vorbereitungsmaßnahme bei einer Strahlentherapie.

Sonographie: Auch als Ultraschalluntersuchung bezeichnet. Bildgebendes Verfahren, das auf der Anwendung von Schallwellen basiert. Die gewonnenen Bilddaten erlauben es, im Brustgewebe Strukturen zu erkennen, Zysten (mit Flüssigkeit gefüllte Hohlräume) von Tumoren (feste Gewebe) zu unterscheiden.

Stadium: Das Stadium einer Brustkrebserkrankung beschreibt das Ausmaß, in dem der Tumor angewachsen ist und sich verbreitet hat. Es dient der Prognosestellung. Der Einteilung der Brustkrebsstadien liegt die sogenannte TNM-Klassifikation zugrunde: T steht für Tumorgröße, N für eine Beteiligung der Lymphknoten (lateinisch: *nodus*, englisch: *node*) und »M« für das Vorhandensein von Metastasen.

Stadium 0: Vorliegen eines duktalen Karzinoms in situ.

Stadium 1: Vorliegen eines invasiven Karzinoms mit einer Größe von höchstens zwei Zentimetern. Die Lymphknoten sind frei von Krebszellen.

Stadium 2: Vorliegen eines invasiven Karzinoms mit einer Größe von mehr als zwei Zentimetern und/oder eines Befalls der Lymphknoten.

Stadium 3: Vorliegen eines größeren Tumors oder weitreichenderer Befall der Lymphknoten beziehungsweise Erkrankungen, die auf den großen Brustmuskel oder die Brusthaut übergegriffen haben. Entzündlicher Brustkrebs wird als Stadium 3B klassifiziert. Das Stadium 3C beschreibt Erkrankungen, die einen Krebsbefall der nahe dem Schlüsselbein gelegenen Lymphknoten oder der Parasternallymphknoten beinhalten.

Stadium 4: Der Krebs hat sich in weiter entfernt liegende Körperteile ausgebreitet. Siehe auch Metastasierter Brustkrebs.

Stanzbiopsie: Diagnoseverfahren, bei dem aus einem als verdächtig eingestuften Areal kleine Gewebstücke entnommen werden. Unter örtlicher Betäubung wird eine Stanznadel in das möglicherweise krankhaft veränderte Gewebe eingeführt und ein Segment entfernt. Verschiedene bildgebende Verfahren machen den Weg der Nadel durch das Gewebe sichtbar. Siehe auch MRT-gesteuerte Stanzbiopsie, Stereotaktische Stanzbiopsie, Ultraschallgesteuerte Stanzbiopsie.

Stereotaktische Stanzbiopsie: Auch als röntgengesteuerte Stanzbiopsie bezeichnet. Form der Nadelbiopsie, bei der ein Mammographiegerät das für das Ansteuern des verdächtigen Gewebebereichs erforderliche Bildmaterial liefert.

Strahlentherapie: Behandlung einer Brustkrebserkrankung durch die Anwendung von ionisierender Strahlung. Wird stets nach einer Lumpektomie, nach einer Mastektomie meist nur bei besonders großen Tumoren oder bei einem ausgedehnten Befall der Lymphknoten angewendet.

Subkutane Mastektomie: Form der Mastektomie, bei der Brustwarze und Warzenhof erhalten bleiben.

Tamoxifen: Medikament, das bei Vorliegen von Progesteronrezeptor-positiven Tumoren zur Herabsetzung des Risikos eines Wiederauftretens der Erkrankung eingesetzt wird.

Thermographie: Experimentelles Verfahren mit dem Ziel, gutartiges von bösartigem Gewebe zu unterscheiden, indem durch ein bildgebendes Verfahren dargestellte gekennzeichnete Wärmefelder mit unterschiedlicher Farbgebung analysiert werden.

Triple-negativ: Tumoren, die die Merkmale Östrogenrezeptor-negativ, Progesteronrezeptor-negativ und Her2/neu-negativ aufweisen, werden als triple negativ bezeichnet.

Tubuläres Karzinom: Seltene Form der Brustkrebserkrankung, die mit einem geringen Risiko der Ausbreitung und mit einer guten Prognose verbunden ist.

Tumor: Übermäßiges Wachstum eines Gewebes. Tumoren können gut- oder bösartig sein.

Tumormarker: Biologische Substanzen im Blut oder im Urin, deren gehäuftes Auftreten auf eine bösartige Geschwulst oder ein Rezidiv eines Tumors hindeuten kann.

Überdiagnose: Feststellung einer Erkrankung, die sich ohne die Untersuchung nicht bemerkbar gemacht und nicht zu Beschwerden geführt hätte.

Übergewicht: Starkes Übergewicht führt erwiesenermaßen mit höherer Wahrscheinlichkeit zu einer Brustkrebserkrankung. Nach einer Ersterkrankung liegt ein höheres Risiko für die Rückkehr des Krebses vor.

Ultraschallgesteuerte Stanzbiopsie: Form der Nadelbiopsie, bei der Ultraschallbilder das Ansteuern des verdächtigen Gewebebereichs ermöglichen.

Ultraschalluntersuchung: Siehe Sonographie.

Unbestimmt: Bezeichnung eines nicht eindeutigen Befunds durch eine Nadelbiopsie. Um eine sichere Diagnose zu erhalten, muss nach einem solchen Befund der als verdächtig eingestufte Gewebebereich meist durch einen chirurgischen Eingriff entfernt werden.

Unilateral: Einseitig; der Begriff wird üblicherweise zur Bezeichnung von Maßnahmen und Phänomenen verwendet, die sich nur auf eine Brust beziehen. Siehe auch Bilateral.

Unterdiagnose: Nicht-Entdecken einer klinisch signifikanten Erkrankung, die den Allgemeinzustand beeinträchtigt.

Verdichtung: Durch Abtasten identifizierbare »Schwellung« im Brustgewebe (da sich verdichtetes Gewebe härter tastet und deshalb als Knoten wahrgenommen werden kann) beziehungsweise auf Mammographieaufnahmen erkennbarer weißer Fleck, der eine weitere Diagnose erforderlich macht. Eine Verdichtung kann auf eine gutartige Gewebemasse oder eine Krebserkrankung zurückzuführen sein.

Verwandte ersten Grades: Mutter/Vater, Schwester/Bruder, Tochter/Sohn. Siehe auch Verwandte zweiten Grades.

Verwandte zweiten Grades: Großmutter/Großvater, Tante/Onkel, Enkeltochter/ Enkelsohn, Nichte/Neffe.

Vorbeugende Mastektomie: Siehe Prophylaktische Mastektomie.

Z11-Studie: Vom American College of Surgical Oncologists durchgeführte wegweisende Studie, die belegt, dass nach einer Lumpektomie und einer Sentinel-Lymphknotenbiopsie, die in ein oder zwei Lymphknoten Krebszellen nachweist, keine axilläre Lymphknotendissektion (Entfernung aller Lymphknoten im Achselbereich) erforderlich ist, da die Wahrscheinlichkeit, dass die Krebszellen in andere Lymphknoten vorgedrungen sind, verschwindend gering ist. Möglicherweise dennoch vorhandene Vorkommen werden durch adjuvante Therapien (Chemo-, Hormon-, Strahlentherapie) beseitigt.

Zyste: Mit Flüssigkeit gefüllter Hohlraum im Brustgewebe. Zysten sind unbedenklich. Sie lassen sich zuweilen als Knoten in der Brust ertasten.

Über die Autorin

Elisa Port, MD (Doktor der Medizin), ist Leiterin der Abteilung für Brust-chirurgie des Mount Sinai Medical Center und Direktorin des Dubin Breast Center, einer hochmodernen Fachklinik für die Behandlung von Brust-krebserkrankungen, die im April 2011 in Manhattan, New York, eröffnet wurde. Sie berät etwa 2000 Patienten pro Jahr und führt jährlich zwischen 400 und 500 chirurgische Eingriffe durch.

US-amerikanische Print- und Onlinemedien, darunter die Tageszeitun-gen *The New York Times* und *Daily News* sowie die Zeitschrift *Vogue*, veröf-fentlichen regelmäßig Beiträge von ihr, und sie war in diversen Fernsehsen-dungen zu Gast. Sie lebt mit ihrem Ehemann und ihren zwei Kindern in Manhattan, New York.

Die Autorin spendet einen Teil des durch den Verkauf dieses Buches erzielten Erlöses an das Dubin Breast Center des Mount Sinai Medical Center, um die dort angebotenen wegweisenden Maßnahmen zur Brust-krebsbehandlung – von der Diagnostik über chirurgische Eingriffe zur Tu-morentfernung bis zu Therapien im Bereich der internistischen Onkologie und der Radioonkologie sowie der Nachsorge – zu fördern.